U0257224

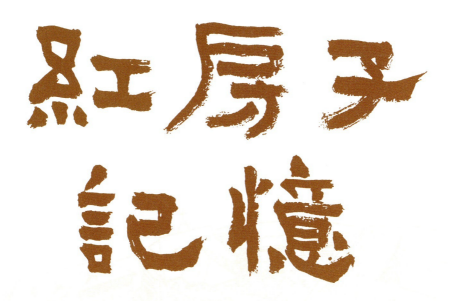

红房子记忆

姜 桦　主编

学林出版社

编 委 会

序 言

从"红房子记忆"中汲取奋进力量

复旦大学党委书记 袁軒

浦江西岸，红砖红瓦；岁月悠悠，史韵流芳。作为中国历史最悠久、沪上首家专为妇女和儿童设立的医院，复旦大学附属妇产科医院秉持"关爱女性、呵护生命"宗旨，怀仁心、施仁术、济苍生，为妇女儿童健康事业作出了重要贡献。因其建筑风貌，被老百姓亲切称为"红房子医院"。

本书在建院 140 周年之际付梓，以医院历史为脉络，以各个科室的拼搏、传承、创新为主线，礼赞百年风华，血肉丰盈、丝丝入扣，字里行间、尽是感动，为我们呈现了红房子医院那些温暖、细密、动人的故事。

全书以"红房子记忆"为情感线索，叙旧事、谱新篇，引人置身于段段光辉岁月。手术室里的不眠不休是为了一句"母子平安"，实验室里的挑灯夜战是为了攻克"疑难杂症"，诊疗室里的协力同心是为了更好地"继往开来"，一个个鲜活的人物形象、一张张生动的图像照片、一帧帧还原的历史场景，跃然眼前、直达人心、触及灵魂。

这是一段与国同行、勇往直前的记忆。综观院史，爱国主义始终是"红房子"最鲜明最亮丽的底色。但凡党有号召、国有需要，红房子人必定义无反顾、前赴后继。派遣医疗队伍、完善学科体系、加强前沿研究、参与决策制定，一代代同仁始终紧扣时代之需、国家之需、妇孺之需，为保障和改善民生全力而为，用责任和使命践行"为人群服务、为强国奋斗"。其精神一脉相承、代代相传，永远是复旦人、上医人、红房子人最宝贵的财富。

这是一段大师引领、群星璀璨的记忆。140 载风风雨雨，大家名医弦歌不辍。老院长王淑贞将妇产科学的概念拓展至涉及女性整体健康的综合性学科，为中国开创了现代的妇科。在她的带领下，一批批医德高尚、医术高明的大师在这里涌现，数万名中国妇产科学的人才在这里成长。一代代红房子人始终以妇幼生命健康为己任，贯通中西、开拓学术、悬壶济世，立时代前沿、领风气之先。前辈的功业言行闪耀着熠熠光辉，激励后来人奋勇前行。

这是一段改革创新、自立自强的记忆。从黄浦江西岸为渔民看病的小村舍，到中国妇产科学领域的一面旗帜。140 年来，"红房子"发生了翻天巨变，取得了惊人成就。关键在于始终以百舸争流的奋斗姿态开拓事业，坚持一步一个脚印往前迈，攻坚硬核任务、敢啃最硬骨头。如今，医院综合实力雄厚，在各大全国妇产科专科排行榜上稳居前列，成为复旦医科引以为豪的"名片"。仰望理想之巅，艰苦攀登、笃志坚守，最终实现一个个从无到有、从有到强的突破。这是"红房子"的历史记忆，也是复旦人的精神风骨。

知其所来，方能明其所往。阅读红房子医院 140 年接续奋斗的故事，重温一代代红房子人的赤胆忠心、报国丹心、医者仁心和奋斗决心，将是一次叩问、涤荡初心之旅。期待更多人从历史记忆中汲取奋进力量，启迪智慧、提升修养、温润品质、激扬斗志，书写无愧于新时代的人生华章。

今年也恰逢新中国成立 75 周年，本书出版更显特别意义。作为专科医院"国家队"，希望复旦大学附属妇产科医院秉持"以妇女儿童健康为中心"的发展理念，依托百年大学、百年医院的积淀和优势，立足上海、面向全国、放眼世界，不断滋养敬佑生命、真诚奉献的初心使命，砥砺为党分忧、为国尽责的担当品格，激发奋发作为、锐意创新的奋斗精神，为"三个中心、一个平台"目标不懈努力，以创建国家医学中心带动医院高质量发展，以优质医疗服务健康中国、健康上海，在以中国式现代化全面推进强国建设、民族复兴的伟大征程中续写新的传奇。

是为序。

2024 年 9 月

时代眷顾"追光者"，星光不负"赶路人"

复旦大学附属妇产科医院院长、党委副书记　姜桦

19 世纪末的中华大地，风雨飘摇，内忧外患，战火纷飞。西医东渐，让底层民众在阴霾中看到现代医学温暖而坚定的光芒。

1884 年，上海西门妇孺医院诞生，作为上海第一家专门为妇女儿童提供医疗服务的门诊部，不仅技术高超，而且收费低廉，深受民众信任和爱戴，因其屋顶为红色，被老百姓亲切地唤为"红房子"。后来，"红房子"之名绵延百年，成为复旦大学附属妇产科医院深入人心的代称。

"红房子"见证了一家医院和一个民族的妇产科学发展史。

时局多艰，红房子医院救民于水火，为当时落后的中国妇女健康带来根本性改变和希望；在上海人的记忆里，红房子医院是温暖的存在，无数婴儿在这里呱呱坠地；在一代代医者的精诚耕耘下，红房子医院誉满天下，和她的精神一起，成为中国妇产科学的一块金字招牌。

相信光：有一种医者情怀，叫救死扶伤

起于青萍之末，成于微澜之间。谁也没有想到，140 年前的小小医务室会发展成如今的中国妇产医学高地。

1883 年，黄浦江畔，一间狭小的村舍里辟出一间医务室，让周边贫困的渔民有了看病的去处。一年后，玛格丽特·威廉逊捐款 5000 美元，由罗夫施耐德医生和麦基奇尼护士在上海西门外开出一家门诊部。而后，门诊部改建成医院，命名玛格丽特·威廉逊医院，中文名为"上海西门妇孺医院"。今日之复旦大学附属妇产科医院由此发源，开启 140 年波澜壮阔的历史。

开业第一年，医院为逾千名病人治好了病，时至 1934 年成立 50 周年时，诊治病人已逾 150 万人、分娩婴孩达 4 万名，成为当时"中国最大之妇女医院"。

中国第一位获"庚子赔款"留学的女医师王淑贞，在美国完成学业后，满怀"医学救国"的强烈愿望，毅然放弃美国优渥待遇回到祖国，成为医院历史上第一位担任科主任的中国人，亦成为上海女子医学院首任中国籍院长。她创建了中国近代医学史上第一个西医妇科，使红房子成为中国现代妇科发展的起点。

八一三事变后，红房子医院遭日军占领，院舍毁于炮火。危难当头，王淑贞和同事们冒着枪林弹雨，将残存的医疗设备搬至新建的临时医院，继续救死扶伤，收治孕产妇和新生儿，并为前线输送大批优秀的医护人员。在极度艰苦的环境下，他们坚持到了抗战胜利。此后，王淑贞努力奔走，完成复院工作。解放战争时期，她义无反顾留下来担任副院长、财务主管以及教研室主任。她说："我不能离开祖国，不管困难多大，我都要把医院办下去。"

毋庸置疑，在割地赔款、战争连绵、民族存亡的危难之际，不论国籍、种族、信仰，红房子医院为民不聊生的百姓提供了最基本的医疗服务，如同穿透黑暗的那束文明之光，为困苦的人们带来了生的希望，这是救死扶伤的医者情怀，更是中国人的脊梁和担当。

微光成炬，便能向光而行。这世界，只要有人相信光，就有人会努力成为光。

成为光：有一种优秀品质，叫口碑相传

萤萤之光，终汇成璀璨星河。百余年来，"红房子"三个字已经是业界标杆以及百姓心里"妇产科品牌"的代名词。

从我国近代医学史上第一个妇科到最早设立妇科内分泌和妇科肿瘤亚专科，从20世纪上海唯一的女子医学院到出版我国第一本高等医学院校妇产科教科书《妇产科学》，从1927年医院率先特设公共卫生科和福婴所到后续相继开展儿童保健、妇女保健工作，形成中国妇幼保健之雏形，无数个"第一"在这里交汇，揭开近代中国妇产科学发展篇章。

在王淑贞老院长等一代代引路者的擘画和带领下，红房子人破解医学难题，打造诊疗样板，攀登学术高峰，不断提升疑难重症诊治能力。

这里攻克了多年来我国临床妇科内分泌测定无试剂的难题；率先建立关于反复自然流产的诊断治疗临床体系；开展国内首例子宫外产时处理（EXIT）手术；引领以基因诊疗为代表的精准医学技术……从无到有，实现亚专科"零"突破。

华东地区首例试管婴儿在这里孕育；上海首例冷冻卵子宝宝、上海首例第三代试管婴儿、全球首例基于家系PGT-P糖尿病阻断试管婴儿相继在这里诞生；保存18年之久的胚胎成功复苏，红房子医院成为国内首家开展胚胎植入前诊断技术的医院……捷报频传，领先辅助生殖领域。

著书立说，技术创新，攻坚克难。"红房子"眼里有光，步伐坚定。

我国第一版七年制国家级规划教材《妇产科学》、首部《产前超声诊断学》专著及绝经领域专著在这里编纂完成，推动我国妇产医学领域临床实践与教学进步。从传统腔镜到机器人手术系统，红房子医院开创了妇科微创诸多术式的"第一"，实现了技术、术式和诊疗模式从量变到质变的飞跃，成为当之无愧的"红房子微创梦之队"。从"女子以肝为本""肾主生殖"学说到"生命网络调控"学术思想，完成葆癸胶囊、更年春方、归芎消异丸等院内名方、制剂的药品转化。从实施国内首例全腹腔镜下乙状结肠代阴道术，到国际首例宫腹腔镜联合双子宫融合重建术并诞下龙凤胎被顶级国际会议作为继续教育课程全球推广……类似的故事，在红房子医院还有很多。这不仅是医学技术的进步，更是红房子医院对生命无限可能的最好诠释。

投身科技创新和科技攻关，红房子医院围绕"女性全生命周期"将学科建设做"精"做"特"。从1943年王淑贞教授率先在国内学术期刊《中华医学杂志》发表论文《子宫生癌》，科学论述宫颈癌和宫体癌，到后来我院学者在享有盛誉的Nature上惊艳亮相，首次揭示胰岛素敏感性的昼夜节律调控机制。从1992年以"妊娠高血压综合征的病因学研究"项目首次获得国家自然科学基金立项资助，到2016年首次获得国家杰出青年科学基金立项，实现高层次人才项目的重大突破。从获批上海市女性生殖内分泌相关疾病重点实验室，到上海市生殖与发育重点实验室。从复旦大学人类精子库到上海市人类生育力保存中心，红房子医院不断拓展科研研究领域，在科研攻关中，把成果书写在临床一线，在科技创新的"加速度"中提升我国在妇产科及生殖领域的影响力和话语权。

一个个"首创"和"第一"是一代代红房子人的接续奋斗和不懈探索，

他们释放自己的能量成为光，照亮了"红房子"的金字招牌。数十年在中国妇产专科医院排行榜上，以傲人成绩绘写壮美篇章。

豪情满怀，在百舸争流、千帆竞发、逆势亮剑的瞬息之间，无论临床、教学、科研，红房子医院为白手起家的中国现代妇产科学事业带来全新突破，如同击碎迷茫的那束智慧之光，为学科发展照亮前进的方向，这是知重负重的精神使命，更是"国家队"的坚毅领航。

埋头苦干，便能沐光涅槃。这世界，只要努力成为光，就能克难攻坚散发光。

散发光：有一种时代责任，叫民呼我应

历史长河不息，时代答卷常新。任何时代，国家所需、人民所盼始终是红房子医院发展的永恒主题。

新中国成立初，我国孕产妇难产率居高不下，红房子医院挺立前沿，研究并取得了中国妇女骨盆测量值第一手资料，从制度建设入手提高产科医疗质量。短短几年，新生儿死亡率比新中国成立之初减少了80%。时至改革开放时期，医院根据产科急救工作现状，积极建言上级，确保危重孕产妇在紧急情况下能够组织进行全市多科会诊，得到迅速、有效救治，这一提议加速上海市危重孕产妇抢救网络的建立与落地。这张网络不仅在上海市发挥巨大作用，更在全国范围内树立了典范，为国家规范建立危重孕产妇救治体系提供了实践经验，从每一个环节保障母婴安全。

20世纪50年代，针对宫颈癌高发问题，医院在上海率先成立普查工作队，以街道、工厂、公社为试点开展普查，创建肿瘤防治网雏形，

并创新开展妇科恶性肿瘤根治术、宫颈癌广泛全子宫切除手术。至 20 世纪 70 年代，医院宫颈癌治疗达国际先进水平。时间飞转至 2008 年，医院在华东地区率先开展宫颈癌微创手术，2013 年又成功实施世界首例中孕期腹腔镜下保留妊娠子宫的广泛宫颈切除＋盆腔淋巴清扫术，并成功分娩一女婴，实现从"切癌保命"到"切癌保功能、保生育"的质的飞跃。同时，红房子医院以探索三甲—社区一体化专病健康管理模式为中国"加速消除宫颈癌行动计划"打通了"防治结合"的"最后一公里"。

2004 年，红房子医院率先开设孕前门诊，成立产前诊断中心，又前瞻性地提出了基于社区人群的"孕前检查"概念。这一创举很快得到国家认可与支持。2006 年，国家"免费孕前优生健康检查"项目正式启动，医院引领的静安区孕检试点项目脱颖而出，成为唯一一个以社区为基础，被纳入国家首批的试点项目之一。随着"上海市出生缺陷一级预防指导中心"在红房子医院成立，医院持续提出政策性建议，对上海乃至全国出生缺陷政策制定与实施作出重要贡献，并推动免费孕检这一重大国家战略顺利实施。2021 年起，红房子医院再构建了包含发育源性疾病早期预警和源头防控体系、遗传性出生缺陷临床精准防控体系的"出生缺陷一站式防控体系"，组建"红房子出生缺陷联盟"平台，覆盖全国 26 个省市自治区共 83 家单位。集中产学研优势，以出生缺陷研究和临床转化应用促进为目标，探索促进出生缺陷规范化诊疗新路径，服务"提高出生人口素质和有效防治重大疾病"的国家战略。

2015 年，国内妇产科专科医院首例机器人辅助腹腔镜妇科手术顺利完成；2023 年，上海首例 5G＋AI 超远程机器人微创手术跨越千里成功实施；2024 年，国产原研单臂单孔腔镜手术机器人妇科首次临床试用……红房子医院紧跟时代步伐，以患者需求为导向，以"医械创新"

作为"医工融合"新模式的突破口，在大数据、人工智能以及大模型加持的智能时代，撬动科技成果转化，解开"卡脖子"技术的"关键密码"。

立足上海、辐射长三角、服务全国，红房子医院致力于打造有国际影响力的妇产科医院。这里不仅是妇产科临床科研"高地"、妇产科人才储备的"黄埔军校"，更是中外妇产科学术交流的窗口与平台。在医院成功申办的第14届世界子宫内膜异位症大会上，中国学者们成功把国内内异症研究成果推向国际舞台，向世界发出中国声音。

当年上海老城厢的那幢红色小楼迸发出的微光，正映照到更多地方。

援边援外的人道主义精神和大医情怀早已写入红房子人的血脉基因。自西迁重庆，到国际医疗援助，再到索马里、阿尔及利亚、摩洛哥、巴基斯坦……一批批医术精湛、医德高尚的妇产科医生，成为异国他乡的"白衣外交官"；如今，在西藏、新疆、云南，红房子人满怀深情，在祖国边疆铸成一支支"带不走的队伍"……

医者仁心，在模式创新、跨域赋能、数智加持的融合发展中，无论社会变革、技术更迭，红房子医院始终坚持面向国家战略需求，呼应人民真切期盼，如同凝聚力量的那束希望之光，为时代发展贡献中国智慧，这是刻入百年红房子的基因与底色，更是"虽千万人，吾往矣"的坚定信仰。

初心砥柱，方能生命至上。这世界，拼尽全力散发光，只因怀抱理想热爱光。

热爱光：奋力走好新时代妇幼健康"赶考路"

如今，红房子医院拥有黄浦院区、杨浦院区、青浦分院及河南医院

4 个院区，"三足鼎立，两翼齐飞"的格局已经成型。黄浦、杨浦、青浦构成平衡"三足"，统筹上海市妇产科医疗资源；沪豫形成"两翼"，发挥辐射引领作用，推动提升区域内妇产科疾病防治能力。

2022 年，医院作为唯一的妇产专科医院，获批上海市公立医院高质量发展试点单位。医院还积极响应国家号召，探索推进医疗联合体建设，建立了复旦大学妇产科医疗联合体、泛长三角地区妇幼保健院—妇产科医院协作网、中国三级妇产科医院／妇幼保健院联盟，以及红房子社区生殖健康全专联合体。以纵横交错的网络化布局，加速优质医疗资源下沉，辐射基层，提升全国妇产科医疗服务能力。

从复旦大学生殖发育研究院、长三角一体化示范区青浦分院，到中西医协同"旗舰"医院，再到第四批国家区域妇产医疗中心，如今的"一体两翼""一院四驱"战略格局，离不开代代红房子人在技术变革、理论创新、教学实践、现代管理等方面的探索和托举，更少不了"凡益之道，与时偕行"的自主创新精神和对每一位患者的人文关怀。

在国家发展改革委、国家卫生健康委和上海市委、市政府的指导和支持下，红房子医院坚持问题导向、健康为先，聚焦国家层面亟须解决的、关系人民群众卫生健康需求的"临门一脚"和"卡脖子"技术，举全院之力，积极建设国家医学中心，这一卫生健康领域的国之重器，为提升我国整体卫生健康水平、深度参与国际医学竞争赋能助力。

140 年来，红房子医院见证了中国妇产科学从萌芽、起步、发展到壮大的每个时刻。如今，红房子人正沿着前辈的足迹继续前行，妇科、产科分获国家临床重点专科，形成了显著的专科特色，亚专科深研及投入持续加大，成功构建了临床多学科合作、MDT 诊疗及高水平临床研究运行体系，形成了"防—筛—诊—治—康"全链条诊疗服务体系，成为国内妇产科学领域的"领跑者""国家队"。

时代潮流浩浩荡荡，历史车轮滚滚向前。上海，历来就是科技创新的高地，今年适逢上海国际科创中心建设十周年。科技创新能够加速培育医疗领域的新质生产力，"红房子"守正创新、追求卓越的精神也与上海这座城市的气质不谋而合。

勇立潮头，在谋篇布局、排兵布阵、攻城拔寨的层层推进中，无论疾风暴雨、千磨万击，红房子医院蓄力下好资源集聚的先手棋，如同热烈昂扬的那束创新之光，打好赢得未来发展新优势的主动仗，这是"山不碍路，路自通山"的开拓精神，更是"水不阻舟，舟自越水"的无畏勇气。

相信光、成为光、散发光、热爱光，脚下宽厚的土地以及最朴素的初心梦想使得红房子医院在妇产科这条星光璀璨的"平凡之路"上闪耀了整整 140 年。时代赋予每一个追光的身影万丈光芒，指引着他们前进的方向。

叩经问史，朝山谒水。前辈们赶考路上的艰辛，激励吾辈赓续信仰，执着追求。在加强公立医院党的建设背景下，医院将以更加坚韧不拔的姿态和一往无前的力量，形成以高质量党建推动医院高质量发展的新格局，建设具有国际影响力的一流妇产科专科医院，奋力走好新时代妇幼健康的"赶考路"，谱写服务健康中国建设国家战略的"大文章"。

2024 年 9 月

临 床

临
床

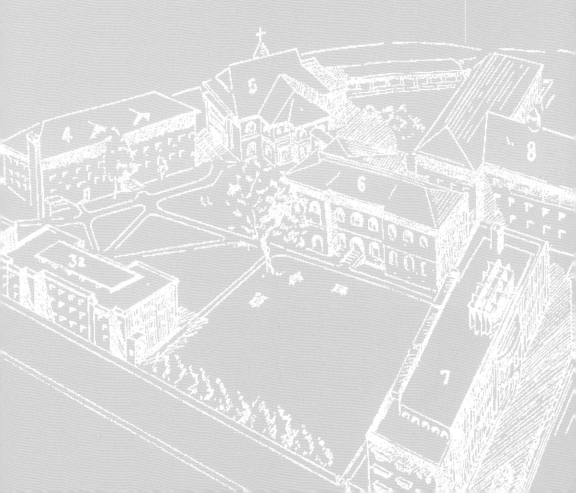

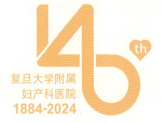

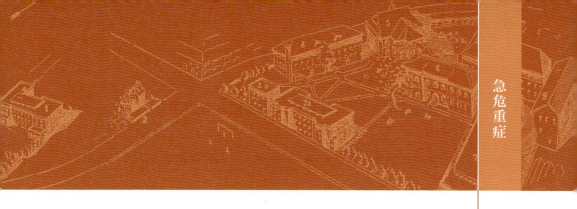

破冰急危重症，守护母婴安全

李　敏　李晨琰

生育，是一场甜蜜的冒险。

百余年前，民间一度将妇女生孩子比作"一只脚在棺材里，一只脚在棺材外"；而在初婚与初育年龄日渐走高的当下，晚育所带来的复杂分娩情况，也使得更多人正视生育的代价。在瞬息万变的生育过程中，"波澜不惊"与"急危重症"有时只在瞬息之间。

守护母婴安全，有这样一群人不停奔走着：他们将现代分娩技术引入国内，推动建立助产学校，让更多人有机会住院安全分娩；他们无惧艰难，直面一个个产科难题，建立产科规范化工作标准，筑牢母婴安全防线；他们将宝贵经验代代传承，不断学习提高能力，只为当险情出现时，救治的步伐能再快一些……

在140年的历史长河中，复旦大学附属妇产科医院以其卓越的医疗技术与深厚的专业积淀托举起新生的希望，大幅降低孕产妇及新生儿死亡率。无数医生、助产士、护士们坚守生命前线，破冰急危重症，只为那一句众人盼望的"母子平安"。

承载求"生"希望，将现代分娩技术引入国内

19世纪中国的妇产科尚处于现代医学医疗与卫生的萌芽阶段，彼时一名产妇分娩既无医院可住也无专业人员助产，只能请产婆或有经验的妇人到家中接生，远谈不上消毒与无菌操作。

产妇在家分娩，情况总是险象环生的，如今产科教科书上所描述的各种难产和产科并发症在那时几乎都能遇到。新中国成立前，国内婴儿死亡率高达200‰，孕产妇死亡率高达1500/10万，居高不下的死亡率令人咋舌。

1884年，两位医学传教士在上海浦江之畔的西门外，创办了上海首家专为妇女和儿童设立的医院——上海西门妇孺医院，这是红房子医院最早的雏形。随着医院的创立，现代分娩技术引入国内，犹如黑夜中的一束光，为母婴安全筑起了一道希望的屏障。

与传统家庭接生方式截然不同，现代分娩技术注重严格的消毒程序及针对难产情况的紧急救治措施，产钳助产技术在那时已运用得相当成熟。部分家庭开始接受新思想，住院分娩。

据史料记载，1926年医院住院病人有3030人，门诊就诊人数28222人，产科病例不少于1018例，有26名产妇死亡。1931年《大陆报》报道，红房子医院每月迎接的新生儿数量超过了其他任何一家医院，成为当时我国最大的产科诊所。不止于此，医院助产士们凭借卓越的技术和严格的卫生标准，成功消除了当时导致全球一半盲人失明的"胎毒眼炎症"。可以说，在那个医疗资源匮乏的年代，红房子医院为提升中国出生人口素质奠定了坚实基础，承载着许多家庭求"生"的希望。

可科学产科服务的普及任重道远，在家接生的产妇仍占多数，如何普及现代分娩技术？中国现代妇产科学重要奠基人之一、红房子医院老院长王淑贞教授受北京协和医院杨崇瑞教授启发，积极寻求教学资源，与各方合作，推动建立了助产学校，并增设了平民产科医院，为百姓提供更广泛和便捷的医疗服务。

据史料记载，王淑贞教授以极大的耐心和尊重，鼓励产婆们参加助产学校的培训，并授予她们合法的助产执照，将其培养成专业助产士，以此来转变根深蒂固的旧观念和不科学的接生实践。她深知，若想改变国内孕产妇分娩现状，仅依靠医疗服务力量是不够的，必须依托产婆们基数大、群众基础深厚的优势，通过提升她们的助产技能，来提升我国女性分娩的安全性和卫生水平，降低孕产妇及新生儿的死亡率。

与此同时，王淑贞教授还积极通过报纸等媒体渠道，普及孕产常识，提高公众对科学分娩的认识，在潜移默化中推动中国医疗卫生事业的进步，为更多女性和新生儿带来了健康和希望。

在战火的硝烟中，红房子医院同样发挥了不可替代的作用。1937年淞沪会战爆发，王淑贞教授带领全院职工坚守医疗救治与教育第一线。他们为逃难的孕产妇们提供安全的庇护所，确保她们能在干净整洁的环境中安全分娩。

1949年新中国成立，百废待兴，万象更新。进一步降低孕产妇及新生儿死亡率是摆在妇产人面前的头等大事。

1957年，红房子医院在王淑贞教授的带领下成立产科，为保障母婴健康跨出了历史性的一步。此后，历任产科主任（或主持工作）的专家们如王菊华、郑怀美、高秀惠、张振钧、丁以斌、庄依亮、王德芬、潘明明、丰有吉、王宏、程蔚蔚、李笑天、程海东、顾蔚蓉等多位教授均为母婴健康事业作出了杰出贡献。

当时，为减少因产道异常发生难产而导致的孕产妇及新生儿死亡，王淑贞教授带领研究小组，历时两年，为2500名孕妇进行骨盆外测量、内测量，记录后再随访分娩过程、胎位及胎儿大小，了解产道异常的各种情况，取得了我国南方女性骨盆外测量径线的正常值。国人自此有了自己的骨盆测量数据参考值，该标准一直沿用至今。如今，孕妇们到医院产检时都会测量骨盆，以排查骨盆异常情况，避免难产或其他意外发生的可能。

同一时间，产科从制度建设入手提高医疗质量，短短几年间，新生

新中国成立初期，王淑贞教授带领
研究小组取得了我国南方女性骨盆
外测量径线的正常值

儿死亡率比新中国成立之初减少了 80%，令人振奋。

到 1965 年，由于新法接生的普遍推行，以及医务人员的技术水平逐步提高，以前认为是引起新生儿死亡主要原因的新生儿破伤风，已经很少见到，甚至已几乎绝迹。但是，即使按上海市卫生局的最低数字来看，每年在全国范围内尚有数以万计的小生命未能获得挽救。如何降低胎儿和新生儿的死亡率？为此红房子医院与当时的上海市第一妇婴保健院、上海市纺织工业局第二妇婴保健院、上海市第六人民医院自 1957 年 11 月开始尽量争取对死亡的胎儿做尸体解剖，以便做出死亡诊断，分析死亡原因。1965 年，王淑贞、陆湘云教授将这些数据进行了详细整理与总结讨论，发表在了《上海第一医学院学报》，为国家今后如何继续降低死胎和新生儿的死亡率提供了科学依据。

啃下"硬骨头"，攻克一个个产科难题

在产科医学中，严重威胁母婴生命安全的难题不少。面对一个个产科难题，红房子人以其不怕难、不怕苦的精神，啃下一块块"硬骨头"。

妊娠期高血压疾病、产后出血、产褥期感染被认为是妊娠期死亡的三大原因。20 世纪初，妊娠期高血压疾病的研究在国内尚处于起步阶段时，王菊华教授率先投身于这一领域的研究。她的著作《妊娠中毒症与妊娠合并症》是我国第一部系统论述妊娠期高血压疾病的权威之作，成为当时国内妇产科医师的必读经典。1960 年，老院长王淑贞教授作为第一作者在《中华医学杂志（英文版）》发表论文，论文中收集了若干数据，反映了近十年上海地区孕产妇子痫控制情况和成果经验。

20 世纪 80 年代，王菊华教授受世界卫生组织特邀参加国际会议，成为新中国成立以来首位获此殊遇的中国妇产科学者。在国际学术舞台上发出中国学者的声音，她也被誉为我国研究妊娠期高血压疾病的先驱。

1960 年，老院长王淑贞教授作为第一作者在《中华医学杂志（英文版）》发表论文

也是在那个年代，城市的交通和通信还相对落后，尤其是一些居住在远郊病情危急的孕产妇往往在半夜被紧急转送到红房子医院。彼时，在高秀慧教授的积极推动下，红房子医院在国内妇产科医院中率先建立了产科高危病房，为妊高症、妊娠合并心脏病等高危孕妇提供更为专业、系统的治疗。

值得一提的是，在高危病房成立后的许多年里，产科入口的醒目处始终张贴着一名教授的家中电话，以便第一时间指导与救援，他就是张振钧教授。

作为我国产科高危妊娠临床奠基人之一，张振钧教授在我国妇产科医学史上创下了多个"第一"：他发明了以小剂量大黄预防妊娠期高血压疾病的方法；领衔成立围产医学研究小组，对高危妊娠的处理起到了

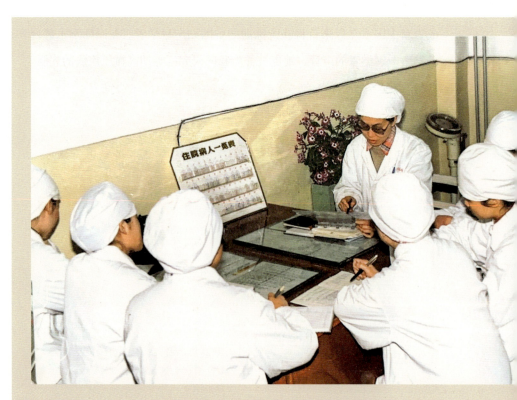

住院大夫和实习医生讨论高危孕妇

至关重要的作用。

"妊娠期高血压疾病目前仍是产科并发症中危害最大的一种，一代代红房子人在该疾病的研究和防治方面投入了大量精力。"在李笑天教授看来，"子痫前期作为妊娠期高血压疾病的一种严重类型，若干预诊疗不当，就会对母婴健康带来严重后果"。

2019 年，红房子医院进一步细分专业领域，成立母体病理亚专科，专注于研究母体高危妊娠疾病的病理生理过程，提高医疗服务的精准度和质量。

秉承着科学的管理理念，医院不断展现出前瞻性和创新精神，将标准化管理的理念引入疾病管理，先后参与国家"十三五"重点研发计划项目"高龄产妇妊娠期并发症防治策略研究"，主持其中的"子痫前期的干预、管理体系研究"；主持国家"十四五"重点研发计划"生育健康及妇女儿童健康保障"，并承担"早发型子痫前期发病机制及整体化防控策略的研究""开发适宜药物靶向投递系统，探索老药新用的防治前景"。

经过多年研究实践，2022 年，李笑天教授与顾蔚蓉教授共同编写了《子痫前期防治的集束化管理建议》，将红房子医院的管理理念推广至全国，确保母婴健康得到最大程度的保障。如今该集束化管理建议已在长三角妇产科联盟的 10 家省级妇保医院推广应用，获批上海市 2021 年度"科技创新行动计划"医学创新研究专项项目。

避免诊疗偏差，构建规范化工作标准

孕产妇死亡率和新生儿死亡率是衡量一个国家和地区卫生健康事业发展的重要指标，切实降低孕产妇和新生儿死亡率一直以来都是妇幼工作的重要目标。在这一背景下，高危妊娠的急救与管理显得尤为重要。

闻名全国、蜚声国际，红房子医院始终站在时代前沿，致力于提升高危妊娠的诊疗水平。近十年，得益于医院制定的一系列标准化流程和规范，确保每一位患者都能得到及时、准确、高效地治疗，为母婴安全提供了有力保障。然而，这些流程和规范并非一蹴而就，而是基于国内外最新指南和研究成果，结合医院多年的临床经验不断完善而成。

在产科急危重症病例中，产后出血约占产妇死亡总数的 25%，是威胁产妇生命的主要"杀手"之一。2008 年 6 月，时任产科主任的李笑天教授建立了产后出血五级预警及评估系统，同时进行模拟演练和事后评估规范，打造了一个涵盖产后出血抢救所有细节的完备体系。

"产科安全管理并非一蹴而就，而是一个系统工程，包括预测预警、诊断治疗、多学科联合诊治等。"李笑天教授说，在这庞大的系统中，工程的起点就是建立预警系统，以便帮助医护迅速判断孕产妇的出血严重程度，并同步建立快速反应团队，确保医护熟练并能准确地处理各种紧

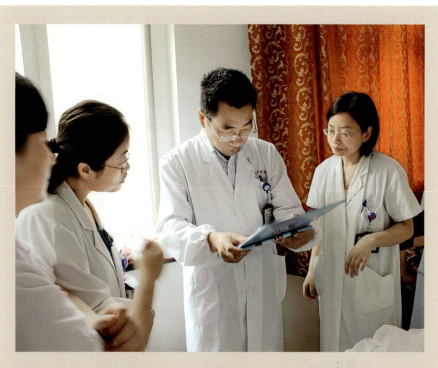

2013 年，抢救心衰孕妇成功。现任副院长顾蔚蓉（右一）与时任副院长李笑天（右二）正在查房

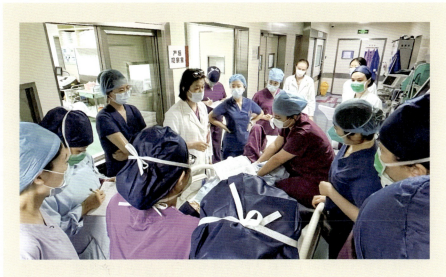

医院定期举行 5 分钟应急剖宫产演练

急情况。

产后出血五级预警及评估系统运行后，显著降低了严重的产后出血发生率和红细胞悬液的使用率。令人振奋的是，全子宫切除手术率也随之下降，妊娠和分娩的安全性得到了显著提升。

2020 年，产科根据英国颁布的产后出血指南等国外研究成果，进一步完善产后出血五级预警及评估系统。模块化的产后出血管理体系，使紧急医疗事件的处理更加规范，达到了减轻疾病严重程度、降低总体死亡率的目标。

2014 年，在李笑天教授的领导下，产科再次迈出创新步伐，引入"5分钟剖宫产"理念，指在非常紧急的情况下（如羊水栓塞、脐带脱垂、子宫破裂和前置血管破裂等），为挽救母婴生命而采取的即刻剖宫产，从决定剖宫产至胎儿娩出，整体时间要少于 5 分钟。

若想达成这一目标，必须建立一支训练有素、应变能力强，能在最短时间、以最快速度应对产科各种紧急情况的救治团队，而做到这一切的前提，产科的硬件、人员、技术、设备、环境都需要流程化。

程海东教授回忆，从待产室到手术室这段路程，一般做法是将孕妇先转移到推车上，再推到手术室，此动作至少需要一分钟。"产床的轮子有滑轮制动，脚一踩便可推出门，为了争取抢救时间，保证患者病床顺利通过，产房内的通道门径被改造扩大。"

此外，产科还专门订制紧急剖宫产专用报警灯、计时器，提醒无关人员避让以便相关人员实现快速转运，并增补了便携式急救设备。为了缩短病房至手术室转运时间，产科还购置便捷转运床板，优化电梯等待时间等。一楼的急诊室也一并设立了独立产科抢救室，并在手术室设立应急手术间，就地紧急剖宫产成为可能。

传统紧急剖宫产工作模式以结果为导向，忽视过程管理。2013年程海东教授接任产科主任，带领团队在上海率先建立了妇产科重症监护室和产房重症监护室，为危重病例、紧急剖宫产、新生儿窒息提供了重要的急救能力支撑；在上海最早创新性建立产科急救管理制度，不仅涉及危急重症抢救预案，还根据不同病种类型（例如子痫、胎盘早剥、产后出血等），设定标准化产科危急重症抢救演练流程，成立紧急剖宫产PDCA循环质控管理小组。

在程海东教授的带领下，产科、儿科、麻醉科医生、助产士及相关医技人员定期进行反复演练；保证多学科急救团队坚持每季度理论学习，每季度至少参与培训1次。经过常态化的演练，抢救团队根据现有人员即可迅速就地成立应急团队，指挥、实施、观察、记录、联系沟通等角色各司其职，忙中有序。

在产科的持续努力下，红房子医院紧急剖宫产手术的重要质控指标——决定手术至胎儿娩出时间（DDI）显著缩短，从2015年的平均25分钟缩短到2018年的平均10分钟，甚至在最危重的抢救中，DDI缩短到惊人的4分钟。这一成就不仅改善了母婴的预后，更是红房子医院产科团队不懈努力的最好证明。

在规范化管理的实施过程中，医院原产儿部部长、现任副院长顾蔚蓉教授认为，不同医生对疾病的认知和处理方法存在差异，这种差异在临床实践中可能导致诊疗偏差，影响患者的治疗效果和安全。如何减少这种偏差，确保医疗过程的规范化和标准化很重要。

聚焦高危孕产妇安全，产科结合国内外指南和最新研究成果，制定了一套具有红房子特色的关键环节表单管理流程。这一流程覆盖了高危孕产妇的高危因素筛查、预防、诊断、早期处理以及危重并发症急救等各个关键环节，通过表单的形式将这些环节串联起来，形成了一个完整的、规范化的集束化处理路径。

统计数据显示，红房子医院每年收治的孕产妇中，高危孕产妇一人一册管理率达 100%，抢救成功率 100%。尽管医院收治的高危孕产妇比例高于全市平均水平，但产后出血发生率、剖宫产率低于全市平均水平，足见这种表单化管理模式在提高产科安全和服务质量方面的显著成效。

近年来，红房子医院先后获"国家级母婴安全优质服务单位""国家孕产期保健特色专科建设单位"等国家级妇幼奖项。在保障母婴安全的道路上，红房子医院始终走在前列，用实际行动诠释着对生命的敬畏和对健康的坚守。

从上海到全国，贡献红房子智慧与担当

立足上海、辐射长三角、服务全国，红房子医院所要打造的是中国乃至国际上具有影响力的妇产科医院。从上海到全国，红房子人也在不断贡献着自己的智慧与担当。

2001 年，上海多家媒体报道了发生在红房子医院的一场"夺命战"。那一年，一位怀有三胞胎的产妇突发高热寒战，口唇青紫，产科医生为她施行了紧急剖宫产手术终止妊娠。

初为人母尚来不及感受新生命诞生的喜悦，凶险的"杀手"就开始悄无声息地伸出魔爪——这名产妇心脏停搏 12 分钟、出血超 3000 毫升、心肾衰竭、呼吸衰竭、肺水肿、败血症、霉菌感染、酸中毒、电解质紊乱……她几乎"包罗"了所有能致死的并发症。

这场"夺命战"整整持续了18天。在当时的新闻报道中，记者这样记录道："18个难忘的日日夜夜。体重分别为2100克、2100克和1900克的3个小宝宝肯定全然不知'我们的妈妈怎么啦？'他们的妈妈同样也无法关心自己这两子一女'近来可安好？'只有医院全体医务员工心系两头，他们以自己'决不放弃'的不懈努力，给了这个险些遭遇不幸的家庭以完整和希望。"

时隔20多年，回忆起这名患者，参与抢救的程海东教授仍记忆清晰："在孕产妇生命垂危时刻，往往伴随多脏器损害。当时参与抢救的医生众多，涵盖了重症监护、血液透析、抗生素应用、气道开放等多个专业领域。我们召集了多家兄弟医院进行多学科会诊，虽然当时还没有形成如今的多学科诊疗（MDT）模式，但已经具备了相当的规模和实力。"

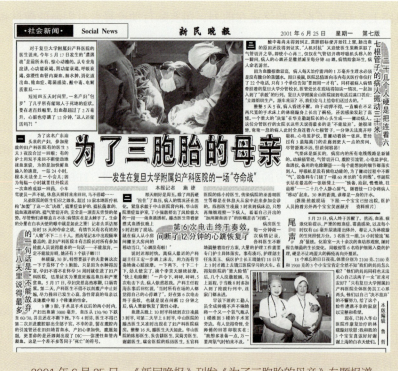

2001年6月25日，《新民晚报》刊发《为了三胞胎的母亲》专题报道

这次抢救结束后不久，程海东教授在一次出差时，围绕这个病例向时任市卫生局妇幼处的一位副处长阐述了危重孕产妇安全行政管理方面的关键问题。面对危急重症的孕产妇，产科医生所面临的挑战远不止于产科领域，而是涉及患者全身的综合救治，这需要不同医院、不同学科的共同参与。

2007年，上海构筑起辐射全市范围的抢救危重孕产妇生命网络，囊括妇产科、儿科、急救科、麻醉科、心内科、血液科等各领域专家，配备了先进的抢救设备，确保危重孕产妇在紧急情况下能够迅速、有效地得到救治。十余年发展，这张网络不仅在上海市发挥了巨大作用，更在全国范围内树立了典范。这一模式的推广和应用，极大提升了各地产科救治危重孕产妇的能力，为保障妇女儿童健康作出了不可磨灭的贡献。

红房子医院的先进理念与技术成果不仅惠及上海患者，还通过对口帮扶等形式传播到了更远的地方。云南、新疆、西藏、宁夏、青海等地都留下了红房子人的身影。

在对云南省红河州金平县人民医院的帮扶过程中，红房子医院医疗团队牵头建立起当地第一家血站，并帮助建成了县级危重孕产妇救治中心和危重新生儿救治中心。经过五年努力，团队成功帮助当地实现了连续五年孕产妇"零"死亡的纪录。

回忆起曾经的医疗援助经历，医院现任胎儿医学中心副主任肖喜荣直言："医疗援助人员就如同红房子理念的'搬运工'。在我援疆的一年半中，我将产科的一套经验和技术带到了新疆喀什二院，帮助当地建立起危重孕产妇救治体系，复制红房子模式，实现'造血'！"

红房子医院还通过国家级学习班、医联体单位推广等方式将先进经验和技术广泛传播，将紧张而高效的5分钟剖宫产演练搬上了国家级学习班的舞台，成为提升学员们实践能力的关键环节。高危孕产妇的表单管理模式在多家医联体单位中复制推广，使得当地孕产妇分娩并发症发生率显著降低。

这些成果的取得不仅为医学界提供了一种可借鉴的实践教学典范，

也为保障母婴安全打下了坚实基础。

2020年，新冠肺炎疫情期间，孕产妇作为特殊群体，她们的健康与安全牵动着全社会的心，这期间红房子医院产科不仅严格落实疫情防控措施，确保孕产妇和医护人员的安全，更在特殊时期为母婴健康筑起了一道坚实的防线。

李笑天教授作为产科专家参与制定了《中国孕产妇感染新型冠状病毒的诊治指南》，为全国医护提供了科学、规范的诊疗指导，极大提高了我国孕产妇新冠患者的救治水平。同时，作为上海市母婴安全委员会主任委员，他主导编写的《上海市孕产妇新冠防治的专家意见》为上海市乃至全国的孕产妇保健工作指明了方向，为确保母婴安全提供了有力保障。

在我国新冠疫情高峰期，李笑天教授敏锐地注意到非高发地区孕产妇心理状态的重要性，他率先开展了相关调查，深入了解疫情给孕产妇带来的心理压力和需求。基于调查结果，他提出了在隔离期间孕产妇要注意运动、预防血栓形成等具有针对性的预防策略，温暖守护着这群"最脆弱的群体"。

教学相长，"红房子经验"代代传承

"给病人看病，光有爱心不够，必须要动脑筋。只有将爱心与智慧相结合，才能更好地为病人服务。"王淑贞教授的谆谆教诲，如同明灯般指引着每一位红房子人前行。她的话语不仅镌刻在红房子人的心中，更成为医院不断追求卓越、服务患者的动力源泉。

随着医院硬件条件和就医环境的显著提升，红房子医院在提供舒适、便捷服务的同时，始终将精湛的技术作为核心竞争力。这种对技术的执着追求，源于老一辈红房子人的宝贵经验，也在于年轻一代医生的不断学习和创新。

王菊华教授曾反复强调，产科医生要具备敏锐的观察力和判断力，能够及时发现产妇的异常情况，做到"轧苗头"。这种对病情的精准把控，是红房子产科医生代代相传的宝贵经验。

程海东教授回忆："产妇处于产程的哪一阶段，应该预先采取怎样的措施，产科医生要做到看一眼便心中有数。每次手术后，回过头来思考哪些处理是对的，哪些还不足，并记录下来，长期积累才能熟能生巧，这就是'轧苗头'。所以说，产科风平浪静，才真正体现了产科医生的水平。"

产科在重症抢救方面成果显著，特别是在羊水栓塞预防及抢救、重症肝炎抢救、妊娠高血压疾病防治等领域，张振钧教授的"三性两戒"（即原则性、主动性、灵活性，戒轻举妄动、戒盲目观察）四字方针发挥了重要作用。这一方针简洁明了，蕴含着深刻的医学智慧，为大量危重孕

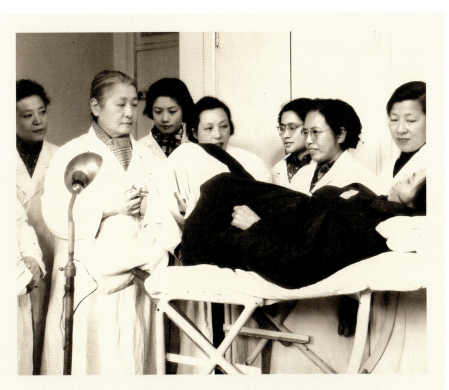

王淑贞担任院长期间，带教示范为孕产妇检查

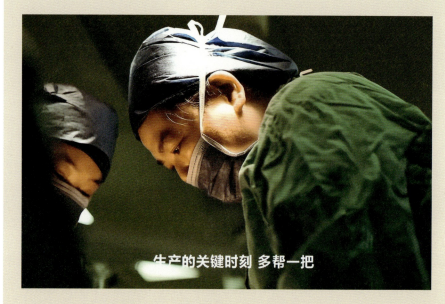

生产的关键时刻 多帮一把

2018 年，程海东教授受邀录制《这里是上海》

产妇带来了生的希望。在代代红房子人的传承中，这一方针不断得到完善和发展，成为产科医学的宝贵财富。

回忆起 1987—1988 年上海甲肝大流行，李笑天教授感叹："红房子产科成功实现了无一例重症肝炎孕产妇死亡的壮举。时至今日，我仍能清楚地记得张振钧老师带领我们抢救妊娠合并重症肝炎孕妇，分析病情时的沉着气概。我们当时很感慨，在张老师脑子里，任何病理、生理知识都能融为一体，他不仅知识面广，而且条理非常清晰，值得我们学习。"

老一代红房子人所总结的宝贵临床经验，至今仍对红房子产科医学的发展产生着深远的影响。

"遇到产妇头位难产时，许多医院会选择进行'胎吸'，但我们仍坚持使用产钳。这项操作技术虽对医生要求高，不仅要准确判断胎位、骨盆情况，还十分考验医生的操作技巧和综合素质，但对于母婴获益却更大。"顾蔚蓉教授说，将患者利益最大化，医院能做的，就是在对年轻医生的培养上再严格一些，"医院所有年轻医生都需要在产房轮转一年，学习处理急诊和掌握产钳等技能，才有资格独立带领队伍轮值夜班"。

在红房子医院迄今保留着一个传统：每周二都会举行一场继续教育免费讲座，外院医生慕名而来，座无虚席。"医生的学习是一个持续不断的过程。"程海东教授说，产科医生最强调的是鉴别能力的提升。在常见病、多发病、危重病、疑难病中，判断疾病的轻重缓急，尤其是早期识别，对孕产妇的抢救尤为关键。"因此，危重孕产妇管理需要全院支持，更需要产科医生自己不断学习、提高本领。"

为进一步实现危重孕产妇抢救的标准化、规范化、常态化，近几年，产科主动拥抱"人工智能＋"，在产科应急演练中采用 VR 眼镜技术等先进手段，通过视觉场景化的运用，提升产科安全质量。这些创新举措让更多孕产妇和新生儿受益的同时，也为红房子医院产科的未来发展开辟了新道路。

应对生育新局面，发力规范化管理与精细化服务

当下，国内的生育环境发生了变化，高龄产妇群体不断壮大，孕产期合并症和并发症风险亦随之攀升。顾蔚蓉教授敏锐地察觉到，高龄孕妇比例增加而带来的妊娠合并症问题日益突出，风湿免疫类疾病、高血压、糖尿病等内科疾病合并妊娠等情况在临床上屡见不鲜。

面对新的生育形势和危重孕产妇管理的诸多挑战，红房子医院正积极发挥高危孕产妇规范化管理特色优势，积极响应国家人口政策，以更高标准和更严要求，全面提升服务质量与效率，确保每一位孕产妇和围产儿的安全与健康。

为了迎接新挑战，红房子医院启动构建全链式的孕产妇管理体系，从孕前保健出发，延伸至产后康复，覆盖早孕、中孕、晚孕等各个阶段，不仅关注孕妇孕期并发症，还重视合并症处理，力求提供全方位、多层次的医疗保障。

同时，红房子医院构建的规范化多学科团队协作（MDT）管理平台

运作顺畅，通过与上海市其他顶尖三甲医院建立紧密合作，与在特定领域具有强大实力的专科形成联合力量，专门针对妊娠合并症进行系统化管理。该平台不仅延长了规范化管理的时间轴，也拓宽了医疗服务范围。

顺产是人类最自然、对母婴健康最有益的分娩方式，阴道分娩率已成为衡量现代医院产科工作的重要标准之一。为了促进自然分娩，红房子医院结合医学前沿技术，进行了一系列技术创新，开展了臀位外倒转、双胎阴道分娩、无痛分娩等适宜技术，拓宽了顺产适用范围，为那些原本需要剖宫产的孕妇提供了更多顺产机会。家庭化的 LDR 产房不仅为产妇提供了更加温馨、舒适的分娩环境，也有助于进一步提高顺产率。

面对孕产妇需求的多样化，红房子医院意识到仅仅依靠技术手段还不够。顾蔚蓉教授强调，产科未来的服务供给必须精细化，不仅满足孕产妇在孕期、分娩期和产后的各种需求，也应关注女性产后康复领域的发展，尤其是盆底康复等需求量较大的项目。挖掘产妇的需求，找到新增长点，亦是新时代下产科的重点任务。

随着亚专科的日益细化与发展，红房子医院正紧密契合国家"十四五"公立医院高质量发展的规划要求，以高危妊娠等关键细分领域为着力点，深入推进研究与实践，不断积淀与提升。

历经 140 年，红房子医院已经形成了独特的历史文化底蕴，为孕产妇和新生儿筑起一道坚实的健康安全屏障，为国家的生育大业和人口健康事业注入更为强大的力量。

红房子人的传承远非临床技巧的简单传授，更是一种对医疗理念、团队协作精神的深刻理解与践行，是对疾病本质的不懈探索与精准把握，更是对手术能力的全面培养与持续提升。这种传承，已深深融入红房子人的血脉，成为医院不断发展壮大的不竭动力。

构建预防网络，
守护生命起点健康

李妙然　梁　爽　黄　祺

嫩芽破土而出、孩子呱呱坠地……这个世界因为新的生命而充满色彩与希望。每个家庭都期待着自己的孩子健康而聪明，盼望他们一天天长大，享受人生的美好。

自 20 世纪 90 年代以来，我国逐步落实出生缺陷三级预防策略，在出生缺陷防治、优生优育工作方面作出了巨大的努力，并取得了突破性的成果，部分重大出生缺陷发生率呈下降趋势。

帮助每一个家庭孕育健康的生命，也是红房子医院的初心和责任。

在全国性的儿童死亡和出生缺陷监测网建立之前，红房子医院已经在临床工作中注重胎儿疾病的防治，张振钧、陈如钧、王德芬、丁以武等一批老专家较早开展了相关研究。

1987 年底，上海暴发严重的甲型肝炎，当时孕产妇死于肝炎者占非产科死亡原因的第二位。为了尽力救治妊娠合并肝炎的孕产妇，红房子医院老专家张振钧教授不惧个人风险，带领医生奋战在一线，创造无一例重症肝炎孕产妇死亡的纪录。

面对公众对于甲肝传染的恐慌，张振钧教授通过临床案例跟踪研究，发现甲肝孕妇的新生儿出生后 24 小时内甲肝病毒抗体免疫球蛋白 M 全部阴性，证实甲肝不出现母婴传播，研究结果发表后，进一步加深了人们对甲型肝炎的认识，避免了社会恐慌。

而陈如钧教授参与的乙型肝炎疫苗阻断乙型肝炎病毒母婴传播的相关研究，证实了单用乙肝疫苗的效果，为阻断乙型肝炎围产期传播，提供了切实可行的捷径。

20 世纪 80 年代，张振钧教授、王德芬教授还通过对医院待产和生产时未预料的胎儿宫内死亡病例进行研究，归纳了胎儿猝死的病因，并提出母体高危因素、脐带及胎盘危险因素的管理方法，为提高胎儿疾病管理水平做出早期探索。

医疗机构是疾病"防筛诊治康"的"主阵地"。一代代红房子人接力奋斗，用医学托起众多家庭的希望。

率先提出社区人群"孕前检查"概念

21 世纪初，我国每年仍有近百万例出生缺陷婴儿出生。2006 年，国家人口和计划生育委员会在《关于开展出生缺陷一级预防工作的指导意见》中提出，各地方要组织多学科共同参与的专家队伍，从孕前指导和筛查、优生咨询、高危人群指导、指南编写等各方面推动一级预防。

2003 年，我国取消"强制婚检"后，社会上也开始出现关于出生缺陷的焦虑，孕前保健更成为优生优育的重要屏障，一场覆盖全国的孕前保健国家战略逐渐拉开序幕。

"怀孕是理性的行为。"2004 年，李笑天教授在红房子医院建立了产前诊断中心，率先开设了孕前门诊，并创新性地提出基于社区人群的"孕前检查"概念。

孕前保健说起来容易，但却是世界性的难题。什么因素导致什么样的出生缺陷？不能在孕妇身上做实验又该怎么寻找证据？"比如以往我们知道高血糖、高血压是怀孕的风险因素，会造成妊娠高血压、妊娠糖尿病，影响胎儿代谢，但只知道这一点，对于医学策略的制定没用。我们需要通过流行病学分析了解到具体发病率是多少、区域差异如何，才能考虑免费的孕检应该纳入哪些具体项目？"时任李笑天团队核心成员、复旦大学附属妇产科医院主任医师周琼洁解释说。

2006 年，国家"免费孕前优生健康检查"项目正式启动，试点工作开展起来。2007 年，红房子医院产前团队牵头在上海市静安区开展全国首个基于社区人群的孕检试点工作，将临床工作与妇幼保健精准结合。当时，国家科委已在全国 8 个地区进行"孕前检查"试点工作，但他们看到静安区的工作成绩后，破例将其纳为第九个试点地区。李笑天教授也成为该国家重大战略的核心专家之一。

在包括红房子产前团队在内的众多力量合作下，2008 年试点地区增设至 100 个，李笑天教授参与主编了《孕前保健实用手册》。2009 年，李笑天教授受国家计生委的邀请，在全国第二届优生促进经验交流会上作了"出生缺陷一级预防与健康促进"的专题报告，来自红房子医院的

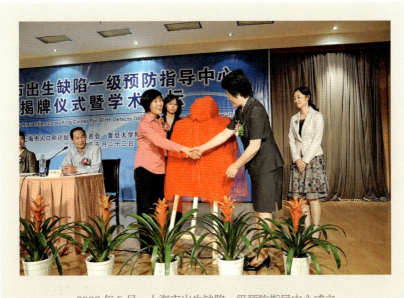

2009 年 5 月，上海市出生缺陷一级预防指导中心成立

先进经验为国家优生优育工作注入了鲜活的力量。

在此基础上，2009 年 5 月，"上海市出生缺陷一级预防指导中心"顺势成立，承担了上海市孕前保健咨询的技术指导、质量控制、新技术开发等各方面的工作，由时任医院副院长华克勤教授任主任，李笑天教授任副主任。

随后该中心牵头主编了《孕前优生咨询指南》《孕前优生体格检查指南》《孕前优生超声检查指南》等多部指南，并向免费孕前检查试点县发行。2009 年末，该中心向上海市政府提交了《上海市开展优生促进工程和高危转诊的现状和发展趋势》的报告，全面评估了上海市 19 个区县的出生缺陷一级预防的现状，并提出了政策性的建议。这些工作的开展，对上海市乃至全国出生缺陷政策制定、措施开展具有重要意义，也有效助力免费孕检这一重大国家战略顺利实施。

时间来到 2013 年，全国免费孕前检查工作顺利实施。"大规模的孕前检查涉及人群之多、跨越时间之长，对国家、地方政府、医疗机构提出不小挑战，但又是一项极具社会意义的民生工作。值得一提的是，一直以来孕前保健意识薄弱、孕前检查工作开展困难的农村地区在该项目中占比达到 90%，这是最难的，也是最有意义的，孕前检查观念由此深入广大群众内心。也因为这项工作，积极广泛地推动出生缺陷一级预防，我国的孕前检查率可以达到 70%—80%，甚至更高，这在发达国家都是难以达到的数字。"李笑天教授感慨道。

2014 年，产前团队又往前迈了一步，李笑天教授带领团队一起策划了科普读物《孕前检查手册》，并赠予各大医院备孕人群阅读、学习，一时间广受追捧。

开创孕前保健的中国方案

只完成孕前风险的研究还不够，风险效果的评估同样重要。

在导致出生缺陷的因素里，环境因素一直被认为是重要因素，但环境对出生缺陷的影响缺乏大规模的数据研究和明确的证据。2012年，基于200万的孕前数据，红房子产前团队开始对"孕前检查项目"进行分析和评估，由此开始了一场长达10年的研究。

中国生育年龄逐渐升高，高龄不仅对母亲本身是一种考验，由此带来的出生缺陷比例也升高。依据中国相关的数据，李笑天团队首次阐述了孕产妇年龄对出生人口素质的影响，提出我国妇女"最适合生育年龄"概念，推动大众对"晚婚晚育"观念的改变，为我国妇幼政策提供科学依据。

随着国人饮食结构的改变，血糖、体重等关键词进入孕前管理的视野。李笑天教授团队开展多项研究，首次报道了中国孕前夫妇生殖道感染、肥胖和糖尿病、吸烟、饮酒等领域的众多高危因素的流行病学特征，在 Diabetes Care、JAMA Pediatrics 上发表，提出孕前体重管理、孕前丈夫戒烟戒酒的策略。

巨浪总成于微澜之间，在积年累月的研究基础上，李笑天教授作为执行主编编写了《孕前免费孕期风险评估指导手册》，红房子产前团队牵头建立起适合我国国情的新的孕前"ABCDX"类风险因素分类体系，并针对性提出孕前干预策略，在临床上被广泛运用，真正为中国医生、中国妇女提供了"孕前保健的中国方案"。

从生命源头阻断缺陷

孕前不良环境暴露，除了可以对胚胎造成影响，也会导致胎儿成年后糖尿病、心血管疾病等慢性病的发生率增加。这些风险因素的具体发病机制是什么？源头又在哪里？

黄荷凤院士团队就是国际上最早开展发育源性疾病研究的团队之一，也是其中的佼佼者。

2020年，黄荷凤院士携团队加入红房子医院，团队创建了发育源性疾病的早期防控和遗传性出生缺陷的临床精准防控两大技术体系，牵头编制国际生殖遗传学会胚胎植入前遗传学检测（PGT）指南，帮助减少全球的疾病负担，成果荣获国家科技进步奖二等奖等多个奖项。

2022年，黄荷凤院士团队通过研究，揭示了孕前期的高糖环境可诱导卵母细胞中母源效应因子DNA双加氧酶TET3表达降低和功能减弱，改变胚胎DNA甲基化谱式，进而引发子代成年后胰岛素分泌相关基因等表达受限，最终导致葡萄糖耐受不良，其研究成果《孕前糖尿病诱发子代葡萄糖不耐受的表观遗传机制》登上世界顶尖期刊 *Nature*。

即便站在科研的高峰，黄荷凤院士从来都是心系民众健康、民族未来。

基于"配子源性成人疾病"学说，世界卫生组织联合多国发起健康生命轨迹计划（Healthy Life Trajectories Initiative，HeLTI计划）。在我国，该计划由黄荷凤院士领衔开展，以期通过探索和建立贯穿备孕前、孕期、婴幼儿、学龄前期等多个时期的连续性肥胖干预措施，降低儿童超重/肥胖风险，护航儿童的未来。

围绕多年来的成果，2022年11月黄院士主编的《发育源性疾病》新书正式发布。"上医治未病，我们希望这本书可以增加各个领域对发育源性疾病的认识，从生命早期发育阶段获得部分疾病发病原因的灵感，进一步为未来的预防和治疗打下坚实基础。"黄荷凤院士谈到发育源性疾病研究的初心时如是说。

多个"首例宝宝"在红房子诞生

除了可以"感知"的环境因素以外，众多出生缺陷疾病中，遗传更占据着重要地位。

根据《中国出生缺陷防治报告（2012）》公布的数据，中国出生缺陷发生率在5.6%左右，其中遗传性出生缺陷约占1/3。作为妇产科医生和生殖医学专家，黄荷凤院士主持创建了我国第一个系统化遗传病防控技术体系和规模化临床平台，致力于从源头上控制遗传性出生缺陷，目前鉴定新致病基因 19 个，创建新技术 13 项，成功于孕前阻断单基因病 602 种，健康新生儿出生符合率高达 100%，其中多项为国际首次开展。

2022 年 3 月，在黄荷凤院士团队的帮助下，小珈（化名）在红房子医院黄浦院区分娩了国际首例性腺基因嵌合行 PGT 助孕双胞胎婴儿。此前小珈有过 4 次不良孕产史，其中两次都因为宝宝多发性骨骼发育异常流产，第 4 次流产后基因检测显示，胎儿携带 *SF3B4*（NM_005850.4）基因 c.29delA（p. Asn10Ilefs*30）杂合变异，为致病性变异。

虽然这属于新发变异，夫妻双方也都没有检测到该变异，但小珈已经怀过 2 次表型类同的畸形患儿。这是怎么回事呢？为了破解这个难题，黄荷凤院士团队研发了靶序列捕获超高深度测序技术体系，将检测灵敏度至少放大 1000 倍，最终在男方精子中发现了与先证者一致的致病性变异，由此实现了小珈生育健康宝宝的心愿。

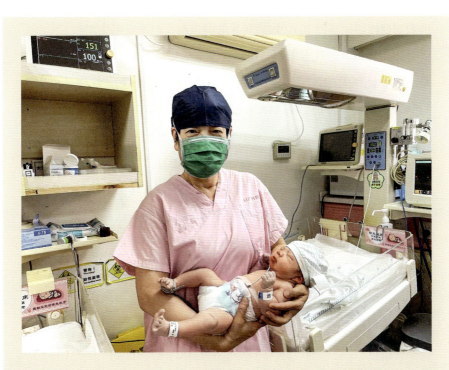

2022 年 8 月 2 日，基于家系的 PGT-P 男婴在红房子医院诞生

同年 8 月，黄荷凤院士团队又取得了另一项突破，团队通过胚胎植入前多基因病检测（PGT-P）技术帮助章女士夫妇诞下中国范围内首次实施 PGT-P 技术的宝宝。2 型糖尿病属于多基因遗传病，而胚胎植入前单基因遗传学检测（PGT-M）技术只适用于单基因遗传病的阻断。为了打破这一限制，黄荷凤院士团队构建了基于丈夫余先生家庭的 PRS⁺ 模型，以克服常规 PRS 模型在非欧洲队列中准确性有限的短板；在试管阶段，又采用基于全基因组扩增技术和基因型填充的策略，对胚胎进行全基因组检测和多基因风险评分（PRS），预测胚胎 2 型糖尿病遗传易感风险。

虽然不能像单基因遗传病 PGT 一样彻底阻断疾病遗传，但经过数月的攻关，团队最终为章女士夫妇优选出低风险胚胎，对于这个饱受糖尿病折磨的家族来说，这无疑是黑夜中的一道曙光。

诸如此类的案例还有很多，2022 年 6 月，首例 Au-Kline 谱系疾病 PGT 健康婴儿出生；2023 年 4 月，全球首例应用 PGT-M 技术筛选不携带表观遗传印记基因 IGF2 致病变异的健康胎儿也平安诞生。

因为地区、途径等限制，还有更多饱受出生缺陷困扰的家庭难寻出路。为了让顶尖的技术服务更多人，2021 年 4 月 9 日，"红房子出生缺陷联盟"成立，目前已有 115 家、覆盖 31 个省市的具有出生缺陷诊治相关专科的医疗机构、高等院校、科研院所加入了联盟。

基于此，借助于 5G 技术，红房子医院还打造了国内首个线上集问诊、检查、基因大数据分析、遗传解读等功能于一体的一站式出生缺陷防控平台，该平台受邀亮相国家"十三五"科技创新成就展。联盟和平台的落地，在线帮助了不少远在外地遭遇遗传性出生缺陷的家庭。黄荷凤院士在接受采访时表示："一站式出生缺陷防控平台可以将外地患者的平均就诊时间从 9 天缩短至仅 4 小时。由此为每个外地患者平均可节省非医疗花费约 8500 元。遗传疾病的发生，不仅毁掉了一个家庭的幸福，社会也不得不应对沉重的医疗负担，所以说出生缺陷一级预防工作，功在当代，利在千秋。"

疾病防治从 −1 岁开始

人生的起跑线其实从精子与卵子结合的那一刻就已经开始了。

我国政府高度重视出生缺陷的综合防控，除了一级预防，二级预防也是其中的重要环节。出生缺陷的二级预防是指在孕期进行产前筛查和产前诊断，做好孕期保健，通过产前遗传咨询、医学影像、生化免疫、细胞遗传和分子遗传等产前筛查和诊断技术，早发现、早诊断出生缺陷儿，及时干预，以减少严重致残出生缺陷儿的出生。

胎儿医学的萌芽时期可以追溯到 20 世纪 90 年代末，李笑天是我国最早一批胎儿医学发展的推动者。1996 年，从香港进修归来的李笑天受当时导师的影响，对胎心监护数据分析和如何构建红房子的胎心监护数据分析系统产生了浓厚的兴趣，2 年之后收获的两项胎心监护相关的国家自然科学基金肯定了他的努力，也为他打开了公共卫生研究、循证科研、胎儿医学的大门。

"患病的胎儿也是病人。"随着产前影像学技术、介入性产前诊断取样技术、分子遗传诊断技术和宫内监护及治疗技术的发展，胎儿医学作为产科学独立的分支以及母胎医学重要的研究内容在国际上应运而生。

胎儿医学时代，胎儿与母亲一样接受疾病的筛查、诊断甚至治疗。产前筛查及诊断的目标疾病不再仅仅是既往所关注的唐氏综合征、地中海贫血、无脑儿等严重、致死、致残的胎儿遗传病或结构异常，而是更多地关注出生后可救治的结构及发育异常，例如复杂性双胎/多胎、母儿血型不合、胎盘血液灌注不良、病毒感染等可能影响胎儿健康的各种疾病；筛查及诊断的目的也不再是发现严重的疾病进而终止妊娠，而是综合运用各种医学技术手段，为高危胎儿提供精准的产前诊断、预后评估，并在确保孕产妇安全的前提下，围绕患病胎儿及孕妇制定产前—产时—产后一体化的干预策略，包括患病胎儿的宫内监护、宫内治疗，分娩时机及分娩方式的制定，高危新生儿的照护、儿科各亚专科的序贯诊

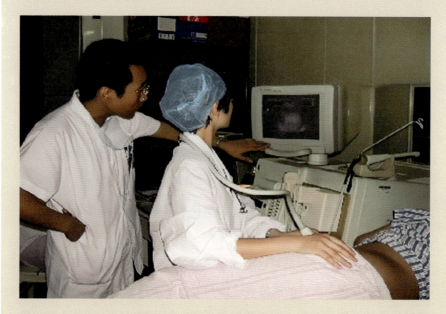

2005 年，上海市首例胎儿宫内输血

治、康复等，以降低患病胎儿的死亡率，提高出生后的远期生命质量。

2004 年，李笑天在上海筹备产前诊断学科建设，在医院领导的大力支持下，产前诊断与胎儿医学科在复旦大学附属妇产科医院宣布成立，开科的第一年，便开展了 100 多例胎儿诊断。2005 年，李笑天带领团队开展了上海首例胎儿宫内输血。

2010 年 2 月，卫生部开始进行国家临床重点专科的评审，将产科分为普通产科、母体医学、胎儿医学 3 个亚专科，这是第一次在官方文件中确认了产科的亚专科分类，对于中国产科的亚专科发展，特别是胎儿医学的发展具有里程碑意义。

同年，李笑天带领团队到世界胎儿医学最负盛名的美国费城儿童医院学习，并将其架构模式和管理经验带回国内。正是李笑天这一系列开拓和创新的举措，让我国刚刚起步的胎儿医学得到迅速发展，亦使他成为这个学科在我国发展的推动者和实践者。

宫内手术突破技术极限

红房子医院自 2006 年开展胎儿医学多学科联合诊治平台（MDT），为国内 MDT 诊治模式的先驱。依托 MDT 诊治模式，2007 年实施了国内首例成功的子宫外产时处理（EXIT）技术，自此拉开了红房子医院胎儿医学学科发展的新篇章，胎儿射频消融减胎术、胎儿胸腔穿刺术、胎儿镜下激光手术等被一一实现。

2018 年起是胎儿医学快速发展的时期。随着国家对胎儿医学亚专科发展的重视，全国 8 家胎儿医学中心参加的"重大胎儿疾病宫内诊断和治疗新技术研发"项目作为第一个胎儿医学领域的国家级项目得到了国家科技部的立项支持，红房子医院也是其中一员。

2019 年 5 月，在以上项目的基础上，我国成立了国内首个"中国胎儿宫内治疗协作网络"，预示着中国胎儿医学亚专科多中心临床研究的开启。在国内外同行的共同努力下，我国的胎儿医学专科发展取得了巨大进步，红房子的胎儿医学也在此时代背景下蓬勃发展。

2024年1月的一条新闻引发了社会各界的广泛关注，"6个月大的胎儿，在子宫里就要动手术"让大家议论纷纷。一位25岁的孕妈妈在怀孕24周的一次B超检查中被发现胎儿的左侧胸腔有大量积液，且已经影响到肺部发育。胎儿当时只有6个月大，再发展下去可能出现严重发育异常，后期压迫心脏甚至会发生心衰。夫

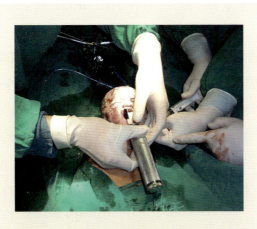

2007 年，实施国内首例成功的子宫外产时处理（EXIT）技术

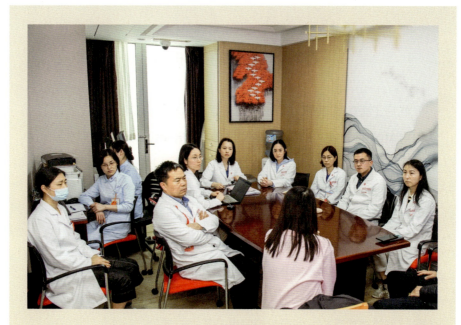

2024 年，胎儿医学 MDT 会诊

妻俩不想放弃这个来之不易的孩子，辗转来到了红房子医院，时任产前诊断与胎儿医学科副主任（主持工作）熊钰，为她申请了胎儿医学多学科会诊。

产科、新生儿科、儿外科、超声科、影像科专家讨论评估认为，宝宝的肺部确实受到了压迫，好在心脏发育尚且正常，要想继续妊娠，可以先羊水穿刺排除其他遗传综合征，再进行宫内手术治疗。手术必须在胎儿"微小身体"里"极限"操作，还需要胎儿保持特定姿势配合医生，稍有偏差就有感染、早产、胎膜早破等风险，难度特别大。

为了孩子的一线生机，家属决定信任医院、信任医生，孕 25 周时，产前诊断与胎儿医学科副主任沈婕主刀，为胎儿精准实施胸腔穿刺，而后置入并保留一根引流管，帮助胎儿将积在胸腔里的液体排至羊膜腔内，为心肺持续"减压"。

孕 39+4 周时，产妇自然分娩，经过新生儿科及时地引流治疗，这个不幸又万幸的宝宝得以健康出院，让人不禁感慨——医学的神奇，生命的奇迹。

这样的奇迹在红房子并不罕见，医院每年有超过 500 例复杂和疑难胎儿疾病的 MDT 会诊，外院转诊患者超过 50%。常态化开展一系列的胎儿宫内治疗，年均手术量超过 50 例，包括胎儿镜下激光凝固血管吻合技术、选择性减胎术（射频消融术和氯化钾减胎术）、羊膜腔穿刺羊水减量术、胸腔羊膜腔分流术。

通过 18 年的创新和完善，红房子医院联合国家医学中心复旦大学附属儿科医院，建立起了国内一流的 MDT 团队（产科、遗传科、超声科、放射科、小儿内科和小儿外科）、完善的临床—科研—随访一体化平台，2020 年获批国家重大疾病多学科合作诊疗能力建设项目，2022 年、2023 年入选复旦大学上海医学院研究型医院多学科诊疗 MDT 示范项目。构建了国内首个胎儿颈部肿块、胎儿心脏横纹肌瘤、胎儿快速性心律失常的多学科联合诊治模式，规范产时胎儿手术的围手术期管理。不仅是国内较早提出规范化诊治和管理双胎妊娠的医院，更于 2023 年在国际上首次提出晚期早产双胎产前使用糖皮质激素不能降低新生儿发病率，这是目前该领域循证医学证据级别最高的研究成果，将改写指南并指导临床实践。

无创产前检测更加精准

现今，应用最广、人们最熟知的产前筛查诊断技术是羊水穿刺和无创 DNA 产前检测（NIPT）。有一部分孕妇因为种种特殊的原因，需要选择无创 DNA 产前检测。无创 DNA 产前检测只需要抽一管孕妇的静脉血，从中提取胎儿游离的 DNA，用于胎儿染色体异常的检测。

无创 DNA 产前检测从最初的版本，仅对 21 三体、18 三体、13 三体综合征这三种常见的染色体病检出率高达 99%，到现在发展出 NIPT-plus 版，可检出 100 种染色体疾病。但是，现有的技术主要还是筛查染色体的异常，对于单基因病却束手无策，而在所有出生缺陷中，由单基因病引起的占比为 7.5%—12%，如何把单基因病纳入无创产前筛查范围一直是专业人士研究的技术难点和进一步的发展方向。

心怀仁心者，从来都是迎难而上，2024 年初，黄荷凤院士团队牵头"十四五"国家重点研发计划——"多种类型遗传疾病的无创产前同步式筛查新技术与临床研究"。

2024 年 1 月 22 日，复旦大学生殖与发育研究院黄荷凤院士、张静澜研究员、徐晨明研究员联合浙江大学张丹教授、国家卫健委出生缺陷研究与预防重点实验室 / 湖南省儿童医院王华教授共同在医学顶刊——*Natura Medicine* 上发表了题为《基于游离 DNA 的前瞻性多种类遗传病产前筛查》的研究成果（影响因子 82.9），明确通过创新性的综合性无创产前筛查技术（cfDNA 综合筛查），可以检测孕妇血浆中的游离 DNA，从而全面筛查胎儿不同类型的遗传变异，实现更加精准的产前和围产期管理，填补了产前筛查技术中单基因病筛查的空白，将胎儿遗传变异的检出率提升了 60.7%。

在具体的临床应用上，该研究提出了一个临床优先级体系"SEPH"，优先纳入表型严重（severe outcome）、早期发病（early onset）、发病率较高（prevalent incidence）且检测方法学性能高（high performance）的疾病，以此为原则扩展到普通孕妇群体的产前筛查中，有望一次采集孕妇外周血就可完成对所有常见变异的同步检测，我们相信在不久的未来这项技术一定会广泛应用于临床，真正实现孕妇的全面无创产前筛查。

为特殊孕妇保驾护航

时代的长河奔流向前，胎儿医学的发展也在顺应着时代的革新。如今，一对夫妻允许生育第三胎。在这样的背景下，不少家庭希望家里再添一个健康可爱的小生命，其中不少是高龄产妇。伴随着城镇化的推进，现在很多孕妇营养过剩，活动强度小，妊娠糖尿病、妊娠高血压也随之增加。这是我国孕产妇所存在的特殊性，也是产前诊断与胎儿医学所面临的新课题。

红房子医院产科主任熊钰跟随导师李笑天教授进行妊娠期高血压子痫前期的相关研究，建立了精准的子痫前期筛查与预防策略，开创基于多组学新型分子标志物的子痫前期筛查体系。制定并推广适合中国人群的子痫前期预防策略，开创基于新型生物标记物的早期识别和早期诊断策略。推广子痫前期的诊治策略与远期随访体系，将诊治策略和远期随访分开，这一切都让妊娠期高血压的孕妇相信红房子，选择红房子。

胎儿生长受限是产科复杂的并发症，病因复杂，治疗困难。

2021 年 8 月，时任复旦大学附属妇产科医院产前诊断与胎儿医学科副主任肖喜荣，跨越 4000 余公里，从上海到达祖国西部边疆重镇喀什，出任喀什二院产科主任一职。

喀什地区妇幼保健水平相对落后，危重孕产妇及医源性早产相应增加。在刚到喀什的半年时间里，肖喜荣就参与救治的疑难危重病人 246 例，其中复杂病例 160 例，危重病例 86 例。

在援疆的经历中，让他记忆深刻的是一位妊娠 26 周胸廓严重畸形的孕妇，多学科诊治最终 27 周分娩，新生儿体重只有 800 克，身体如手掌一般大小。经过 70 多天的日夜守护，这个宝宝一次次化险为夷，顺利出院，实现当地救治孕周最小的新生儿，并带动了当地超早产新生儿的救治信心和能力。

根据国际上最新的临床试验进展，反复论证，肖喜荣决定选择一部分病例进行积极尝试，找到治疗胎儿生长受限的方法。在一例 25 周脐动脉舒张末期血流缺失的病例中，肖喜荣帮助孕妇显著改善了各项指标，这位妈妈妊娠 32 周分娩一个 1200 多克的健康新生儿。

经过多年多批次援疆医疗力量的努力和帮助，喀什二院已成为喀什地区的危重孕产妇救治中心和地区产科质控中心。红房子医院的最新技术，为边疆母婴安全作出了贡献。

基础研究不断揭示新成果

除了临床上取得的众多成就，在红房子医院出生缺陷基础研究领域，也是百花齐放。

我国每年新生神经管畸形婴儿达 10 万之多，占全球此类畸形患儿的 1/4。但常规的遗传学策略不能有效解析其遗传病因。复旦大学生殖发育研究院副院长王红艳教授带领团队创新运用稀有突变策略，从表型严重的神经管畸形流产胎儿入手，2010 年首次证实决定神经管发育的关键通路 PCP 上的核心基因 Vangl2 突变的致病性，被誉为"人 NTD 遗传学研究的重要进步"。2018 年，她带领团队发现，个体基因组上携带"单例功能丧失性变异"的个数能表征神经管畸形的患病阈值，为提出半个世纪的"疾病阈值假说"首次提供实验证据。

2012—2017 年，王红艳教授团队相继发表多篇研究，报道多个与补服叶酸预防出生缺陷疗效相关的基因突变，为精准补服叶酸提供指导。成果被 10 万孕妇队列随访研究证实，协同检测王红艳教授发现的多个基因突变可有效指导叶酸补服剂量，显著提升出生缺陷预防效果。2018 年，团队又报道，甲酸盐可能作为补服叶酸无效人群潜在的替代防治策略。

2022 年，王红艳教授团队聚焦非编码区的遗传贡献，首次报道主效 miRNA 通过全面阻止心脏发育必需 miRNAs 的成熟可导致先天性心脏病的发生，并基于动物模型发现依诺沙星可挽救约 60% 的心脏畸形。

复旦大学人类精子库原主任张锋教授团队则一直从事人类遗传变异导致不孕不育、出生缺陷等疾病的基础和转化研究。在出生缺陷研究领域，张锋教授团队探索出生缺陷中的基因组拷贝数变异，揭示罕见变异联合常见变异共同致病的复合遗传新机理；阐明双基因遗传模式及其变异叠加效应是导致人类复杂性状的重要机制。在国际上首创人类精子库供精的基因匹配技术，避免精子库供精志愿者与接受辅助生殖供精的女方在基因上的不兼容性，从而降低遗传性疾病的风险。相关技术已经获批国家发明专利，并在我国多家人类精子库推广应用。

　　没有新生命就没有人类文明，健康的后代不仅是家庭的幸福之源，也是国家发展、文明进步的首要条件。红房子人为出生缺陷防治所作出的贡献，也许只是医学难题拼图上的几块，但正是一次次艰难的突破，推动着医学的进步，创造着更美好的明天。

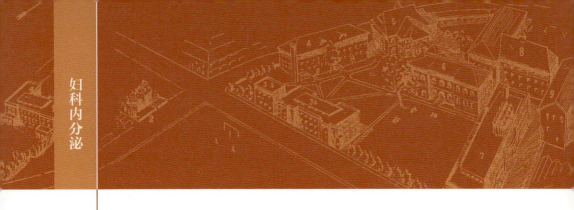

跨越百年，
生命之树的坚韧生长

边欣月

在复旦大学附属妇产科医院，妇科内分泌不是一个简单的专有名词，而是一个传奇。

71 年前，沪上医疗圈陆续组建抗美援朝国际医疗队，投身消灭血吸虫病、疟疾、麻疹、流脑等虫媒传染病及急性呼吸道疾病的工作中，而在当时没有引起人们太大关注的是，郑怀美、李诵弦二位学界泰斗于上海第一医学院妇产科医院（今复旦大学附属妇产科医院）创建了妇科内分泌门诊，率先在国内开展生殖激素测定，一部国内崭新学科的发展史诗已经悄然唱响。

一子落，满盘活。从此，红房子的妇科内分泌学科历经漫长的三代发展演变，如种子般落地生根，萌芽生长，枝繁叶茂，开花结果。在风起云涌的时代变化中，始终将心怀"国之大者"，作为每一个红房子人的精神底色。

开拓与奠基：解码"妇产科的灵魂和基础"

内分泌学源远流长，但无论是殷商甲骨文中关于动物阉割去势的记录，还是古希腊、古印度史料中大量关于阉禽、甜尿等内分泌疾病记录，均未能将内分泌腺体与其对应疾病联系起来，从而形成体系。

直到19世纪中叶，内分泌的概念伴随形态学和生理学研究进展而出现。1848年，著名法国生理学家、实验医学的奠基人之一克劳德·伯纳德在实验中发现动物和人的肝脏具有生成糖原的功能，却看不见有任何导管样器官。1851年，他在《人和动物肝脏的新功能》中谈到了这个问题，认为这是因为人体内存在一种看不见的腺体，正是这种腺体所产生的"内分泌"在发生着作用。"内分泌"这一术语被首次应用在生理学文献上。

随后，内分泌学逐渐与其他学科相互交叉、渗透、融合，产生了一系列新兴学科，妇科内分泌就是其中之一。

新中国成立伊始，物资匮乏，广大劳动妇女的健康得不到保障，功能性子宫出血、闭经、痛经等疾病普遍存在。此时，国内妇科内分泌学刚起步，而红房子时任院长王淑贞就已经开始注重培养医生学习和掌握妇科内分泌学知识技能，她根据不同医生的兴趣爱好，引导其在亚专科上不断发展，于是便有了专注生殖内分泌的郑怀美、李诵弦、袁耀萼和陆湘云。

在党和国家的充分重视与大力支持下，女性内分泌调节机制成为医院多年研究重点。1953年，月经失调专科门诊正式成立，从此，在长时间的临床探索实践中，红房子对功能性子宫出血和闭经，摸索了一套关于下丘脑—垂体—性腺轴的促性腺激素和甾体激素的测定，在诊断和治疗上积累了一定经验，解决了各地转诊的疑难病案，并在反映激素功能的阴道细胞学观察中，也积累了一定资料。

据记载，红房子相关研究人员曾对上海南市区工厂的1000余名女青年进行月经情况调查，在以往调查的基础上，进一步对不同岗位女青年及更年期妇女月经情况进行广泛研究，以了解女性发育过程中的内分泌变化、月经失调原因和机理、月经失调和绝经期妇女内分泌状态与子宫体腺癌发生的关系。另外，在病理诊断上，病理科对内分泌失调的内膜功能变化和子宫内膜增生病变和癌变的形态学均有独特见解。

1953年，李诵弦和郑怀美携手创建了妇科内分泌门诊，1954年，内分泌实验室及病理室成立，引进国外先进检测技术，在国内率先开展阴道脱落细胞内分泌检测工作，为红房子生殖内分泌临床科研发展奠定了基础。1979年，在内分泌实验室的基础上，上海第一医学院妇产科研究所正式成立，王淑贞任所长，袁耀萼、李超荆、陆湘云任副所长，陆湘云重点负责内分泌实验室。

在李诵弦近40年的职业生涯中，她专职生殖内分泌的临床研究工作，在生殖道脱落细胞的生理病理变化研究中，亲自取材、读片，由浅入深分析，从临床经验中总结出一系列药物治疗功血的方法一直沿用至今。她的课题"卵巢功能测定"重点叙述了适合临床使用的三种卵巢功能的检测方法——阴道涂片、宫颈黏液和基础体温。课题"肾上腺与性腺的关系"综述了肾上腺皮质和髓质的胚胎发育到激素的合成及其功能和临床应用。

研究专著方面，李诵弦与于传鑫合作主编的《实用妇科内分泌学》自1997年6月出版以来，先后印刷4次，总印数达1.2万余册，受到同行广泛认可。郑怀美曾任《生殖医学》《实用妇产科杂志》《生殖避孕》《上海医学》等多种杂志的编委或副主编，参与王淑贞主编的《妇产科理论与实践》《实用妇产科学》等书和卫生部医学教育高等学校妇产科教材《妇产科学》（第3版）等的编写。

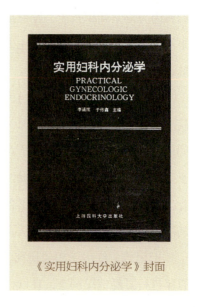

《实用妇科内分泌学》封面

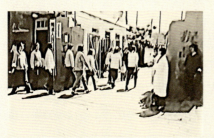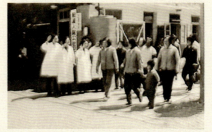

计划生育长效口服避孕药卫生队下乡为
周浦服药者进行体格检查

医护人员检查完毕，欢送社员回家

1982年9月，计划生育被定为基本国策，同年12月写入宪法。国家下达计划生育"六五"攻关课题"女用长效避孕药远期安全性研究"，确定红房子为该课题副组长单位。与此同时，红房子在改革开放的浪潮中，以只争朝夕的精神更进一步，成功申报涵盖内分泌室在内的研究所，与世界卫生组织协作开展第一期甲孕酮避孕药临床试验，每年接待来自世界各地的外宾，并举行国际学术报告会，推动红房子走向世界。

郑怀美和陆湘云积极参与国家"六五""七五"规划中的计划生育科研课题，开展激素避孕临床研究、口服避孕药临床应用及宫内节育器的临床效果观察，成果显著，并在全国推广使用。

70年代末，研究所承接了国家重点课题"女用长效口服避孕药远期安全性研究"，这一艰巨的工程由全国27个省市的研究单位通力合作，由陆湘云负责课题具体工作，并最终写成论文，经不断完善和改进，获国家计生委"六五"攻关二等奖、国家计生委科技展览铜杯奖。

女用长效口服避孕药的研究取得初步成果，但陆湘云并未止步。她注意到，"无论我们怎么想方设法开动脑筋，改变雌二醇与孕激素配伍方法与剂量，都无法最大限度地减少雌激素的副作用"。这令她感到揪心。一天，她突发奇想："能否让活性较小的雌二醇代谢产物——雌三醇取而代之呢？"

带着这一想法，陆湘云找到华联制药厂工程师商讨，最终，新一代雌激素——E3 醚（后命名为维尼安）成功问世。这种药最初在红房子进行小规模试用，竟意外发现该药对治疗更年期综合征有很好的疗效。于是 1983 年至 1984 年，该药得以在全市 12 家医院进行临床扩大试用，共治疗 339 例更年期综合征病人。最终，陆湘云汇总了各家医院的资料，证实了维尼安能明显缓解更年期症状，比如潮热、出汗、情绪急躁，具有副作用小、降低血脂、提高骨密度、服用方便等多种优点，还可以用来治疗妇女闭经和月经失调等疾病。该药一经推广，深受广大患者欢迎，且出口至东南亚等国家，于 2004 年被评为上海市名牌产品 100 强之一。

　　陆湘云的关门弟子张俊慧回忆，导师是个纯粹的医生、学者，也是个完美主义的人，痴迷于内分泌，且眼光长远，对自己、对学生都非常严格，任何事情都想尽力做到最好。

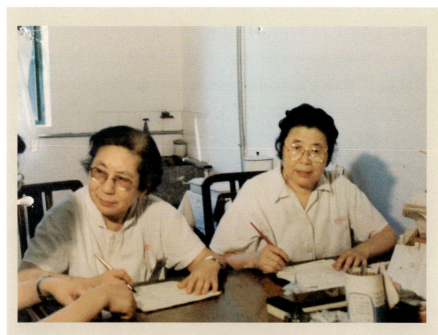

陆湘云（左）及袁耀萼在看门诊

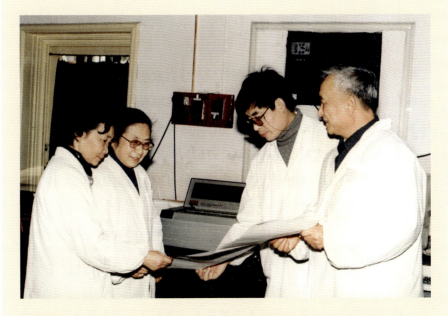

陆湘云（左二）与同事展开讨论

　　"她要求学生做科研，须提供原始资料，不能只给结果，须将所有过程一一展现，同时让学生参与自己承担的多个课题"，导师的细心与严格让张俊慧收获颇丰。

　　她时常问学生，周末读了什么书，学生有一次没读，她便说："前一天在图书馆，看到了新进展，年轻学生想必比我更清楚。"

　　不消多说，学生早无地自容。

　　陆湘云既带科研，又带临床，每次门诊都会带上张俊慧，令她印象深刻的是，一次夜班前，导师严词拒绝了她以睡眠不足为理由的请假，"不管你睡没睡，都要来看门诊"。门诊结束后，才缓缓叮嘱，对临床经验不足的人而言，在一旁抄方是绝佳的成长方式。

　　同样在70年代，邴圣民教授从实验室构建、仪器设备布置、测定项目入手，带领团队先后探索并建立了一套适合中国生殖内分泌激素测定的质量控制体系，并先后完成了绝经期妇女激素水平正常值、老年男子激素正常值和绝经后妇女恶性肿瘤激素水平关系、妊娠免疫实验、孕二醇气相色谱测定等多项工作。

他不甘心试剂依赖进口，不断改进甾体激素的测定方法，帮助医生诊断和监测内分泌疾病；他建立放射免疫测定激素的质量控制标准，对中期妊娠时男女胎儿羊水睾酮和促卵泡生成激素的含量进行了比较，为探索孕期女性性激素的变化和规律、开展人群优生促进工作提供了有力依据；他成功开展甾体激素放射免疫测定质量控制血清试剂，提纯了人绒毛膜促性腺激素，填补了国内空白……

上述创举促进了国内生殖内分泌激素测定工作的大步发展，更得到世界同行的认可，在郏圣民的带领下，红房子内分泌实验室被世界卫生组织指定为生殖内分泌试剂评估点。

80年代后期，在郑怀美等人的推动下，"曼月乐"节育环成功诞生，不仅解决了避孕问题，更为一部分长期饱受功血、腺肌症困扰的病人减

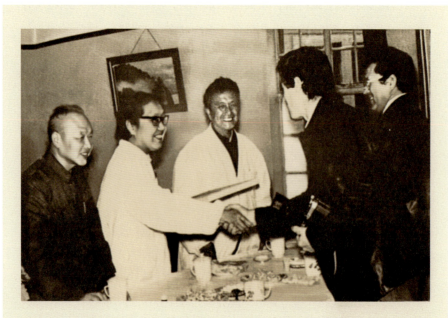

王光正（左二）、郏圣民（左三）接待外国专家

轻了痛苦。

持续不断的研发工作推动了妇科内分泌的蓬勃发展，与此同时，为临床提供强大支持的激素测定也奠定着红房子妇科内分泌的"江湖地位"。

20世纪80年代和90年代，内分泌实验室多时十来人，气氛愉快，相处轻松。随后，内分泌实验室根据具体业务，兵分三路，一部分继续保留在上海第一医学院妇产科研究所，一部分合并到检验科，另一部分搬往上海集爱遗传与不育诊疗中心。

借助中科院细胞所及生化所的力量，研究所尝试组装了国产生殖激素检测试剂盒。"遗憾的是，当时好的试剂盒已经在国外满天飞了，且有全方位占领中国市场之势。这让我们明白和发达国家的差距还很大，要只争朝夕。"郑圣民的学生乔丰云说。

作为国内妇科内分泌领域的一代先驱，他们在潜心科研、辅助临床

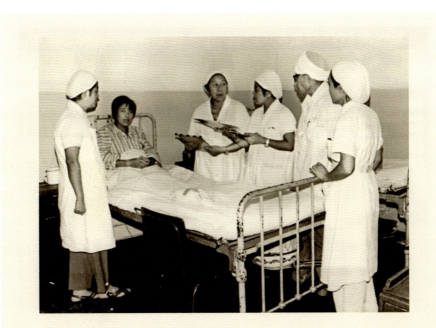

郑怀美带领医生查房

的同时，还不遗余力地作育人才。

中国试管婴儿之父、中山大学附属第一医院生殖医学中心创始人庄广伦曾表示："我这一辈子，最佩服的就是郑怀美、陆湘云二人。"他一开始对内分泌并无甚兴趣，由于被郑怀美举办的学习班所吸引，年年参与，就此打开了生殖内分泌的大门。据记载，李诵弦与郑怀美曾开设专业进修班和英语辅导班。二人一起创办了全国第一期女性生殖内分泌学习班；李诵弦参与了第一

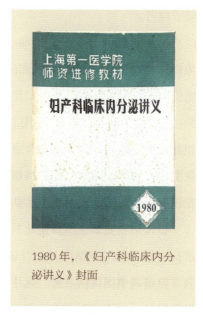

1980年，《妇产科临床内分泌讲义》封面

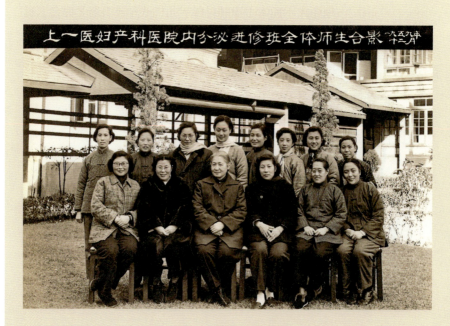

1959年12月，上海第一医学院附属妇产科医院内分泌进修班全体师生合影

至第五期全国妇产科内分泌进修班，并赴苏州、无锡等地开办内分泌专题讲座，为全国培养了一大批专业人才。

从新中国成立初期到八九十年代，红房子以王淑贞、郑怀美、李诵弦、袁耀萼、陆湘云、邝圣民等前辈为代表的一大批优秀的妇科内分泌医生，紧密围绕患者及国家需求，以"全心全意为人民服务"为己任，打造了"门诊—病房—临床检测—科研实验室"内分泌诊疗系统，为红房子生殖内分泌科室的发展奠定良好基础。

成长与发展：厚积分秒之功，始得一鸣惊人

20世纪末至21世纪初，我国城市化进程快速推进，社会人口流动加快，生产力发展水平提升，疾病谱也随之改变，越来越多的性早熟、性分化异常、高雄激素血症、多囊卵巢综合征、更年期综合征患者来院就诊。

1996年至2019年，红房子妇科内分泌医、教、研齐头并进，于传鑫、林金芳、周剑萍、张绍芬等老专家们百花齐放，各表一枝。"渴望追赶超越"的强烈意志，让身处这个时代的红房子人紧密围绕社会需求，勃发出巨大才华与智慧。

1997年，上海市女性生殖内分泌疾病诊疗中心经上海市卫生局批准，最终花落红房子。作为上海市临床医学诊疗中心之一，中心有完善的门诊—病房—内分泌检测实验室的诊疗系统，诊疗范围包括女性全生命周期各阶段的生殖内分泌失调引起的各类问题或疾病，包括妇科内分泌经典疾病、各种原因不育症、围绝经综合征、性分化及发育异常等。红房子助孕技术不断提升，1999年，361位女性成功受孕，成功率稳定在35%以上，达到国际先进水平。2011年12月，上海市女性生殖内分泌相关疾病重点实验室在红房子正式成立。

这一阶段的妇科内分泌在经历漫长的萌芽生长后，终于破土而出，热烈盛放。于传鑫、林金芳、张绍芬等无数老专家在各自领域苦心钻研，

实践突破。

20世纪60年代，于传鑫开始从事胚胎发育和遗传学方面的研究；70年代，他参加计划生育的长效口服避孕药科研工作和服用长效口服避孕药后对母体及子代遗传学效应的科研，包括服长效避孕药后，母体及其子代染色体畸变率变化的观察测定、结合临床观察测定闭经病例染色体变化；80年代早期，他在美国哥伦比亚大学进修生殖内分泌，全面掌握了神经内分泌学、遗传学和胎儿发育学等方面的知识，把它们融会贯通后用于妇科内分泌研究，并取得突出成绩。

于传鑫从事妇科内分泌临床和科研工作40余年，为红房子细胞遗传学和妇科内分泌研究贡献了全部精力，对性异常、性早熟、闭经、月经紊乱的诊断和处理有丰富的临床经验，对多毛、肥胖、消瘦或溢乳伴发月经失调有深入研究，对调节青春期月经失调、诱发排卵、调节内分泌功能治疗不孕症和药物治疗子宫内膜异位症均有独到的用药见解。

产儿部母体病理产科主任医师、医务科副科长李儒芝在从事产科之前，曾跟随于传鑫系统学习妇科内分泌。在他看来，导师知识渊博，思路清晰，白天将精力全部花在病人身上，晚上挑灯研读医学文献，直到凌晨两三点钟才睡觉，大大小小100多本学习笔记、讲课笔记、病例笔记、工作笔记放满书架。

在临床上，于传鑫尤其擅长早期性分化异常等疾病诊治。有一种疾病名为"完全性雄激素不敏感综合征"，患者靶组织对雄激素缺乏反应或反应不全，结果导致患者男性特征的完全或部分丧失。性腺为睾丸，核型为46，XY，但患者呈现女性外观。这是一种性连锁遗传病，由雄激素受体质和量的改变造成，是引起男性假两性畸形的病因之一。当时受限于技术难关，此症尚属疑难杂症，而于传鑫则凭借扎实的知识储备及丰富的临床经验，通过逻辑推理的方式，为来自全国各地的患者解决了隐匿难题。

1997年，于传鑫和李诵弦主编《实用妇科内分泌学》，时至今日，该书仍是妇科内分泌的经典之作。

据李儒芝回忆，彼时他每周都会跟随导师于传鑫往返于李诵弦、郑怀美、陆湘云、杜心谷、袁耀萼等老教授家中，从整理手写稿开始，逐字校对语法、用词，乃至于参与内容修改。

那段日子，李儒芝白天在临床工作，晚上抽空校对，伴随着"任务是否完成""语句是否通顺""有无错别字""这类疾病背后的原理究竟是什么"等耳提面命，他逐渐成长为能够独当一面的优秀产科医生。

除了于传鑫，林金芳及张绍芬等专家在临床上同样有所成就。

林金芳自 1994 年赴美留学归来担任内分泌不育病房主任伊始，便带领团队探索腹腔镜技术在不育症上的应用。"一个好医生，一定要从病人角度考虑，选择最佳治疗方案，我们不能固化自己的思维，善于突破，抓住灵感。"1997 年，林金芳和内分泌团队观察和总结了热凝色试验在腹腔镜下诊断子宫内膜异位灶的准确度和特异度，提出热凝色试验是简单、准确诊断内膜异位灶的良好方法，此项技术也用于一批批子宫内膜异位症患者的治疗。

她将经验所得化为《实用妇科内镜学》与《妇科内镜图谱》两本参考书籍。前者翔实的文字，描述内镜的具体操作，后者则以她本人在临床不孕症手术中，摄下的高清像素图片为主，描述了各种疾病在腔镜下的真实表现，至今畅销。

在腹腔镜技术探索之外，林金芳对一位患者至今印象深刻。"她当时 31 岁，确诊子宫内膜不典型增生，已经是癌前病变了。"按照常规处理方法，无生育需求患者建议需切除子宫，有生育要求的患者也可以保守治疗，但好转概率只有 50%。

正是这样一位选择了保守治

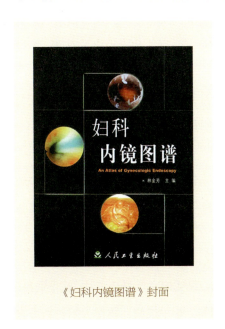

《妇科内镜图谱》封面

疗的患者，在没有好转的情况下，来到红房子求医，经全院会诊，最终转到妇科内分泌接受治疗。林金芳带领团队，反复研究患病机理及转化，最终通过调整用药等多种方法，仅用 3—4 个月，便帮助患者重拾健康，且相关临床成果顺利发表。

围绕子宫内膜不典型增生及多囊卵巢综合征患者保育，以林金芳、张绍芬等人为代表的妇科内分泌人，将经验与成果代代传承，并向更深处不断钻研。

自 1996 年起，林金芳从于传鑫手中接过"全国女性生殖内分泌诊治进展学习班"，该班每年 1 期，至今已成功举办 47 期，为全国培养了一批又一批妇产科内分泌专业人才。围绕多囊卵巢综合征这一国内外研究热点及焦点，她带领团队从致病因素、发病机制、治疗方案及策略等多方面入手，开启了长达 10 年的研究。2009 年，她首创"全国多囊卵巢综合征诊疗进展学习班"，每年 1 期，已成功举办 16 期，将多年研究成果倾囊相授，为天南海北的学员打开科研及临床新思路。

"为什么多囊学习班如此受欢迎？因为我们有独特的见解和新发现"林金芳表示，比如困扰学界多年的问题，多囊的病人中，为何肥胖人群更好治？非肥胖患者更难治？根源在哪里？团队发现，体型偏瘦的患者骨骼肌含量太低，需进行治疗型生活方式干预，对这些病人而言，不仅仅需要减脂，更主要的是增肌。

如今，林金芳正围绕三孩政策，着力攻克卵巢功能衰退、高龄反复流产等疑难问题，此外，她编写的《妇科生殖内分泌疾病诊断与治疗》一书也将于年底出版。

张绍芬在子宫内膜异位症、绝经综合征等方面卓有贡献，在妇科肿瘤、生殖道畸形、月经失调、不孕不育等妇科疑难杂症处理方面也颇有建树。

在各类资料都较为匮乏的 80 年代，还是总住院医师的张绍芬整理了两推车的病史，没有先进的信息系统，仅凭论文资料小卡片，整理资料、查阅文献，完成了繁重的临床病例分析。90 年代初，她作为妇科病房大组长，在朱人烈教授指导下，组织病室医师出色完成了我国卫生部首批继续教育录像片中"子宫内膜异位症"部分的编导与现场录制，该片获评卫生部 A 级教学录像片。

2005 年，由张绍芬担任主编、陆湘云担任副主编的《绝经——内分泌与临床》正式出版，全书 96 万字，是我国第一部关于绝经的专著。在随后的研究领域，她带领学科团队与研究生团队相继申请到多个国家自然科学基金项目、国家"十五""十一五"科技攻关项目、卫生部科研项目、上海市科委课题项目等，并在许多妇科内异症新药及骨质疏松新药的临床研究领域作出突出贡献。

专家们的故事固然精彩，但医院的蓬勃发展同样离不开在岗位上默默付出的门诊组长们。

在产科专家、产儿部原主任程海东看来，妇科内分泌并非孤立存在，而应当以整体的眼光看待它，因为妇科内分泌不但有可能与全身内分泌密切相关，而且还可能关乎遗传。这对医生提出了更高的要求，只有具备足够的临床经验，方能以最快速度识别出病人的问题所在。对年轻医生而言，获得这样的经验，则有赖于负责任的门诊组长们。

"突破单一领域的局限，一针见血地揪出症结所在，就是水平了，而这样的水平需要自身日积月累，更需要扎实有效的临床带教，方能在日后的某一天，举一反三，触类旁通。"程海东表示，自己还是一名小医生的时候，最喜欢参加红房子门诊医生组长自发组织的业务讲座。

"两个礼拜一次，我们都很高兴，因为讲座是帮大家解决临床问题的。"她解释，因为一开始做小医生的时候，会有高年资医生坐在身边亲自带教，三四个月之后，开始独立接诊病人了，刚刚脱离课本就来做医生，必定会遇到困难，这个时候老医生又不在，也不能总在病人面前查资料。业务讲座的重要性就在这时凸显出来了。

门诊医生组长每周会查阅电脑中录入的病史，发现有些人的处理不那么妥当，会特别指出，如果认为这个问题较为普遍，那么就会举办一场讲座，大家共同讨论。讲座中出现的常见病、多发病、罕见病、少见病以及疑难杂症，都不是凭空想象出来的，而是每一位医生在临床诊断中实际碰到的。"小医生们纷纷认为，今天听了这个讲座，把问题搞清楚，下次再看到此类病症，就不必怕了。"程海东回忆道。

在程海东心目中，门诊组长在她的个人成长中起到了非常重要的作用，胡象莲、肖铸媛两位门诊医生尤其令她印象深刻。

"提醒你一下，不好这个样子，要闯祸的哦。"前者苦口婆心，每天拿着病史兢兢业业地管着小医生们，"但是被她管是很幸福的，她像个老婆婆一样，带着全部的善意，为医院守住门诊大门。"

后者头颈上挂一副老花镜，手里攥着一沓病史，每天总归要查 10—20 份，医生们礼拜六早上 6 点上班，她会在礼拜五下午组织大家一起学上半小时。

程海东用"哨兵"形容门诊组长，在她看来，"哨兵"知道守住医院不能只靠自己，于是千叮万嘱，手把手教会了"小哨兵"，不让阵地失守。对"小哨兵"而言，也许三个月或半年后就可以离开门诊，轮转病房，但对"哨兵"而言，就得一直教下去，不漏掉任何一个重要病人。

"我时常觉得，在红房子做下级医生，成长周期要比其他医院短，这是因为有人在不计回报地教导我们，每天都吸收新东西，在这里，能够确凿感受到每一寸筋骨的生长。"程海东说。

天地风霜尽，新程壮阔多。正是因为老专家们、门诊组长及每一位普通医生尽职尽责，团结友爱，红房子方能一路追光逐月，繁花似锦。

突破与创新：把握大变局中蕴藏的无限机遇

21 世纪初以来，互联网风起云涌，我国计划生育政策不断调整优化，三孩生育支持政策陆续落地，人口高质量发展新蓝图徐徐绘就。聚焦服务质量提升、专科能力提升和群众满意度提升，增强妇幼健康保障能力，提高母婴安全服务水平，全面提高优生优育服务水平，成为卫生健康事业发展的要求和目标。

从女性个体角度出发，伴随健康水平、受教育水平、妇女经济社会地位的不断提高，女性在多重社会角色的转换中游刃有余，其健康意识渐渐觉醒，越来越多的女性不仅关注外在养护，更主动向内探寻自身生命的健康密码。

从医疗卫生行业及医院管理者的角度出发，红房子看到了学科发展的无限可能，并将目光投向更远的旷野，以系统思维在优秀传统继承、学科发展新方向、优质医疗资源整合、杰出人才引育、原创性科研攻关、"卡脖子"难题突破、医学创新引领等众多方面，多措并举，多管齐下，推动科创转化，激发创新活力，积极打造跨领域交流合作模式，跑出"加速度"。

"内分泌是在复杂的情况中抽丝剥茧，帮助病人探索发病根源，用药物或其他办法调整、治疗疾病，让很多问题迎刃而解。正因如此，内分泌学科对人体的破坏很小，反而以维护和建设为主。"红房子医院妇科内分泌与生殖医学科的新一代掌门人金丽如此阐释内分泌学科的特色。

她以器官卵巢为例，卵巢作为性腺，具备两个功能，一是生殖，二是内分泌，内分泌贯穿人的一生，目前一些地区人口的平均寿命已超过80岁，但女性的绝经年龄还是49岁至51岁，这意味着女性在绝经之后，仍有大段时间需要应对卵巢功能丧失带来的困扰。因此，关乎女性整体生活质量的内分泌问题在新时代便显得尤为重要。

2018年，全国首家以基因组筛查来指导优生优育的人类精子库——复旦大学人类精子库正式成立，同年上海市卫计委批准成立"上海市人类生育力保存中心"；2019年，时任红房子医院院长徐丛剑将妇、产科亚专科拆分，整合出妇科部、产科部，再从妇科部里划出内分泌与生殖医学科，组建全新妇科内分泌及其病房；2020年，红房子引进生殖内分泌专家黄荷凤院士团队，"生殖与发育研究院"建设水平大幅提升；2021年，红房子出生缺陷联盟成立；2022年红房子获批上海市妇科疾病临床医学研究中心、上海市重中之重"泌尿生殖系统疾病研究中心"，全球首例基于家系遗传信息的 PGT-P 婴儿于红房子诞生；2023年，红房子获批筹建上海市生殖与发育重点实验室……

历史长河不息，时代考卷常新。经过历代教授在数十年的学术传承及辛勤耕耘，生殖内分泌专科已具备深厚的学术底蕴及全国影响力。在百年未有之大变局中，承担着"生命维护与建设"任务的妇科内分泌也迎来了全新格局。

传承与创新是新一代妇科内分泌的历史使命。

作为红房子妇科内分泌的传承者，朱铭伟、李昕和苏椿淋等一众专家在多囊卵巢综合征（PCOS）的诊断治疗方面取得了一系列突破。

朱铭伟对多囊卵巢综合征进行了"全景式"研究。从理论、诊断标准，到流行病学调查、临床治疗方案以及相关疾病预防及治疗，他以新概念纠正过去被动的对症治疗方案。

朱铭伟深耕胎源性疾病研究领域，他充分考虑到女性全生命周期各个阶段特点及对后代的影响，并参与多项科研项目，在临床实践中取得了新的进展：预防措施可以提前到青春期前，甚至胚胎期；确定了疾病在青春期的诊断标准，成果斐然；在临床治疗中建立以纠正胰岛素抵抗为主要手段的治疗方案，结合以往方案，提高治疗效果，有效降低流产率、出生缺陷率；采用基于新认知的非常规方法应对多囊卵巢综合征并发子宫内膜早期局限性恶变，成功地使恶变子宫内膜组织逆转为正常组织，避免手术及化疗带来的副作用，为肿瘤理论及临床研究提供了新思路。

以科室副主任李昕以及史颖莉、苏椿淋为代表的专家，在我国较早地确定育龄期 PCOS 高雄激素血症及胰岛素抵抗（IR）的诊断界定值及胰岛素释放模式，并首次提出 PCOS 诊断的分型；在研究 PCOS 胰岛素抵抗的发病机制方面，首次阐明高雄激素导致 PCOS 胰岛素抵抗发生的分子机制。通过临床研究，首次提出了 PCOS 胰岛素抵抗发生的体成分机制，其中非肥胖 PCOS 胰岛素抵抗的体成分机制是骨骼肌量减少，属医学界首报；通过基于体成分测定给予个体化的生活方式干预（增肌或减脂为主），使 PCOS 患者长期获益，并获得治愈。

她们长期致力于 PCOS 子宫内膜癌前病变及早期子宫内膜样腺癌药

物保守治疗研究，特别是对常规孕激素治疗无效的患者获得药物转化的成功突破，使此类患者保留了生育功能，相关成果发表于国内外杂志。

针对临床上很多的妇科内分泌疑难性疾病或罕见病，如下丘脑性闭经、卵巢功能衰退不孕症等，团队创立了独到的内分泌治疗办法，让患者重获生育希望。

为将成果惠及更多患者，多位妇科内分泌专家参与国内关于PCOS、异常子宫出血（AUB）、闭经等多个诊疗指南制定，牵头制定长三角地区及全国PCOS、AUB单病种诊治质控标准，构建长三角及全国PCOS、AUB预防和诊治规范服务体系。此外，红房子妇科内分泌率先开办国家级继续教育项目，包括"全国女性生殖内分泌诊治进展学习班"、"全国多囊卵巢综合征诊疗进展学习班"，为学科发展作出重要贡献。

互联网及医疗紧密融合，以妇科内分泌与生殖医学科副主任邹世恩为代表的一众专家，创新性地开出经济实惠的低成本"处方"，用科普让更多科学、专业的女性健康知识"飞入寻常百姓家"。

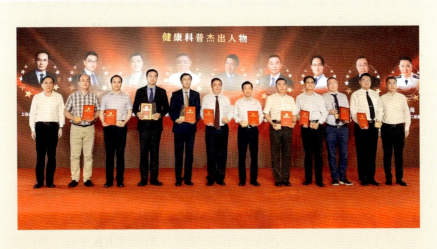

2023年6月，邹世恩（左二）入选第一届上海市健康科普推优选树活动"健康科普杰出人物"

在 2023 年举行的"上海医疗机构、医务人员健康科普影响力指数排行榜"发布仪式上，邹世恩的综合排名位列第一。

在邹世恩看来，妇科领域有了很多新进步，各种新方法、新理念被广泛应用，这些需要告诉广大人群。

"以多囊卵巢综合征（PCOS）为例，有些研究认为 PCOS 是一个系统性的代谢病，患者不仅影响生殖系统，还可能涉及其他多个器官的功能。鉴别诊断该疾病是否存在，观察月经周期是否规律，排卵是否正常，痤疮和多毛等表现，通过 B 超了解卵巢是否存在多个小卵泡以及通过血液检测来测定血液中的雄激素水平等，是重要的诊断方式。然而，很多患者对这些基本知识一无所知。"

通过科普，邹世恩希望告诉大众现代医学倡导的是通过预防、早期发现和早期治疗相结合的方式，来全面提高妇女健康水平。每位女性都应该重视妇科疾病预防和筛查，这样才能早日发现问题，及时治疗，维护自身健康。

科普能够有效"治未病"，但对于广大前往医院检查或已经患病的人群来说，过硬的医疗质量、简洁明了的就诊流程、靠谱贴心的医疗服务等因素同样重要。在实际工作中，金丽快速识别了快节奏、现代化医疗管理中存在的新状况。

"那么多医生都会看内分泌失调，我应该找谁？""为什么看个不孕不育，还要跑上跑下，诊室能离得近一点吗？""在其他医院做的试管，想来红房子看妇科内分泌，能否想办法同步病史信息？"

围绕医疗服务、学科发展、人才培养，金丽希望探索一条"集约化"管理道路，尽可能集中优质医学力量及物理空间，打通妇科内分泌与生殖医学间存在的学科障碍，让患者看病更便捷，让医生成长更科学，顺应时代潮流，化零为整，以集约化管理凝聚亚专科最大合力。

亚专科集约化首先要解决的是优质医学力量的集约化。

金丽坦言，每位妇科医生均有自己的擅长，以不孕不育为例，在妇科大类里面，或许 A 医生会一些，B 医生也会一些，C 医生也会，他们都在自己的介绍里写"擅长不孕不育"，但实际上，由于具体的专业方向、学术理念更新、日常工作内容、经验积累程度等等因素的不同，每位妇科医生对不孕不育的治疗水平存在差异，如果内分泌相关工作接触少，那么经验相对而言也会少一点。但患者对此是不知情的，凭借运气选择了一位医生，但发现本质性的问题依旧无法解决，久而久之便会对医院失去信任。

与此同时，"妇科内分泌的病人散播在全院各个医生手上，这样也会导致质控方面的困难"。

优质医学力量的集约化呼唤物理空间的聚焦。

如果长期不接触亚专科领域，尽管以往有过学习，在新的理念或细节精细化处理等方面，依旧会有所欠缺，因此，妇科内分泌与生殖医学科将努力争取相对聚焦的物理空间。

"病人看病，希望有一个相对固定的场地，同样，我们医生'摇个人'也方便。普通医生一发现不对劲，立马敲隔壁专科医生的门，病人也觉得医院很成规模，才能踏实放心。"金丽说。

亚专科集约化管理同样惠及医生。

"一个年轻医生，愿意到红房子来，并留在这里，那么他一定对自己有所要求，对专业有所追求。"金丽感慨，伴随生殖医学的汇入，红房子妇科内分泌学科迸发出强大的生命力，驶入了高质量发展快车道。

生殖医学是新兴的，而内分泌则是古老的。以传统的妇科内分泌为基础，生殖医学的加入使之发展壮大并迸发新的活力，吸引年轻医生不断加入，激发基础与临床的创新和深入探索。在这里，他们不仅研究单一的青春期月经失调、更年期综合征，还可以将细胞组织和内分泌结合开展研究。

"瞧，我们不光抽血，还可以研究辅助生殖、卵母细胞。"

金丽的目标是横向贯通，打造闭环式、全链条、一体化全生命周期维护模式。一所优秀的医院好在哪？一是医生的经验一代代传承并不断创新，二是大量患者资料的积累。

她以试管婴儿为例，许多夫妻在试管之前需要挂内分泌科进行预处理，进入试管周期后则转至生殖中心，妊娠后转至产科，如果各个部门信息没有传达，患者的病例就会存在断档，医生无法看到预后。但如果在一家医院内，病人的历史档案具有完整性，且前后相通，那么进行内部流转就相当方便了。这样的一体化、闭环式管理平台，医患双方均可从中获益。

140年的历史见证着妇科内分泌学科从清澈水滴到涓涓细流，再汇入江河湖海，从局部走向整体，从碎片走向系统；见证着三代妇科内分泌人不断托举，将青春写满门诊、病房、实验室，将成果化作处方、教材、培训班、学习班、义诊等各类生动实践；更见证着不同历史背景下，每一代人紧紧围绕时代所需、国家所需、女性所需。在计划经济时期，物资匮乏，他们拼力守护妇幼生命健康；在改革开放初期，他们依靠智慧，兴建实验室、研究所；在城市化快速推进时期，他们深耕女性全生命周期妇科内分泌疾病，构建学科发展体系；在互联网、三孩政策背景下，他们打开全新发展方向，把握高质量发展脉搏。一代又一代的妇科内分泌及生殖医学专家在传承中，展现出突破创新、应需而变的无穷智慧与医者情怀。

红房子留存百年的功绩从来不是一纸文章，而是患者，是专业，是天南海北的信任，是医、教、研成果在多年后依旧泽被后人，哺育四面八方。萌芽、成长、创新，三江汇流，东入大海，今日的妇科内分泌与生殖医学科终未辜负140年的旷日奔波。

一场从未停歇的奔赴

王　珏

　　"无可救药"——这是公元前 2500 年的古埃及人发出的对肿瘤最早的医学描述。4500 多年来，人类如西西弗斯推石般与癌症抗争，艰难如斯却始终不停。

　　人活着，只要细胞分裂，就会有患癌风险。妇科肿瘤犹如隐藏在女性生命花园中的荆棘，千百年来，妇科医生披荆斩棘，手术、放疗、化疗、靶向治疗、免疫治疗……伴随着时代的进步，医学的发展，他们的探寻之旅从未止步。

　　妇科医生的伟大，不仅因为他们需要直面最脆弱的女性群体，更重要的是，他们需要为家庭中至关重要的女性角色——妻子、母亲、女儿，甚至是腹中从未谋面的孩子做出最艰难的抉择。

艰难中起步：手术切瘤保命，镭锭初现放疗之效

　　治疗癌症，从古至今、横跨中外，一直是科学与文化的对话。

　　遥望国际妇科肿瘤发展史的起点，古埃及《拉洪纸草卷》中就有子宫肿瘤的记载，中国最早关于妇科肿瘤的记录源自《黄帝内经》。

公元 2 世纪，古希腊医生 Philoxenus of Alexandria 便建议切除宫颈肿瘤，同时期的中国，张仲景在《金匮要略》"妇人病脉证并治"篇中对症病（宫颈肿瘤）的辨治进行了论述。

解剖学的发展使医生能按图索骥，用手术刀修理人体的"故障"。1882 年乳腺癌根治术的创立大大降低癌症的复发率，也使"切得越干净越好"的理念深入人心，成为肿瘤外科治疗史上里程碑式的进步。两年后，即 1884 年，从美国漂洋而来的伊丽莎白·罗夫施耐德女士建立起了上海西门妇孺医院（复旦大学附属妇产科医院的前身）。

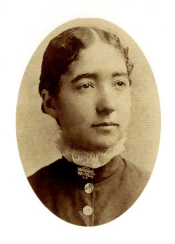

伊丽莎白·罗夫施耐德

1885 年，发表于 *SCIENCE* 的文章引用由罗夫施耐德完成的中国北方第一例卵巢肿瘤切除术的插画《著手成春》

罗夫施耐德带来的不仅是国外先进的诊疗技术和医疗设备，也让当时中国的女性得到救助，看到生的希望。

开业半年，罗夫施耐德便完成了中国北方第一例卵巢肿瘤切除术。*Science* 曾发表一篇题为 *Medical Missionary Work in China* 的文章，配着一幅名为《著手成春》的插画，画中的场景便是这场令罗夫施耐德和红房子医院声名远扬的手术。

彼时，一位 31 岁的安徽妇人腹腔内长了肿瘤，走投无路之下来到上海向罗夫施耐德求助，并在手术中切除了一个重达 33 磅（约 15 千克）的肿瘤，不可思议的是，术后 11 天妇人便可起床。这也是医院历史上第一台可查实的妇科肿瘤手术。

资料显示，1872 年至 1895 年，中国女性妇科肿瘤手术共计报告 14 例，其中 10 例与卵巢肿瘤有关。罗夫施耐德所在的红房子医院自开业以来报告了 8 例，其中不乏一些难度颇高的手术。她曾在美国妇产科学杂志上发表了一篇名为 *Some remarks onabdominal surgery in China. With report*

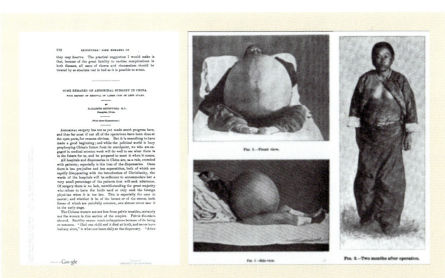

1895 年，罗夫施耐德在美国妇产科杂志上发表论文，刊出其手术的巨大卵巢肿瘤患者的手术前后对比图

of removal of large cyst of leftovary 的论文。

文章通过具体病例的描述，展示了当时在中国进行卵巢肿瘤手术的复杂性和挑战性。罗夫施耐德详细描述了一位 25 岁余姓女子来就诊的情况。患者被放在一辆平板车上，从离医院 45 英里以外的农村推来，腹大如鼓、呼吸困难，因肿瘤压迫双下肢而不能走路。罗夫施耐德用 1 小时 8 分钟完成了手术，患者的肿瘤重达 88 夸脱（相当于 100 升），肿瘤内的液体在手术过程中排出。术后不久便能自由活动并恢复正常生活。罗夫施耐德详细描述了整个手术的过程，包括术前的准备、术中的消毒、麻醉以及术后的观察及护理。文章还提到了另一位 23 岁女性患者的病例，她因巨大的卵巢肿瘤而无法行走，靠吸食鸦片缓解症状。她的肿瘤重达 80 磅（相当于 37 千克），同样在术后恢复良好。不难看出，19 世纪末中国的医疗条件、患者对疾病的态度以及医生在治疗过程中面临的挑战。而罗夫施耐德及红房子医院以技术和口碑在清末这个风起云涌、动荡不安的年代赢得了社会最底层民众的信任和爱戴。

19 世纪末 20 世纪初，国际妇产科界开始积极探索宫颈癌的手术方法。孙建衡在《中国妇癌防治 50 年》一文中曾述："20 世纪 40 年代，旅美专攻肿瘤外科归国的李月云曾就职于上海西门妇孺医院，坊间有推断她当时首先在国内行子宫颈癌根治术。"

和手术同样被关注的还有新兴的放射治疗，它随着医学传教士走进中国，X 光深部照射及镭锭疗法成为除"宫颈癌根治术"以外治疗宫颈癌的利器。

据医院档案记载，抗战胜利后，1946 年，美籍医护人员返沪修房复院，美国董事会捐赠镭锭 300 克及深度 X 光机一架，院史馆珍存的镭锭针管也证明了那个时期医院已开始进行上述放射治疗。《上海西门妇孺医院 1931 年—1932 年的工作报告》也显示，两年分别诊断宫颈癌患者 39 人和 35 人，使用镭锭治疗者分别是 19 例和 14 例。不仅如此，妇产科学的奠基人、红房子医院老院长王淑贞在 1943 年出版的《中华医学杂志》上发表论文《子宫生癌》，作为我国妇科领域最早科学论述宫颈癌、

1943 年，王淑贞在《中华医学杂志》上发表国内首篇妇科肿瘤论文《子宫生癌》

宫体癌的论文之一，这篇文章对 1939 年接受镭锭 X 光照射治疗的 7958
例病例的治疗结果进行了分析，总治愈率为 27.6%，数据显示越是早期，
使用放疗的效果越好，治愈率越高。

20 世纪初，红房子医院便先进而有远见地以放疗作为晚期宫颈癌治
疗的新方法和手段，镭疗成为晚期肿瘤患者求生的最后一根"救命稻草"。

健步稳提速："防""治"结合，用两条腿走路

20 世纪 50 年代，随着病理学迅速发展，癌症研究进入新发展期。
在王淑贞超前理念的顶层设计下，医院组成了普查工作队，开设了肿瘤
门诊和癌科病房。更多妇科肿瘤从"防"和"治"的层面付诸实践。

当时，癌科病房每年收治的中、晚期宫颈癌病人上百人，她们痛苦
又无助地忍受着腐烂、恶臭、疼痛的折磨，这些女性的境遇深深触动着

王淑贞的内心。她积极阅读文献、与国外同行交流，了解到一种可以在肿瘤形成之前发现宫颈癌前病变细胞的"巴氏涂片法"——通过这样的筛查，宫颈癌的发病率将降低七到九成！

由此，王淑贞深深了解到治疗女性肿瘤"早发现""早诊断""早治疗"的重要性。她开创性成立了肿瘤小组，高瞻远瞩地提出"防""治"双管齐下的策略。

王淑贞了解到，除了在新中国成立前从事性工作外，家庭卫生条件差、早婚等同样是诱发宫颈癌的高危因素。深谙公共卫生重要性的她，自1953年起便通过各种渠道向政府积极建言——要到工厂、街道、农村这些卫生条件差的地方去，在工作劳动强度大、自我保健意识差的女性人群中免费开展宫颈癌普查——上海也因此成为国内较早开展宫颈癌筛查的试点地区。

王淑贞在将医生、护士、实习生培训后组成普查工作队，从离医院最近、宫颈癌发病率最高的唐家湾街道开始，一点点摸索和铺开筛查工作。

谁能想到，这群医务人员"下基层"最大的难题是老百姓不肯配合，普查队要做的第一件事是要开展健康宣教，鼓励妇女接受检查，在密集的群众集会和抗癌宣传中解释筛查的重要性。

老百姓不配合怎么办？红房子的医护们使出了浑身解数，不但将医

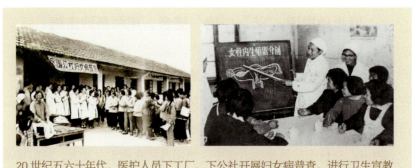
20世纪五六十年代，医护人员下工厂、下公社开展妇女病普查，进行卫生宣教

院里鲜活的病例拿来教育基层妇女，更与每个地方的负责人深谈，让他们关注和支持普查。医护们还对思想保守、不愿参加筛查的妇女逐个进行劝说。渐渐地，越来越多妇女打开心扉，选择主动筛查。

五六年间，这支红房子普查队对 50 余万人次的妇女进行了普查普治，创建了肿瘤防治网的雏形，推动了上海形成定期妇科防癌普查普治的制度。

三年后，以唐家湾街道为代表的街道、工厂及农村等地，交出了一份令人满意的答卷：基本消灭晚期癌，五年后更是消灭了早期癌。这个突出的成绩也让红房子医院在全国卫生工作会议上获得表扬。

1958 年起，国家开展大规模的宫颈癌筛查。红房子医院积极响应号召，与上海纺织系统的三家医院在 15 年里不间断地开展宫颈癌筛查达百万人次，使宫颈癌发病率从 1958 年的 127.9/10 万下降到 1972 年的 41.2/10 万。1973 年《解放日报》刊发标题为《谁说癌症不可治——十五年来普查普治子宫颈癌的初步体会》的文章，对红房子医院及纺织局下属三个医院宫颈癌防治工作给予了充分肯定。

通过努力探索癌症与炎症的关系，医护人员们发现子宫颈慢性中度以上炎症，特别是在分娩过程中引起的子宫颈撕裂损伤、未及时治疗所造成的炎症等，都可能是子宫颈癌发生的诱因。研究的发现反馈到普查普治中，医护人员也抓紧了对子宫慢性炎症的检查治疗工作，采取中西药物、电熨等医疗措施，使子宫颈炎症向好的方面转化，对预防子宫颈癌起到了良好的效果，患病率下降了 76%。

为了更好地对宫颈癌进行手术治疗，王淑贞在 20 世纪 50 年代开设了肿瘤门诊和病房，张惜阴在她指导下，组成肿瘤小组开始攻坚宫颈癌诊治难题，研究了一系列宫颈癌癌前病变的生物学行为，探索早期诊断方法，阻击了很多宫颈癌癌前病变及无症状的极早期宫颈癌，并提出在宫颈多点活检的同时，做宫颈管取材病理检查来代替绝大多数宫颈锥形切除术的观点。她还制定各类妇科肿瘤的手术常规、放疗、化疗规范，由此改进了妇科恶性肿瘤的根治手术，减少了手术的并发症，提高了肿瘤

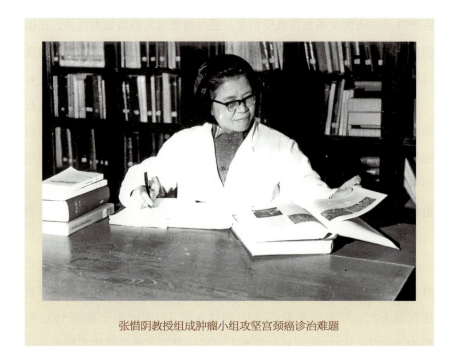

张惜阴教授组成肿瘤小组攻坚宫颈癌诊治难题

患者的生存率与生活质量。

1962年，张惜阴与上海肿瘤医院院长王琪合作撰写了有关宫颈癌治疗的文章，代表我国参加了在苏联召开的第八届国际肿瘤会议。至此，中国对宫颈癌的研究和诊疗，进入世界视野。

宫颈癌治疗中，中西医也有创新突破。1970年，下乡诊疗的李超荆从一名晚期宫颈癌妇女处了解到，其内服外敷了一种中草药后痊愈。李超荆在上海第一医学院药学系中草药教研室的帮助下，鉴定该草药为掌叶半夏，并提取出天南星抗癌的有效成分 β—谷甾醇，制成阴道栓剂及口服液。该成果应用于临床后，治疗宫颈癌115例，有效率达75.65%，也因此荣获1980年卫生部科技进步二等奖。

值得一提的是，肿瘤小组还坚持对手术患者随访以观察疗效。医院档案收录了他们从1953年到1967年对791例早期宫颈癌手术患者的随访情况，15年间无一例失访。这些资料详细记录了患者的病理分类、临床类型、合并妊娠情况、手术方法及范围、并发症、手术前上镭情况、

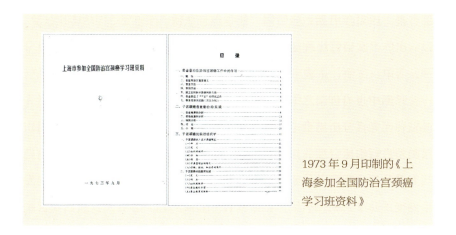

1973 年 9 月印制的《上海参加全国防治宫颈癌学习班资料》

转移灶及残余癌灶以及随访结果。医院有严格的随访制度，每个肿瘤患者都登记 5—6 个地址，每人均建有随访卡，记录着连续随访的细节，严谨细致、追问到底。1973 年印制的《上海市参加全国防治宫颈癌学习班资料》记载了上述其中一个随访案例：

　　病员周 ××，于 1957 年手术治疗，永久地址不详，暂住地址亲戚姓名不详，几次去信皆退信，病员爱人的工作单位系前上海机器锻铁厂，电话 50923（以前的电话号），电话"04"询问，答无此厂，再从旧电话簿内铁工厂一栏内一个个查找，从电话号 50923 找到 450923，发现工厂改名为彭浦机器厂，再电话询问此家属已调至上海造纸机械厂，再电话此厂组织科找到病员爱人，了解到病员家住无锡杨名公社五星大队，再信访知病员在农村，一般情况好。

严格的随访制度反映出，红房子"妇瘤人"经年累月的细致认真背后，是对每位患者负责到底的追求和执着。

在宫颈癌防治的过程中，红房子人也不断革故鼎新。当时应用最广的巴氏染色法需要大量乙醚和酒精，不适用于在农村工厂开展大规模防癌普查。1960年开始，张惜阴、杜心谷、李勤、孙迺安等医生多次试验，以一次苏木素染色法改良原有方法，整个染色过程从2小时缩短到10分钟，简单、方便、正确率高，适合于大面积筛查。

诊断中也有创新之举。1953年起，肿瘤小组就创新采用氦—镉激光激发荧光光谱分析结合电子计算机数据处理，应用形态学观察，用组织学类型进行临床分型、组织化学及超微结构观察等方法，对宫颈癌前期病变及各期宫颈癌的诊断治疗进行系统研究，发现患者在1—20年中发生癌变的达2.1‰，转为正常的为125.10‰，初步探明了我国妇女宫颈癌癌前病变的规律，填补了国内空白。这在今天看来，就是医工结合、临床转化的雏形。

荧光光谱扫描法诊断早期宫颈癌正确率较高，但是准确率和直观性不高，阻碍了更多早期宫颈癌的及时发现。为解决这一难题，研制出在国内还像"白纸一张"的阴道镜，吴劼彝开启了攻坚之旅。

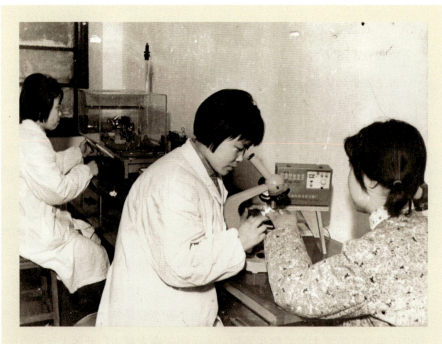

肿瘤小组创新荧光光谱扫描法诊断早期宫颈癌

　　她背着空箱子去国外，把书和资料背回来一本本研读，参考国外研究，自己画图纸，寻找、联系厂家制造。最后，镇江一家光学仪表厂的工人师傅被吴劫彝的精神所感动，与她一起试验，最终研制出最早一代的国产阴道镜。此后，宫颈癌和癌前病变的诊断率大幅提高，为宫颈癌的早发现、早诊断奠定了重要的基础。

　　70年代中期以后，医院建立了宫颈门诊，丁爱华等探索用自制的"铜头"经酒精灯加热以后，用于宫颈炎的治疗（即铜熨），之后又不断发展到简单的电熨、双极电熨、冷冻、激光、波姆、微波等方法，直至延续至今的 Leep 术。

　　中国宫颈癌普查从无到有、从有到优，过程中留下了许多红房子的脚印。如1978年我国宫颈癌防治研究所协作组第一次会议制定了妇科普查制度以及10项有关宫颈癌防治的调查卡和诊疗常规。其中大部分源于红房子医院在妇科普查15年中形成的管理模式、诊疗制度及随访表格。

　　又如，经过大规模的防癌普查，全国宫颈癌发病率大幅下降，成效显著，但普查需花费大量人力、物力和财力，对于人口众多的中国，每年普查，确有困难。专家们也因此产生争议。1990年，张惜阴教授与江西妇产医院杨学志教授对1974—1985年的23737名妇女六轮普查资料进行回顾分析，优化了普查方案，确定了高、低危人群筛查采用不同频度。该普查方案以流行病学为基础，从卫生经济学角度出发，依据客观，科学合理，真正推动了宫颈癌防治与公共卫生的紧密结合，是我国宫颈癌筛查历史上一次重要的突破。

　　除了宫颈癌根治术，肿瘤小组在子宫内膜癌、输卵管癌、宫颈腺癌、绒癌、子宫肉瘤、外阴癌等方面的研究也紧贴国际前沿。20世纪70年代，引入雌激素替代疗法后，子宫内膜癌的发病率显著上升，雌激素与子宫内膜癌发病之间的相关性被提出。张惜阴了解后积极跟进，与曹斌融等人研究后得出预后与临床分期及肌层浸润有关，提出临床分期应包括肌层浸润，分期越早预后越好的观点。当时，子宫内膜癌的5年生存率为87.4%±1.5%，治疗效果已达到国际先进水平，但仍有复发死亡，

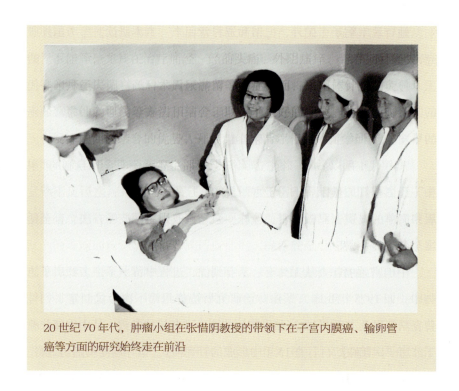

20 世纪 70 年代，肿瘤小组在张惜阴教授的带领下在子宫内膜癌、输卵管癌等方面的研究始终走在前沿

张惜阴随即提出随访需扩展至术后 20 年。

输卵管癌死亡率高达 83.3%，王淑贞在 50 年代初便有关注，并于 1959 年在苏联妇产科学杂志上发表文章，对原发性输卵管癌进行了详细分析，她认为要提高治愈率，早发现、早诊断和早治疗尤为重要。在她的带领下，张惜阴、李勤、金仁志、黄敏丽等通过临床研究，对输卵管癌发生的症状、与炎症之间的关系等进行了深入的探讨，并提出手术时，进入腹腔后，为避免癌细胞扩散应使用长弯钳阻断卵巢动静脉血流、做全子宫切除时应高位结扎卵巢动静脉、关闭腹腔前用稀释化疗药物冲洗腹腔尤其是后陷凹等改良方案，将输卵管癌患者 5 年生存率提高到 43.1%，对标国际水平。

在王淑贞的带领下，张惜阴、吴劼彝、朱人烈、朱关珍等组成的肿瘤小组在妇科肿瘤防治中取得了一系列的成果，使得亚专科的名气不胫而走，来自全国各地的妇科恶性肿瘤患者蜂拥而至，数十年间共诊治妇科恶性肿瘤患者逾 5 万，诊断了不少早期病例，抢救了无数疑难和晚期病例，赢得病人和家属的信任和爱戴。

冲刺争领先：科研启新篇，挑战中闯新路

"宫颈癌手术范围越广越好"，这是 20 世纪 80 年代前人们对实施宫颈癌手术的传统认识。事实果真如此吗？红房子医院的医师们通过持续的经验累积和科学的临床研究，在国内率先提出"子宫颈癌的根治手术范围必须根据患者癌灶大小、浸润深度和病理类型等因素决定切除宫颈组织大小"的科学方法，大大降低了手术并发症的发生率。

这些研究和实践也得到了更广泛的认可，科研成果"宫颈癌早期诊断和手术治疗"先后获得卫生部科技进步二等奖、国家科技进步三等奖、国家教委科技成果推广丙类二等奖以及卫生部百项科研成果推广之一。1988 年 10 月 31 日，《解放日报》以《妇产科医院辛勤耕耘喜结硕果，宫颈癌治愈率创先进水平》为标题对研究成果进行了报道。

肿瘤小组在子宫内膜癌患者的诊疗中同样获得了可喜成果。他们对 1111 例子宫内膜癌患者进行了 5 年至 30 多年的长期随访，数据显示，患者术后 5 年生存率高达 85.9% 至 92.3%，处于国际领先水平。同时，肿瘤小组通过随访获得的数据得出，影响子宫内膜癌预后的主要因素是临床期别、病理类型、子宫肌层浸润程度以及淋巴结转移。

当然，医学界和肿瘤的斗争并非一帆风顺的坦途，更多的遗憾和可能性被留给未来。

由子宫内膜不典型增生逐步发展而来的子宫内膜癌一直以来留给医学界一个等待解决的难题："从不典型增生到癌变发生所需的时间到底是多少、进程又是怎样的？"

针对这个问题，20 世纪 50 年代，红房子医院病理科杜心谷教授显露出浓厚的兴趣，萌发了对子宫内膜不典型增生患者进行随访研究的想法。不过，直至 90 年代初，她的学生周先荣才真正将这项研究提上议

紅房子記憶

1988年10月31日 星期一

宫颈癌治愈率创先进水平

妇产科医院辛勤耕耘喜结硕果

宫颈癌是常见的女性生殖道恶性肿瘤之一，每年有近46万新发病例。上海医科大学妇产科医院张惜阴教授等领导的肿瘤小组，自1953年以来采用氩—氦激光激发荧光光谱分析结合电子计算机数据处理，应用形态学观察，用组织学类型进行临床分型、组织化学及超微结构观察等方法，对宫颈癌前期病变及各期宫颈癌的诊断治疗进行了较为系统的研究。他们对601例宫颈非典型增生病例研究发现，患者在1～20年中发生癌变的达2.1%，转为正常的为125.10%，初步阐明了我国妇女宫颈癌前病变的规律，填补了国内空白。她们还应用阴道镜图象对宫颈腺上皮进行观察，发现患者癌变部位的上皮中心血管高度扩大，宫颈表面腺口常呈异常增多或不规则分布。据此提出的宫颈癌早、中、晚各期诊断标准，有助于宫颈腺癌的早期诊断和治疗。她们还打破了宫颈癌手术范围越广越好的传统方法，根据患者的病灶探找有因素决定切除宫颈组织大小的科学方法，大大降低了手术并发症的发生率，无手术死亡。统计32年来他们手术治疗的2053例各期宫颈癌患者，5年生存率为97.6%到100%，达到国内外先进水平。　　　　小元

1988年10月31日，《解放日报》对红房子医院"宫颈癌早期诊断和手术治疗"研究成果进行报道

程，他联合了超声科常才、妇科曹斌融、内分泌科于传鑫以及门诊手术室吴文珍四位志同道合的中青年医生，自发组成团队开始探索内膜癌转化及保育研究。周先荣回忆："我遇到疑似内膜癌、内膜不典型增生的病人，就交给吴文珍，她为患者进行刮宫治疗后交给曹斌融进行病情评估，做进一步诊疗，如果病人有生育意愿，就交给内分泌科的于传鑫发挥他的专业特长。"就这样，五人小组开始了最早期的"内膜癌综合诊疗及保育"临床研究。

那时，内膜不典型增生与内膜癌之间的界限划分极为模糊。有一个病例让周先荣记忆深刻："刘豫阳院长大学同学的女儿在青岛被确诊为内膜癌，家人焦急万分通过刘院长找到我们，病理会诊后发现她其实是子宫内膜不典型增生，还没有发展到癌。我们五人小组按照摸索出来的经验对她进行治疗，后来她还自然怀孕生了个孩子。"说起那些经过治疗后成功怀孕的患者，周先荣的欣慰溢于言表："我会收到她们寄来的孩子照

片，有些还会带着孩子来红房子看我。"

十年里，他们接诊了近百例患者，其中妊娠率超过了30%。遗憾的是，研究小组的工作没有继续下去，这也成为周先荣这些年深藏心底的遗憾。

但直到今天，在宫颈癌、内膜癌、卵巢癌三大妇科肿瘤中，内膜癌仍是红房子最为擅长攻克的领域。周先荣解释，内膜癌的治疗往往需要内分泌的配合与支持，甚至有望实现内分泌治疗下的逆转。这一点恰恰是红房子的专长所在。

改革开放后，国家提出"科技创新"，肿瘤科的医师们在诊疗中也注重运用最新的科技性、创新性成果。在内膜癌的基础研究中，张惜阴亦带领学生探索采用CEA免疫表达及AgNOR技术来鉴别良恶性病变，提升临床诊断效率及选择治疗方案；利用形态计量法鉴别子宫内膜癌前病变及癌；通过彩超测量肌层浸润深度；探索病理亚型的生物学行为以及寻找子宫内膜癌新药物治疗方法、改良I期不同分化类型患者手术治疗方案等。在张惜阴团队努力下，其成果"子宫内膜癌的基础与临床研究"项目于1994年荣获卫生部科技成果三等奖。

基于在妇科肿瘤领域的影响力，张惜阴教授主编了《临床妇科肿瘤学（第一版）》，并于1989年荣获了上海市科技进步二等奖。12年之后，该书依然以业内的极高美誉度获得2001年中国妇科肿瘤特殊贡献奖，也再次彰显红房子在国内妇科肿瘤界的引领地位。

1992年，红房子医院将妇科6病房定为化疗病房，年轻的孙红成为在其中奋斗的一员。在被问及"只做化疗不开刀，会不会挺郁闷"时，孙红笑言："一点也没有，我们那时很简单，让干啥就干啥，想着认认真真做好医生，治病救人就可以了。"

那时，化疗病房最常见的是内膜癌和卵巢癌患者，卵巢癌单纯化疗效果不理想，孙红的师兄、时任医务科科长丰有吉查阅文献发现，国外推行的腹腔化疗效果很好，于是也着手尝试。由于腹腔化疗需要穿刺灌注，操作中要避免造成腹腔器官损伤。1994年，丰有吉与有关单位协作研制出一种不会损伤内脏的安全型腹腔穿刺针头，运用这种穿刺针，可以将治疗药物安全地注入病人腹腔进行治疗。

问题接二连三地出现，腹腔化疗时直接注入药物的效果并不理想，且容易发现粘连。于是，丰有吉团队改良方案，用生理盐水进行稀释，取得了不错的疗效。这也坚定了他们继续探索的信心——通过不断实践，团队总结出一套以化学药物与肿瘤坏死因子联合作腹腔直接化疗为主，辅以静脉化疗，多次交替使用的治疗卵巢癌的方案。通过两年多的临床实践观察，I 期、II 期卵巢上皮癌患者复发率为零，III 期患者复发率仅为 30%，收治的病人中，没有一例因癌肿引起肠梗阻而死亡，有效延长了患者的生命，并提高了生活质量，让很大一部分原本没有生存机会的晚期癌症患者，找到了新的生机。

20 世纪 90 年代初期，妇科肿瘤的基础研究也持续深入，在张惜阴教授的带领下，一批年轻有为的学生在妇科肿瘤基础研究领域崭露头角，发表了诸多论文。

孙红、刘惜时开展了"三苯氧胺治疗子宫内膜癌的作用机理研究"以及"肿瘤标记物 CA125 等与妇科肿瘤之间的关系"。丰有吉、尹德

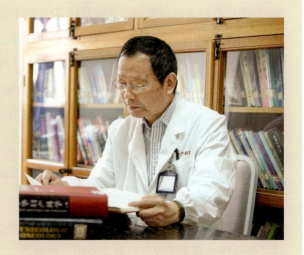

丰有吉教授研制出一种不会损伤内脏的安全型腹腔穿刺针头

领、戴建瑜等关注"雌激素对卵巢上皮性癌 AO 细胞作用""酰胺哌啶酮对人卵巢癌血管生成""脂质体 C-erbB2 反义脱氧寡核苷酸对卵巢癌细胞的作用""GE7 载体导入抑癌基因 ARHI 治疗上皮性卵巢癌的实验"等。徐丛剑以"人卵巢癌裸鼠腹腔及网膜移植的研究"及"卵巢癌药物敏感基因治疗实验研究——体外实验"等叩开了科学研究的大门。

在当时，基础研究的开展面临着诸多困难。孙红回忆说："那时候不像现在打开电脑上网就可以查资料，我们要去图书馆查阅相关资料，很辛苦。但我们的老师要求我们主动去了解国外最新的研究进展，学习最先进的技术，将研究对标国际。"

经费限制也是基础研究开展的一大难题，在有限的经费下，他们主动加强与其他科研单位的联系与合作以寻求研究的顺利开展。1994 年，研修回国的丰有吉取得了医院妇科肿瘤方向第一个国家自然科学基金资助项目《卵巢癌反义治疗的实验研究》，这也是国内早期开展基因研究的雏形，为卵巢癌的靶向基因治疗奠定了基础，也激发了医院妇科肿瘤学科发展的新动力。

这种深刻红房子人骨髓中的优秀与奋进，承袭了前辈的精神传递与经验传承，也激荡起一批批后来者敢为人先、坚忍不拔的志向追求。

随着对妇科肿瘤发病机制研究越来越深入，临床诊治也亟待系统化和规范化，手术、化疗、放疗三大肿瘤治疗策略被不断完善。1997 年，红房子医院制订了《妇科恶性肿瘤规范诊治》，使各地对妇科恶性肿瘤诊治的认识对标国际水准，趋于统一。

2000 年，中华医学会妇产科学分会加入世界妇产科联盟（FIGO）后，国内妇科恶性肿瘤的诊断采用了 FIGO 标准，治疗的个体化、微创性、有效性不断进步。

在发展的大潮中，医生们走出国门汲取最前沿的技术，他们是医者，是研究者，更是时代的弄潮儿。

2001 年，丰有吉接任院长，在美国经过系统基础研究培训的他深知，学科要发展，不能停留在"大跃进"式的回顾性研究和经验学说层面，必须以战略性的眼光进行渐进式基础研究，聚焦妇科肿瘤的机制发生，同时搭建平台培养人才，带动临床发展。这位意气风发的中年人以此理念带领红房子人开启了学科建设焕发活力的新十年。

丰有吉发挥教学医院的特长，成立了数十个导师主导的基础研究团队，其中以妇科肿瘤尤甚。他们的研究集中在当时高发病率的内膜癌和卵巢癌领域，开展了妇科肿瘤血管生成机制及抗血管生成、卵巢恶性肿瘤的生物治疗、妇科常见恶性肿瘤的生物标志物谱、妇科恶性肿瘤自杀基因治疗疗效、卵巢癌早期诊断及治疗新技术等研究，在国内均处于领先水平，部分研究达到国际先进水平。研究论文相继发表于 *Cancer*、*Cancer Gene Therapy* 等 SCI 杂志。丰有吉、徐丛剑、孙红等分别获得教育部科技进步二等奖、中华医学奖三等奖、上海市科技进步三等奖等荣誉。据笔者不完全统计，1990 年至 2010 年这 20 年间，红房子医院发表妇科肿瘤方向的 SCI 文章 68 篇，是同期其他妇幼类医院数量的 13 倍以

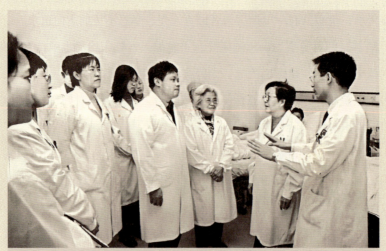

北京协和医院妇产科与上海复旦大学妇产医院近日签署了学术合作交流项目书，双方商定，每年定期互访，到对方医院参加查房、病例讨论、手术观摩等。图为上海医生在协和医院的病房查房时双方进行病例讨论。　　陈　媛摄

2004 年 12 月 29 日，《健康报》报道红房子医院与北京协和妇产科首次学术合作交流

上。丰有吉更是收到世界肿瘤进展大会组委会邀请，于2007年赴希腊在世界级学术会议上做有关"卵巢癌血管生成及其调控研究"的专题报告。

此外，丰有吉在"加强学术交流"上格外下功夫，不仅积极参与全国各类妇产科的学术会议，主编全国统编版的五年制、七年制（第一版）、八年制《妇产科学》教科书，更是在2004年与北京协和医院妇产科签署了学术合作交流项目。此后连续5年，两家单位定期互访，到对方医院参加查房、病例讨论、手术观摩，不仅建立了良好的学术交流平台，更促进了当时全国妇产科最强医院之间的对话、合作与融合。

向未来进发，创新永远是第一动力，这个时期也是医院微创技术的快速发展期。

1994年，杨来春教授率领团队成功实施首例免气腹电视腹腔镜子宫切除术，红房子医院至此开始了真正意义上的现代妇科电视腹腔镜手术技术新时代。在丰有吉的积极推进下，妇科医生将熟练掌握这一微创技

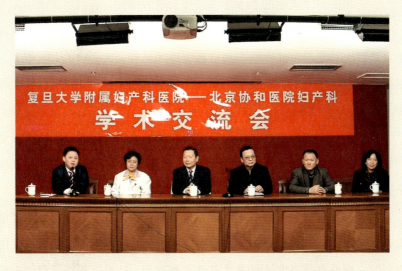

2007年12月，北京协和医院妇产科来红房子医院开展学术交流

术作为自己的新目标。

医生们不断精进自己的技术，为每一个患者负责。2001年，华克勤教授为一位卵巢恶性肿瘤患者成功实施了电视腹腔镜下全子宫加双侧附件切除加盆腔淋巴结清扫术加大网膜加阑尾切除术。这一手术的成功，标志着红房子医院微创技术已能应用于妇科恶性肿瘤，处于当时国内领先水平。

"整个手术最危险的部分是精细地将黏附在髂外动静脉间和闭孔神经上的淋巴一一清扫干净，但最大的危险在于，稍有不慎，'碰坏'了大血管和重要神经，后果将不堪设想。"《新民晚报》《文汇报》等记者在观摩手术后，均进行了详细的报道。

难题接踵而至。从开腹手术到微创手术，医生们需要操作器械来进行手术，在视野不够开阔、清晰度不够高的环境下进行手术，时间长、术中出血多、淋巴囊肿并发症频发。一台腔镜下妇科恶性肿瘤的手术常达8个小时以上，微创的优势完全不能凸显，许多医生一度不能适应。

转机出现在2008年。在鹿欣的引荐下，丰有吉带着妇科一众手术"干将"参加了在日本举办的世界妇科肿瘤手术演示大会。

"走出去看了人家的手术才知道什么是做得好，解剖层次清晰，真正的无血手术，也才知道原来腔镜也可以用来做广泛手术，甚至还可以精细分离解剖间隙和保留神经。"鹿欣感慨地回忆着那次会议给大家带来的震撼。三天的会议，这群已经成为红房子中流砥柱的"开刀匠"们在会场里流连忘返，连去厕所的步伐也是急匆匆地，生怕错过精彩的手术细节。

从日本回来以后，作为医院妇科腹腔镜手术的引领者，华克勤首先开展了第一台腹腔镜下保留神经的广泛子宫切除术，至此也翻开了红房子医院腔镜手术的新篇章。

时任妇科主任刘惜时则下定决心，要突破腔镜下宫颈癌根治术"手术时间长"这个瓶颈，而突破的关键就是提升熟练度。为了让自己"快起来"，她给自己规定了两项"家庭作业"：一是每晚利用废弃的腹腔镜打结钳练习打结，至少打100个结，事实上，她一练习就是200个，甚至300个结；二是反复观看解剖，每晚睡前在脑子里过一遍解剖结果，复盘手术过程。这两项练习，让刘惜时将腔镜下宫颈癌根治术手术时间从8小时缩短到不到3小时。时间缩短了，再从手术精度上精益求精，努力将根治术做到R0级别，她投入了更多的时间和精力。

刘惜时并没有沉醉于自己技术的提高，作为妇科主任，她更是将推广妇科肿瘤微创技术，提升团队整体实力作为自己的责任。她创新采用了手术分级考核制度来推动腔镜技术的规范化和全员化，并通过各种途径邀请日本、韩国、美国的世界级腔镜专家Andou教授、Nam教授、Hatch教授来院进行手术演示及讲学，促进手术技能的提升。

华克勤教授一如既往以创新回应临床难题，在不断汲取技术养分的同时，开创了各类腔镜下妇科恶性肿瘤的新术式，如保留子宫宫颈根治术、腹腔镜下腹主动脉旁淋巴结清扫术等，将各种"不可能变为可能"。

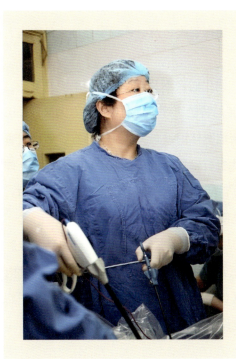

刘惜时教授以两项"家庭作业"突破了腔镜下宫颈癌根治术手术时间长的瓶颈

在她们的带领下，红房子医院妇科腔镜的数量、质量及水平突飞猛进，采用腹腔镜微创技术开展妇科恶性肿瘤手术的数量从 2003 年的 8 台提升到 2010 年的 529 台，实现了量变到质变的转化。医生中取得四级腔镜资质的人数也达到全市 25% 以上，被誉为"红房子微创梦之队"。

有意思的是，当日本和韩国教授第二次来华手术演示时，看到刘惜时及同道们的腔镜手术后，惊叹她们在短短的几年时间里，手术水平提升之快，解剖层次清晰，手势行云流水，便当即邀请她参加日本的腔镜年会及韩国的妇科肿瘤年会进行主旨演讲。当年的"学徒"短短几年成了后来的"老师"。

腔镜广泛手术常规化开展的过程中，输尿管瘘作为腹腔镜手术的并发症曾一度是妇科医生们的梦魇。刘惜时回忆起一个案例："有个患者手术非常顺利，但术后一直发烧，B 超显示腹腔有少量积液，我们讨论后觉得积液量不多，应该是渗出的组织液，术后感染的可能性更大。就一直密切观察。没想到，病人整体状况急转直下，血压也掉下去了，我们立即请泌尿外科会诊，初步判断感染性休克，输尿管瘘不能除外。然后及时进行剖腹探查发现，确实是输尿管瘘，及时进行了修补，最终病人转危为安。"

出现了这个情况，刘惜时和同仁们来不及沮丧，立即组织并发症讨论。这也是医院坚持了近 60 多年的特色医疗管理制度。会上大家各抒己见，形成共识：腔镜术后应严密监测体温、相关体征；如有疑似症状应立即做 B 超；如果持续发烧考虑进行输尿管造影；如果瘘比较小，立即在膀胱镜下进行输尿管支架插管，可解除并发症。就是从这一病例开始，通过讨论制定了一系列措施，也使得术后的输尿管瘘发生率直线下降。

微创技术"从无到有"，从治疗妇科良性疾病到探索妇科恶性肿瘤，从"被患者质疑"到"被患者追捧"，红房子成为卫生部第一批内镜诊疗技术培训基地及华东地区妇科肿瘤培训中心。2010 年，红房子妇科成功入选国家临床重点专科建设项目。

关怀暖征程：以人为本，破解妇癌患者"生"和"育"难题

随着医学模式由生物医学模式向"社会—心理—医学"模式的转变，疾病治疗的人性化问题越来越受到重视。红房子妇科恶性肿瘤微创手术也从"技术为王"向"以人为本"逐渐转变及进步。医生们持续思考如何提高患者术后生活质量，让年轻患者一圆做母亲的梦想——"保留神经、保留内分泌及性功能、保留生育功能"的理念让红房子再次走在全国前列。

曾经，宫颈癌根治术讲究的是"切得越干净越好，越彻底越好"，医生在切肿瘤的同时，会连同支配膀胱、直肠的神经一起切除。如此一来，肿瘤是切干净了，患者在术后却常会出现排尿困难、性功能障碍、直肠功能障碍、下肢淋巴水肿等问题，甚至终身与导尿管相伴或者持续生活在便秘的阴影下。针对这一问题，华克勤在翻阅文献后开始尝试保留神经功能的宫颈癌根治术，充分利用腹腔镜放大视野的优势，更好地分离解剖间隙、有效保留支配膀胱和直肠的神经。2010 年，她成功开展了院内第一例保留神经的宫颈癌根治术，术后两天患者便下床自行走动，一周便拔除了导尿管，术后生活质量有了明显提升。

"能不能保留卵巢？""手术会不会影响性生活？"这是华克勤在妇科肿瘤术前最常听到患者和家属们提到的问题，华克勤感受着患者的焦虑，也开始新的尝试和探索。

针对术后放疗损伤卵巢功能而致内分泌功能受损、术后阴道长度缩短而无法进行性生活等问题，她大胆提出了行宫颈癌根治术的同时做卵巢悬吊以及腹膜阴道延长的治疗方案，一次手术既切除了肿瘤，又保护了患者内分泌功能及性功能。这些人性化的方案，为患者在快速康复之路上做好人性化铺垫，也更加坚定了更多医生持续探索创新的决心。

刘惜时教授对在红房子医院接受腹腔镜下宫颈癌根治术后阴道延长的 216 例早期宫颈癌患者进行过术前和术后 1 年的女性性功能指数（FSFI）问卷调查，发现阴道延长和保留卵巢能够改善患者术后性生活

质量，论文发表于美国《妇科肿瘤学》杂志。

此后的十多年里，手术器械更新换代、能量器械加持助力，微创手术向着精细化发展，单孔、经自然腔道内镜手术（NOTES）、机器人手术……每一次设备迭代都带来手术技术的发展与进步。手术入路、淋巴结清扫、肿瘤根治、功能保护等一系列关键技术建立并得到应用，华克勤一路引领，在院内施行了腹腔镜下保留子宫宫颈根治手术等各种妇科恶性肿瘤微创技术的"第一刀"。2016年，红房子医院引进了达芬奇机器人，华克勤又成为"第一个吃螃蟹的人"，她带领团队进行达芬奇机器人单孔腹腔镜下广泛全子宫手术，这是妇产科领域里难度级别最高的一类四级腔镜手术。这些国内外领先的创新术式奠定了红房子妇科肿瘤微创化发展的基础，也让更多年轻医生在高起点中开阔了视野，使妇科肿瘤整体的"作战"水平快速提升。

身为妇科主任的刘惜时，同样深耕宫颈癌手术治疗领域，在妇科恶性肿瘤微创化推广及探索上倾尽全力，在妇科肿瘤微创化、保留器官功能和机器人手术中作出卓越探索。她通过回顾性分析，比较了开腹与腹腔镜下进行全子宫切除术后的残端宫颈癌、残端阴道顶癌或子宫内膜癌Ⅱ期的疗效，结果显示腹腔镜手术在手术时间、出血量、住院时间等方面优于开腹手术，且可由经验丰富的手术医生安全执行。

她还通过一项涉及933例早期宫颈癌患者的研究发现，机器人辅助根治性子宫切除术（RRH）在手术时间、出血量、住院时间、肠功能恢复时间和术后并发症等方面通常优于传统腹腔镜根治性子宫切除术（TLRH），且RRH组无复发报告，显示出RRH作为TLRH的一种安全可行的替代方法在宫颈癌手术治疗中的潜力，对患者替代治疗方案的安全性有着重大贡献。这些研究成果均发表在国际学术期刊，彰显了红房子微创技术在妇科恶性肿瘤手术中的应用价值和人性化进步。

2013年，一位孕16＋5周的宫颈癌病人在辗转多家医院后找到了华克勤，提出一个愿望："能不能既保留胎儿，又切除肿瘤？"

华克勤查阅大量文献发现，像这样的中孕期宫颈癌患者，尚未有人以微创技术涉足。深思熟虑后，她决定迎难而上。

历经 7 小时微创手术，她兑现了对患者的承诺：既切除了肿瘤，也保住了胎儿。这是世界首例"中孕期腹腔镜保留子宫宫颈广泛切除术"，改写了以往中孕期宫颈癌患者需要终止妊娠，行广泛全子宫切除的历史，给无数有着同样遭遇的女性带来了希望。该团队后在《国际妇产科杂志》发表论文对手术过程进行详细介绍。

红房子人也没有放松卵巢癌的诊疗与研究。为提高卵巢癌化疗药物的命中率，徐丛剑教授找到了识别卵巢癌细胞的靶点，下丘脑—垂体激素的受体，将这些受体视为化疗的靶点，为卵巢癌的治疗点亮前景。他从应用研究出发，创新设计了卵巢癌靶向化疗的路径，有效弥补原有缺陷，以连接卵泡刺激素多肽的纳米材料作为载体运载常规化疗药物紫杉

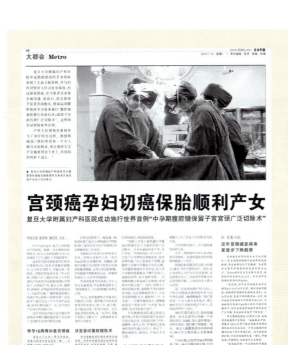

2013 年 7 月 15 日，《东方早报》对红房子医院施行的世界首例"中孕期腹腔镜保留子宫宫颈广泛切除术"进行整版报道

醇。这一全新的化疗药物复合体实现了正确识别肿瘤细胞、降低副作用的双重效果。无数次的比对实验后，徐丛剑以同剂量化疗药物下全新的药物递送系统实现了疗效的最大化及毒副反应的最小化，这一研究成果刊登于权威杂志《癌症研究》。

时间一往无前，随着分子生物学、临床药理学、放射治疗学、材料科学和人文科学的不断发展和深入，妇科肿瘤学的内容也日新月异。观念的更新，新技术、新方法的应用，人性化的治疗让妇科肿瘤诊疗的步伐再次加快。

2015年，在时任院长徐丛剑的顶层设计之下，医院成立了12个妇科、产科"门诊—住院一体化优秀诊疗团队"，这也是亚专科建设的雏形，妇科肿瘤被细分为宫颈癌、内膜癌、卵巢癌、复发及难治性肿瘤。红房子以"优秀团队"的形式将临床与基础研究紧密结合。2019年，在优秀团队形成四年之后，医院将妇科肿瘤单立成科进行系统管理，新一轮的学科建设也拉开了帷幕。

宫颈癌专病团队由华克勤和姜桦两位教授领衔，他们从早期宫颈癌的保育、规范性、精准性手术及晚期宫颈癌的综合治疗等方面为患者提供个体化、全周期的治疗方案，先后建立了2个专病门诊、3个诊治平台以及1个综合诊治中心。

早期宫颈癌手术从保证安全、提高精准度、缩小范围、保留生育、改善生活五个维度进行深耕。华克勤团队针对宫颈癌开腹与腹腔镜手术治疗的争议，创新开展了悬吊免气腹的方式，形成全程模拟开腹的宫颈癌"安全微创"治疗特色。为降低手术并发症，他们采用术中评估前哨淋巴结状态、髂总淋巴结转移状态、阴道切缘转移状态来明确切除范围。对低危复发患者则进行缩小范围的手术治疗探索。

针对晚期、转移、复发性宫颈癌，姜桦团队采用以手术为核心，辅助放化疗的"红房子方案"，使患者生存率高于国际水平15%—30%。对于复发宫颈癌患者，他们则以全盆腔脏器廓清术为探索，联合脏器重建，显著提高了复发患者的术后生存质量，并在第23届亚太妇科内视镜暨微创治疗医学会（APAGE）上斩获三项大奖。同时，团队还创新发明宫颈癌术中阴道切割闭合器，形成专利，提高了宫颈癌术中无瘤标准的一致性，同时牵头全国多中心 RCT 临床研究，目前 3 项方案获国际同行认可在线发表。而其研发的宫颈癌患者术后自报告体系，作为世界首个精细测量量表（CC—PRO137），囊括 13 个维度，可以在非门诊前提下向医生准确呈递患者恢复细节，在 2023 年美国临床肿瘤学会（ASCO）和亚太地区 APAGE 会议上展示并吸引多国同行进行多语言验证。

随着宫颈癌年轻化，许多未育宫颈癌患者面临着"保命"和"保育"的两难抉择。在保证生命安全的前提下，尽可能地保留生育功能是团队的初心，华克勤和她的团队一次次追求突破，向"禁区"发起冲击。

为了提高术后生育率，他们尝试通过腹膜外手术入路，避开对盆腹、腔内宫体的干扰，以提高妊娠率。通过实践攻坚，团队最终揭开了腹膜外手术入路的精髓，为后续宫颈癌保育患者的手术打下了坚实的基础。该创新术式得到国内外同行认可，受邀前往维也纳，在第 27 届欧洲妇科内镜年会上作专题发言。建立并形成规范化的诊治模式，实行多学科MDT 讨论制度，在术前组织各路专家讨论，根据不同的孕周、宫颈癌病

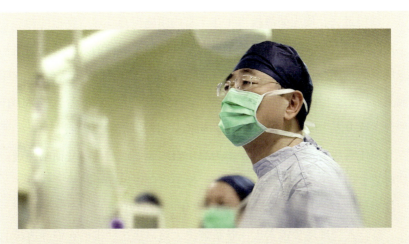

姜桦教授完成国内首例国产原研单臂单孔腔镜机器人辅助广泛全子宫切除术和盆腔淋巴结清扫术

理类型、临床分期、胎儿发育情况、孕妇保育意愿等制定个体化全周期的治疗方案。

在患者妊娠过程中，他们也积累了孕期化疗、影像学评估、阴道镜监测、新生儿抢救等多科联动的丰富经验，创立了"保育评估—精准手术—生育支持—康复随访"的保育新体系，手术质控数据高于欧洲质控标准，随访妊娠合并宫颈癌患者五年复发率为 2.5%，五年生存率达 94%，新生儿活产率 100%。研究成果发表在 *International Federation of Gynecology and Obstetrics* 杂志。

对国际指南认为"不能保育"的宫颈癌患者，这里也提供多学科平台讨论，为患者争取尝试的机会，各类宫颈癌保育手术呈逐年升高趋势，个体化的全周期治疗方案使保育成功率达 90%，并且为年轻患者提供生殖辅导，保育术后成功妊娠率达 63.9%，活产率为 47.2%，均达到国际先进、国内领先水平。相关成果已写入《中国妊娠合并宫颈癌诊治专家共识》，并获得上海市医学科技进步一等奖、中华医学科技进步三等奖等荣誉。

陈晓军教授带领的国内首个子宫内膜病变多学科诊疗团队同样展现出卓越实力，全国各地的内膜癌患者慕名来到红房子医院求医占上海市内膜癌诊治患者总数的 43%。

回望过去，周先荣教授当年在子宫内膜癌保育领域所怀抱的初心与不懈的坚持，如今已如种子般生根发芽，结出了丰硕的果实，一扫当初未能继续的遗憾。子宫内膜病变及宫体肿瘤一体化诊疗团队自 2015 年成立后，经过十余年深耕细作，建立了三大专病门诊、一个多学科（MDT）平台，致力于为内膜癌患者提供系统性、一体化的诊疗体系。

对于有生育需求的患者，因为患子宫内膜癌或癌前病变面临两难：到底是"切"子宫还是"保"子宫？保子宫还能不能生孩子？这是一条布满荆棘之路！团队迎难而上，在多年实践的基础上，通过规范化诊疗、整合式管理逐步摸索出一条条解决之路，让这些徘徊在癌症边缘的女性不仅恢复健康，还能做妈妈。

2019 年，团队成功为一名罹患内膜癌与卵巢癌的"双癌"患者保育成功，这是全球第二例成功案例。陈晓军团队经过个性化治疗，不但使其战胜癌症，更在辅助生殖的帮助下令其成功怀孕生子。

为了减轻传统诊刮方法带给患者的剧痛和内膜损伤问题，陈晓军团队根据自身研究结果推广子宫内膜吸取活检技术，用于一线筛查。该技术明显减少患者痛苦，费用低廉，手术时间短，还可在不取环的情况下取样，总体诊断符合率 85.7%，其中对子宫内膜癌的诊断敏感度达到 100%。如今，这项技术已在泛长三角地区的多家妇幼保健院推广，并开展了多中心临床研究。

红房子提供多学科精准指导，从保育前评估到保育治疗，再到保育后辅助生育，直至完成生育后的终身随访或手术治疗，形成了完备的闭环管理流程。每一个环节都融入妇科肿瘤、妇科内分泌、病理学、影像学、辅助生殖医学等多学科（MDT）的精准指导和人性化温馨服务。在多学科的合作中，红房子在国内首次利用曼月乐环联合孕激素进行子宫内膜癌 / 子宫内膜不典型增生患者的保育治疗，并取得显著疗效；还在国际上首次建立了宫腔镜全面评估和个体化治疗体系，通过影像学指导下的宫腔镜定位取材，病理科分析，提高了诊断精准度，并在保护正常内膜的前提下全面清除内膜病灶，为以后妊娠做好准备。该体系联合高效孕激素将内膜癌保育疗效由国际报道的 70%—80% 提升至 95% 以上。

这些卓有成效的开拓创新，不断克服子宫内膜病变保育治疗道路上的拦路虎，这些探索正转化为宝贵的经验，形成规范的诊疗常规，帮助越来越多的女性走出困境。2013—2018 年，红房子内膜癌及癌前病变保育治疗 622 人次，有效缓解率达 95.7%—97.4%，妊娠率达 53.8%，均高于文献报道，使内膜癌患者面临的这道"生"和"育"的单选题有了新解法，更多人情味在诊疗过程中温暖人心。

目前，医院已建立起子宫内膜癌单病种质控标准，诊疗水平达到国际一流，研究成果更是被 2 个国际指南所引用。

卵巢癌团队则由孙红和尧良清两位教授共同领衔。孙红致力于早期卵巢恶性肿瘤及交界性肿瘤的保育治疗，曾多次为年轻尚未生育的生殖

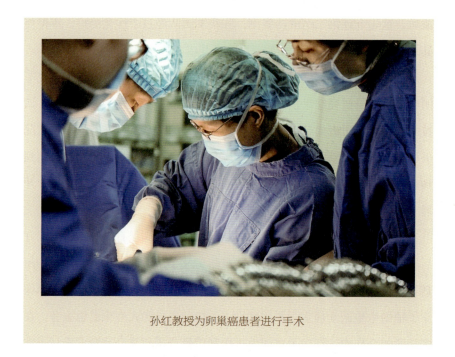

孙红教授为卵巢癌患者进行手术

细胞来源的卵巢恶性肿瘤患者施行手术，突破禁区为患者保留卵巢，守护患者生育希望，并针对多次复发的卵巢交界性肿瘤患者形成了独特的"卵巢交界瘤保育方案"。

孙红还发起多项临床试验，为晚期及复发性卵巢癌患者发掘手术化疗以外的治疗途径。其中，二甲双胍联合一线化疗治疗上皮性卵巢癌的前瞻性研究结果为晚期卵巢癌患者提供了治疗的希望，相关成果发表于 *American J Translation Research* 并多次在国际会议交流。孙红对罕见卵巢癌的诊治也有独到之处，她通过大数据回顾分析所建立的卵巢透明细胞癌的预后因素的相关研究提高了预后评估的准确性，成果发表于 2022 年 *Frontiers in Oncology*。

尧良清致力于晚期及复发卵巢癌多学科、规范化综合诊治。他所领衔的团队是国内少数可独立开展肝、肠、颈等全身转移病灶 MDT 切除的团队，对于广泛转移晚期或复发卵巢癌的减灭术满意率超过 90%，达到国际前沿水平，曾为多次复发的患者行 3 次以上的瘤体减灭术，相关研究成果于 2023 年发表在《中华妇产科杂志》。对于终末期卵巢癌合并恶性肠梗阻实施挽救性治疗，收录于中国临床案例成果数据库。团队亦为 4 次复发多线耐药的卵巢癌患者找到生物标记物（biomarker），给予精准治疗得到长期缓解，目前患者无瘤生存。同时，还相继开展了复杂腹膜后肿块切除、高难度的盆腔廓清、LEER 手术、腹腔热灌注化疗、肝动脉介入栓塞、肿瘤免疫及靶向治疗等系列新技术。在临床精研中，有效延长了卵巢癌患者的生存期。

临床研究之外，徐丛剑教授聚焦卵巢癌的基础应用研究，开发了针对卵巢癌最常用的肿瘤标志物 CA125 的异常糖基化的检测试剂盒，即 CA125-Tn ELISA 和磁微粒化学发光检测试剂盒，利用抗体—凝集素酶联免疫吸附试验检测 CA125-Tn，提高 CA125 用于卵巢癌诊断的特异度，获授权发明专利 3 项。这些创新性的研究，拓展了卵巢肿瘤临床诊断新方法。

妊娠滋养细胞肿瘤亚专科在常年的积累中，也持续走在国际前沿，以鹿欣教授为核心的多学科个体化诊疗团队，成功攻克了超高危患者的

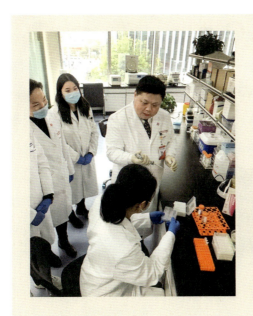

徐丛剑教授开发针对卵巢癌常用肿瘤标志物 CA125 的异常糖基化的检测试剂盒

难题与挑战。尤其对于伴发肝脑转移的超高危病例，团队实现了 83% 的治愈率，这一卓越成就使得他们多次受邀参加国际大会发言，荣获国际滋养细胞疾病大会最佳发言奖，赢得全球学者的瞩目。鹿欣教授近五年来受邀参与了多项指南共识的制定工作，包括担任中华医学会妇科肿瘤分会《妇科恶性肿瘤铂类药物临床应用指南》《卵巢癌 PARP 抑制剂临床应用指南》的主笔及执笔专家，《妊娠滋养细胞肿瘤 NCCN 指南中文版》《妊娠滋养细胞疾病诊断与治疗指南》的副主编。她还担任中国临床肿瘤学会妇科肿瘤专委会《卵巢癌诊疗指南》的执笔专家，以及《中华医学会 GTD 指南》的编委，还参与了 EOTTD 国际指南的编撰及推广工作，展现了其在妇科肿瘤领域的广泛影响力和深厚学术功底。

　　鹿欣教授不遗余力地推广妇科肿瘤的临床实践指南和整合肿瘤诊治

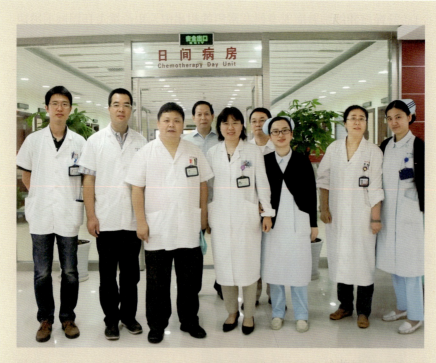

2013 年，日间病房成立，方便患者，缩短床位周转率。图为日间病房全体医护人员合影

理念，足迹遍布全国。每年，鹿欣教授在国家和省部级学术会议上发表关于滋养细胞肿瘤规范化诊疗和临床研究进展的讲座，为推动我国妇科肿瘤学科的发展作出了重要贡献。

作为妇科恶性肿瘤治疗的三大支柱之一，化疗的重要性不言而喻，医院自 1992 年起便专设了化疗病房。近十年来，妇科恶性肿瘤的术后辅助治疗模式发生巨大改变，从化疗到系统治疗，再到靶向治疗。抗血管生成、免疫治疗等已广泛应用于临床治疗。与此同时，各类研究者发起的临床研究、新药临床试验在化疗病房陆续开展。为了适应需求，2013 年以来，化疗病房逐步形成住院化疗、日间化疗和门诊化疗分层优化模式。2015 年，医院成立日间化疗中心，简单的化疗方案收治入日间化疗中心，极大减轻住院病房压力，加快了化疗专科化进程。2023 年，化疗分层治疗再细化，开设门诊化疗，进一步方便患者。化疗病房从住院化疗到开设日间化疗再到增设门诊化疗，合理化布局之下，使妇科恶性肿瘤患者的化疗再无后顾之忧。

与之同行的，还有医院坚持了很多年的多学科会诊（MDT）和临床病理讨论会（CPC），这些充满着浓浓红房子特色的诊疗模式，让各科室的医生们在多学科的参与之下彼此了解、快速成长、在团队"作战"中更新理念，更让患者避免了传统诊疗模式中多次转诊、反复检查引发的对治疗方案的不信任和经济负担，让更多晚期患者的治疗方案得到更全面地衡量，抓住可贵的治疗时机，改善预后。

从上海到长三角，从长三角到全国，越来越多妇科肿瘤病人借此平台来求得最佳治疗方案。每周二下午固定的 MDT 也已成为红房子妇科肿瘤科的一个常规，被越来越多的患者和同行所熟悉。

领跑各领域：科技洞见未来，向精准化治疗进军

随着新科技的发展，红房子妇科肿瘤抓住机遇，以临床问题为导向，开展科技创新，逐步向精准化进军，并实现了全新突破。

利用信息化契机，华克勤教授率先建立了医院的宫颈癌专病数据库，实时将病患诊治信息录入，形成一体化查询系统；并作为申康妇科联盟盟主单位，牵头搭建上海市级宫颈癌大数据 COC 信息平台，制定上海市《宫颈癌标准数据集》，并形成结构化病历、标准数据字段，建立区域或全国统一的网格化信息管理平台，深入开展大规模的多中心临床研究。目前已建立独立的组织库和生物样库，拥有超过 1 万例的宫颈癌样本。

针对宫颈癌少见病种，如胃型腺癌，宫颈癌专病团队在长期随访数据中寻找辅助诊断的规律，构建了预测胃型腺癌患者的 Nomogram 模型，不仅可以预测手术患者的预后，更可辅助术后治疗方案的选择。康玉教授领衔的遗传性肿瘤团队则从早期筛查出发，自主研发甲基化试剂盒，检测阴道排液中是否存在癌变来进行早期诊断。目前准确率达到 90% 左右。未来这一创新成果顺利转化后，将为更多胃型腺癌患者带来福音。

随着高通量基因组测序技术的不断成熟，医院组建的由遗传咨询师、临床医生、科研人员组成的新兴团队也越来越凸显专业性。每年为数千名患者提供遗传咨询服务和精准诊疗，帮助他们了解并阻断突变基因向下一代遗传的风险。"在临床实践中，我们 BRCA1/2 突变晚期卵巢癌患者的五年生存率已经从过去的 30%—40% 提升至 60%—70%。"康玉认为，这一成果正是得益于红房子医院早期筛查、遗传咨询和个体化治疗方案的实施。

针对遗传因素的研究在近些年佳绩频传。2020 年，红房子携手多家医院共同开展卵巢癌遗传风险队列研究，通过基因检测揭示疾病发生的早期信号，并建立起长期随访机制，以实现对遗传风险的动态监控与早期干预。同时，通过建立遗传性卵巢癌智能遗传咨询和临床决策辅助系统，筛选遗传性卵巢癌高危人群，为其提供遗传咨询结果。2022 年，团队自主研发的胚胎植入前单体型连锁分析（PGH）技术获专利授权，为易感基因携带者提供早期预防手段，即通过预防性切除手术降低自身卵巢癌患病风险，或通过胚胎植入前全基因组单体型分析（PGH）进行致病基因的家族垂直阻断。目前，该技术已应用于 10 例遗传性妇科肿瘤易感基因携带者的胚胎植入前诊断。针对黑斑息肉综合征等特殊的遗传性宫颈癌，团队积极探索 STK11 靶点新药联合免疫治疗的创新疗法，通过多机制协同作用，打破治疗瓶颈。通过队列研究和随访，预见其未来健康状况，提前进行干预。目前黑斑息肉综合征患者队列已有四五百人。

为了更好地诊治遗传性肿瘤，面向成长中的医学生乃至社会公众的科普教育也在紧锣密鼓地开展。2019 年，徐丛剑和康玉共同主编的《实用妇科肿瘤遗传学》正式发行；2021 年，红房子与喜马拉雅 FM 联合发起针对遗传性妇科肿瘤科普的"红橙行动"，吸引了 39 万人持续关注；2022 年，华克勤及徐丛剑教授在复旦大学同时开设了《遗传性肿瘤诊疗新进展》及《肿瘤遗传咨询前沿》两门课程；2023 年和 2024 年，科室先后牵头制定发布《妇科肿瘤遗传咨询专家共识》（2023 年版）及启动编写《遗传性妇科肿瘤管理指南》。

亚专科蓬勃发展之外，医院依然重视医疗之根本，把质量放在首位。

作为上海市妇科质控中心的牵头单位，在规范诊疗、提升质量、科学督导、持续改进上也做出了诸多管理创新。华克勤对标国际先进标准，组织讨论并制定了覆盖宫颈癌、卵巢癌、子宫内膜癌等 12 个单病种《长三角地区妇科单病种质量控制标准（2020—2023 版）》（目前该标准已出版专著），并形成了宫颈癌、内膜癌质控全国专家共识，均发表于《中国实用妇科与产科》杂志。医院还牵头国家宫颈癌质控指标监测指标体系及解读材料撰写，并参与制定国家肿瘤专业质量控制指标（妇科肿瘤相关病种）。通过数十年的努力，红房子妇科肿瘤质控标准已成为上海市、长三角乃至全国标准，为国内妇科质控一体化发展合作作出重要贡献。

近几年，国际学术界临床研究的热度升温，靶向、基因、免疫等新型治疗方法的出现为患者带来了新的希望，红房子步伐紧跟国际标准。

2021 年，医院成立临床研究中心。迄今已开展临床试验项目 100 余项。作为上海仅有的 13 个干细胞中心之一，医院承担了关于干细胞修复子宫内膜的研究，如今，这项研究已经取得了初步成效，有患者在接受治疗后恢复月经。肿瘤相关临床试验涵盖多种癌症类型，以卵巢癌为例，医院不仅在细胞治疗方面取得了进展，还研究了 ADC 药物、小分子药物以及 TILs、溶瘤病毒等多种新型治疗方法。在免疫治疗方面，医院致力于积极探索双免疫靶点、免疫治疗结合化疗以及新的治疗方法和剂型，打破单一的 PD-1 抑制剂局限性，以期为患者提供更多、更有效的治疗选择。在"宫颈癌精准治疗"方面，医院开展了多中心、大样本、前瞻性的五大方向临床随机对照研究，涉及早期宫颈癌安全的微创手术方式、宫颈癌缩小手术范围的前瞻性队列研究、宫颈癌保育治疗的前瞻性队列研究、宫颈癌改善术后生活质量的临床研究以及局部晚期宫颈癌的前瞻性随机对照研究等。截至目前，累计入组患者 3087 例，4 项研究已达到入组要求，总体随访率达 98.28%。

21 世纪医学的最大进步离不开人工智能，医院在妇科肿瘤风险预测、筛查和诊断、治疗反应评估等关键环节也紧跟国际医学研究的步伐进行尝试。2018 年起，华克勤教授领衔的早期宫颈癌团队便涉足此领域，建立了面向宫颈癌预防诊治"诊验理影"医疗分析云平台和工具集的开发，平台涵盖了宫颈癌预防诊治全流程，即诊前 TCT 细胞学检查排除阴性患者，诊中阴道镜检查确定病灶取样位置，诊后核磁共振影像学检查判断是否发生癌症转移，全程 AI 辅助参与。在此基础上，团队于 2021 年又进行了跨模态模型的研发与优化，受到广泛认可。目前该平台细胞学预测准确率达 75.86%、阴道镜图像符合率达 95.57%、核磁共振影像判读准确率超过 80%，均高于临床准确率，可有效帮助基层医生打通宫颈癌筛查链条的"最后一公里"，解决偏远地区病理医生、专科医生缺乏的问题。此外，遗传性卵巢癌及宫颈癌团队还基于人工智能机器学习算法建立精准防治模型及"临床—病理—影像"的多维预后预测模型，运用多中心数据进行外部验证，完成临床转化，相关成果已发表 SCI 论文，并开发了 App 和预后预测小程序，辅助医生制定个体化诊断、治疗及随访策略。

医院也积极关注到育龄期及育龄前期女性恶性肿瘤患者的生育力保存问题，于 2018 年 11 月获批成立"上海市人类生育力保存中心"，依托医校研企管的优势，已顺利开展程序性冻存、玻璃化冻存、卵巢组织活性检测等技术。建立了技术流程和管理制度。开展了 10 项符合医学指征并经伦理批准和注册的临床研究。7 项生育力保存相关技术申报上海市医学会进行新技术审批。开展了生育力保存咨询门诊、生育力保存多学科（MDT）会诊门诊。作为牵头单位联合上海其他 4 家三级甲等医院共同承担上海申康医院发展中心市级医院新兴前沿技术联合攻关项目《优化的卵巢组织玻璃化冻存方案在生育力保存中的前瞻性多中心临床研究》。并承担一项上海市卫生健康委员会政策研究课题。目前，依托临床研究共入组卵巢组织冻存病例 74 例，涉及宫颈癌、内膜癌、外阴癌等妇科恶性肿瘤，乳腺癌、直肠癌等外科肿瘤，淋巴瘤、免疫缺陷等疾病。共冻存卵巢组织 1040 片，人均 14.05 片。患者平均年龄 29.17 岁，最小 8 岁。已完成卵巢组织复苏移植 2 例，手术顺利，目前正在随访过程中，1 例患者移植后卵巢激素水平恢复正常，并实现了月经来潮。

妇科肿瘤科经过近 10 年的亚专科建设，成绩卓著，成为国家卵巢癌诊疗规范试点建设单位、上海市级医院肿瘤综合诊治中心、上海市宫颈癌综合诊疗中心。在平台建设的基础上，人才梯队合理搭建，具有国家级主委 2 人，上海市主委 3 人。科研成果突出，近五年取得国家级项目 13 项，其中重点研发项目 2 项、课题 3 项。发表 SCI 论文 268 篇，总计影响因子 941.85，其中影响因子大于 10 分的论文 22 篇、影响因子大于 5 分的论文 78 篇。执笔 / 参编指南共识 22 项，其中 4 项被国际指南引用；牵头制定质控标准 2 项。开展 GCP 项目 63 项，其中 I 类新药 I 期 12 项、牵头国内多中心项目 5 项。越来越多的"妇瘤人"受邀带领团队走向国际学术舞台，在 AAGL、ESGE、ASGO、ASCO 等妇产科领域的顶级会议上进行主旨汇报、专题演讲、手术演示等，发出中国声音，展现中国实力。

随着学科发展，更多年轻的"妇瘤人"开始在肿瘤扩大根治、器官组织替代、微创器械创新、分子病理遗传机制等方面深研探索，在多学科交叉、产学研结合中接受挑战。从临床到科研，再将成果反哺临床，让妇科肿瘤患者看到"生"的希望和"活"的尊严。

展望未来，现任妇科肿瘤科主任丁景新教授感慨："踏着前辈们的足迹前行，在他们的优秀与坚韧中，我们的步伐更有力量。在向历史求答案的回顾中，我们不能躺在功劳簿上沾沾自喜，而应该以发展的目光来审视肩上责任。我们应该汲取前辈的精神，与国际先进水平对标，在分子基因、人工智能、材料替代等前沿科技的加持下融合创新，从全生命周期理念出发，将妇科肿瘤'诊治关'前延后移到预防、筛查、诊断、治疗、康复全过程中。认识疾病、了解疾病、战胜疾病，这是国家队的使命。"

红房子妇科肿瘤从一个医生到一群医生，从白手起家到百花齐放，从单兵作战到多学科诊疗，点燃了患者生的希望，也书写着妇科肿瘤治疗的"红房子范本"，在建链成群中铸就"国之重器"，探索着妇科肿瘤治疗的无限未来，这是国家队的担当。丁景新表示，不仅要追求技术的精进与创新，更应在每一次治疗、每一项研究中回归人文，理解、回应患者的痛苦，探索创新针对妇科肿瘤患者的"技术—人文双轨诊疗模式"。

"在这个充满机遇与挑战的时代，我们可能只是新百年征途中'承上启下'的一代，但我们深信，在'使命、担当、初心'的引领下，红房子妇科肿瘤会在自主创新的探索中逐步实现从跟跑、并跑到领跑的蜕变。"红房子妇科肿瘤这样说。

时至今日，人类对癌症的认识早已发生了天翻地覆的变化，对抗癌症的手段也从最初的无可奈何，到如今的多措并施。从1884年至2024年，妇科肿瘤的发展记录着红房子诊疗技术的日新月异，更记录着岁月变迁及时代发展的烙印，是一部充满挑战和进步的叙事。随着人类对妇科肿瘤认识的日益加深，人类每一天都在离战胜癌症更近一步，我们有理由相信未来会有更多的突破和进展。

赓续岐黄，
走好新时代的"旗舰"之路

王　煜

常常有人用这句话形容这个学科："一株小草改变世界，一枚银针联通中西，一缕药香跨越古今。"它所传承与信奉的"调和致中""天人合一""道法自然""阴阳平衡"等文化是中华传统文明延续数千年的重要精髓，它就是中医学。在红房子医院，有这么一个科室，它将传统中医学的智慧光芒与现代西医科学融会贯通，聚焦妇科方向，为中医妇科这一领域在新时代的发展默默耕耘近七秩芳华，它就是中西医结合妇科。

在红房子医院门诊楼的 3 楼，可以感受到中西医结合妇科的门诊室与其他科室相比显得格外与众不同：它一改传统就医环境的沉闷感，弥漫着古色古香的中医文化氛围。移步至另一幢楼该科室的病房内，也能深深感受到其彰显出的东方韵味，古朴而高雅。门楣上，悬挂着一个个中国结；门框上，张贴着以中药名为内容的对联；走廊的墙壁上，还有一张张介绍蜜炙黄芪、荔枝核、陈皮、泽泻等中草药的精美图画，以及关于艾灸、刮痧、砭石等科室特色自然疗法的介绍。来往之人，无不感到宁静、惬意。

20 世纪 50 年代，王淑贞老院长前瞻性地率先把传统中医引入红房子这么一个西医医院，她邀请的便是当时沪上四大妇科名医之一的唐吉父，传统中医大家的加入，奠定了中西医结合这一优势学科蓬勃发展的最初基础。当时唐吉父声名远扬，是病人们极力追崇的对象，但凡出诊，门诊便被里三层外三层慕名前来的患者围得水泄不通。当时诸多西医束手无策的病例，在唐吉父这里均得到了治愈，院方也开始逐渐加以重视。

1956 年，在众多力量的集成之下，唐吉父带领众人正式创建了中西医结合妇科，回溯创建至今的 70 年，可谓是一代代红房子中西医结合专家在医术水平、学术造诣道路上砥砺前行的 70 年。

以古为新、立足根基，"纯中医"传承千年精粹

中西医结合科发展的第一个阶段，是"纯中医"阶段，这一阶段的学科发展在学说层面最著名的当数"以肝养天"。

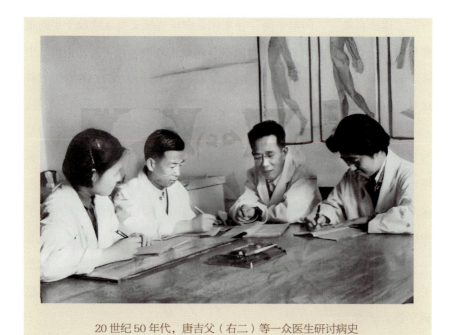

20 世纪 50 年代，唐吉父（右二）等一众医生研讨病史

当时唐吉父等人自开创"唐氏学派"后，经过临床的反复摸索，总结出了许多建树不凡的医学成果，其中最为重要的当数以肝为先治疗妇科和经前期紧张症的辨证施治。该学说主张以肝为先治疗妇科病，从肝着手应用调肝养血法治疗妇科病，经过临床经验总结，促进中医理论得以进一步地升华。在此基础上，唐吉父等人进一步提出了直接治肝法与间接治肝法。直接治肝法贯彻"辛以散之，阴以养之，血以濡之"的原则。间接治疗法则是利用肝与其他脏器之间相互影响和联系，并抓住其主要方面进行治疗。"唐氏临证"究其根本便是环绕一个"肝"字，用此观点指导临床治疗经前期综合征、脏躁病、百合病、月经失调等病，在当时获得了理想疗效。

这一阶段对中西医结合妇科产生深远影响的还有唐吉父的学生曹玲仙。他们一起总结、整理唐吉父教授的学术经验，发表了《漫谈"女子以肝为天"的体会》《女子以肝为先天初探》及《经前期综合征辨论治》

唐吉父、曹玲仙《漫谈"女子以肝为天"的体会》手稿等一系列文章。翻开当时的文献手稿，他们一笔一画进行系统总结，其中《漫谈"女子以肝为天"的体会》及《经前期紧张综合征辨证论治》称得上是唐吉父一生立说的精华，其中，《女子以肝为先天初探》荣获1980年上海市重大科技成果二等奖。

提到中西医结合科的"宫泰冲剂"，大家都不陌生，而曹玲仙主持进行的"参茜固经冲剂治疗月经过多临床及实验研究"课题中的参茜固经冲剂正是20世纪90年代科室所研发的用于专治妇女月经过多的"宫泰冲剂"的前身，当时"宫泰冲剂"是卫生部颁发新药审批办法以来上海地区最早被批准投产的成药之一，后来也成为上海市第一个上市的中药新药。"参茜固经冲剂治疗月经过多临床及实验研究"也荣获国家中医药管理局二等奖及上海市科委二等奖。

翻开1992年的报纸，《解放日报》《新民晚报》都对该冲剂进行了相关报道。根据记载可知，当时的科室在唐吉父教授经验方的基础上筛选出以茜草、蒲黄、党参、生地等为主的药方，由上海中药三厂作剂型改革后制成"宫泰冲剂"来治疗月经过多。经临床应用，该药治疗月经过多的总有效率达85%，而且对病人的排卵等生理功能无影响，治疗中患者可正常妊娠，没有任何副作用，停药后有较好的远期效果。"宫泰冲剂"用于产科其他方面的止血，也有很好效果。

这一发展阶段的科室还充分重视制药，根据《文汇报》在1958年12月23日一则题为《做中西医合流的促进派——一医妇产科医院创设中药厂》的报道，充分佐证了当时红房子中医科的发展态势可谓如火如荼。

报道称："上海第一医学院附属妇产科医院的青年同志在学习中医药过程中，自己创办了一个药厂和药圃。这个药厂目前正在大量生产中药暖宫膏、玉红膏、黄连膏、金银花药酒、黄菊花药酒、六味地黄汤等十四五种中药制剂，都是用来治疗妇女患的盆腔炎、宫颈炎、滴虫病的。这些药除满足本院使用外，还大量供应其他医院，其中有几种药花药草是在他们自己的药圃里种植出来的。"

根据报道，我们得以将历史做部分还原：药厂创办之初，医院的青年同志都不懂中药。他们就到处求师访贤，到中药铺去拜师做徒弟，学习制药方法；又买了《本草纲目》《汤膏丸散集成》等书参考。药厂没有机器、厂房、经费，他们都主动拿出钱来；又用切菜刀、剪刀、轧肉机、擦板来代替切药机和压榨机。当时的医院党组织和行政还腾出房子，给他们做厂房。搬出园圃给他们培育药苗，并指出今后工作方向。他们所成立的中西医结合妇科科学研究小组，第一个研究题目是分析治疗宫颈炎有显著疗效的金银花药酒和黄菊花药酒的有效成分，作为向元旦的献礼。当时他们还规划今后扩大种植和制药，成立汤剂、膏剂等车间，使生产逐步走向机械化，并编写出一部中药处理与制剂手册。

自己设厂、自己在院内开辟苗圃种中药，那些"自给自足"的经历至今还是红房子老一辈人津津乐道的故事。

除了前文提到的制药、种药，中西医结合科的针灸也是赫赫有名，在"纯中医"这一阶段，"针灸生奶"这一当时创新之举获得较大瞩目。根据当时《文汇报》《新民晚报》等报纸报道，我们得以了解，过去孕妇产后缺奶，西医有时感到束手无策。但在西医学习中医的过程中，红房子用中医针灸法生乳，对五百个缺乳的妈妈们进行针灸治疗，显著有效的占 30.4%，有效的占 51.5%，无效的 18.1%。

根据当时的实验分析，凡是年轻身体健康，生第一、二、三胎，足月顺产，乳房发育良好的产妇，如果在产后两周内接受针灸发奶，效果很显著；年龄不到 20 岁或超过 40 岁，生胎次数较多的产妇，效果就差。由此可见，针灸生奶是值得肯定的。新民晚报也做出评述："针灸生奶治疗，方法简便，效果很好，可以大力推行。我们应当好好传承祖国医学遗产，来保障母亲和婴儿的健康！"

翻开 1992 年的《上妇之声》，《我院针灸室情况简介》一文揭秘了红房子针灸发展的"前世今生"。它于 20 世纪 60 年代初逐步成立，一直从事妇产科临床疾病的治疗以及科学实验的研究。临床上治疗的疾病有痛经、月经不调、闭经、带下病、不孕症、经前头痛、更年期综合征、外阴瘙痒、神经性厌食、产后术后尿潴留、产后关节痛、术后胃肠功能恢复不佳等，尤其在治疗痛经、经前头痛、外阴瘙痒、青春期月经失调、无排卵月经失调、产后术后尿潴留等病症方面，采用体针、艾灸、耳穴压丸、水针、埋线等方法相结合，取得了很好的疗效。与此同时，其亦积极发挥中西医结合的优势，开展与临床治疗相关的科学研究，"电针促排卵的临床研究"荣获卫生部科技三等奖。

红房子医院针灸已发展了60年，时至今日，针灸依旧是红房子中西医结合妇科的"明星服务"。这项古老而神秘的疗法宛如一颗"中华医学的璀璨明珠"，凭借着其适应证广、操作安全、疗效明显、经济实惠等特点，在今天依旧"针"服着我们，闪耀着其独有的光芒。

科室的发展离不开几位前辈的推动，在曹玲仙的学生许钧眼中，曹老称得上是一位纯粹的中医，她用一生行医之路贯彻着"医者，情贵乎诚"。2004年，曹玲仙被评为"上海市名中医"，在给后人的寄语

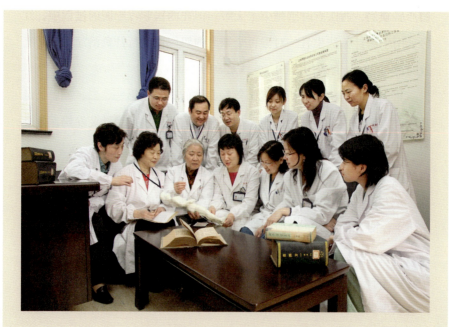

曹玲仙（前排左三）给科室医生讲解穴位

中，她深情地写下这样一段话用以勉励后人："祖国医学是瑰宝。继承发扬、推陈出新、任重而道远。甘耐寂寞、矢志弘毅、添砖加瓦、到达成功的彼岸，拥抱属于我们的事业。与耕耘在这块宝地上的中医人共勉之。"

作为科室创始人，唐吉父也曾由衷地说："红房子医院工作期间是我一生中最美好的时光。我感激医院领导的信任和支持，为中医妇科的发展创设了一个如此好的平台，为中西医结合打开了新的大门。"

衷中参西、挖掘精华："西学中"引领半世纪光辉历程

1958 年 10 月 11 日，毛主席在卫生部党组"关于西医学习中医离职班情况、成绩和经验给中央的报告"上作出重要批示（简称"西学中"批示），同年的上海医学院党委书记陈同生也在大会上号召西医学习中医。

翻开医院的档案，早在 1959 年 4 月 27 日，市卫生局便在红房子召开中西医综合治疗妇产科疾病的经验交流会，通过这次大会的相关报道，我们可以感受到中西医结合妇科创建起初的成就是辉煌的，前人的努力为后来半个多世纪的蓬勃发展奠定了不可或缺的基石。

详细阅读当时的报道，我们得以了解到：当时红房子在边学边用边提高的基础上已经开始广泛应用中西医综合治疗，在攻克疑难疾病方面已有 13 种病种获得了比较肯定的疗效，特别是对历年来长期不能解决的危害妇女最广最严重的四大疾病——慢性盆腔炎、妊娠期高血压疾病（妊高症）、功能性子宫出血、习惯性流产，初步摸到了治疗道路。在发病机制的理论上也有新的发展，这是根据中医阴阳学说结合巴甫洛夫学说提出"机体均势破坏"的新观点，并找出其发病原始动因。对习惯性流产已拟出了养元保胎方进行辨证论治，全部病人皆足月分娩，病人欢天喜地送来表扬的锦旗。占妇科门诊病人三分之一的慢性盆腔炎，采用了气功、针灸、外敷、中药、理疗、中西医结合七日疗法，亦获得了疗效，所有病例症状完全消失。科室对中西医治疗 80 例妊高症，退肿

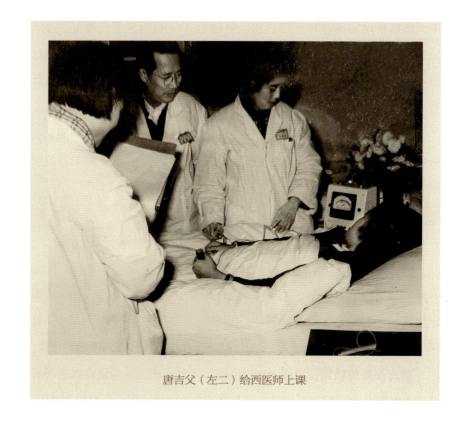

唐吉父（左二）给西医师上课

疗效达 98%，蛋白尿消失达 83%，降压 60%。根据辨证论治已找出疾病的传变规律。以上可以见得，红房子用中西医结合治疗妇产科疾病，已基本上征服了流产、功能性子宫出血、炎症和妊高症等，且医疗质量都超过国内其他单位水平，可谓"所向披靡"。

1959 年 9 月 11 日，上海市卫生局、上海市中医学会还为开办中医伤科、妇科、儿科专科培训班而发布联合通知，发函以期推派中西医参与学习。

在这样的大背景下，王淑贞老院长不久后便于院务会议上作出"于红房子医院内开办西学中培训班，由唐吉父教授亲自授课、带领学生"的决定。自那以后，全院掀起西医学习中医的热潮，中医门诊、中医药房以及中药库逐一建立，妇产科西医医师也争相开始向院内经验丰富的老中医拜师学艺。

王淑贞老院长的这一决定，正式拉开了红房子医院中西医结合妇科的第二个发展阶段，即"西学中"阶段。

在这一阶段，有关中西医结合妇科的一系列系统研究取得了长足进步，称得上是"百花齐放"的繁荣时期，在时间上大致可划分为1958年底至2003年。

这一阶段的学科发展在学说层面最著名的当数"肾主生殖"。

这一理论当时被李超荆首次提出，学说主张"肾上通于脑，下连冲任而系胞宫"，其肾主生殖也就是调节女子一生生殖、生理活动的相关论述，与现代医学主张的生殖生理功能，即由中枢神经—下丘脑—垂体—卵巢轴的反馈调节有类似之处，应用补肾为主的治疗法则，对生殖功能障碍性疾病进行系统观察。

李超荆的自传中有这么一句话："走上中西医结合的征途，是我在医学生涯中的转折点。"在中西医结合研究板块中，李超荆等人是真正意义上"西学中"妇科领域"拓荒者"。这一发展阶段，科室内一众中西医结合妇科专家在国内率先开展妇产科中西医结合研究，她们力求取中、西医之长，补两者之短，是名副其实的学科奠基人。

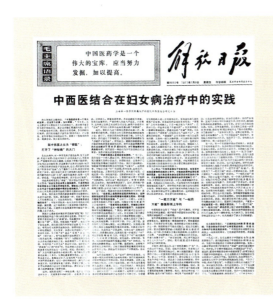

1971年7月9日，《解放日报》刊发《中西医结合在妇女病治疗中的实践》专题报道

在 1971 年 7 月 9 日《解放日报》头版头条位置，是关于红房子中西医结合妇科的一篇大版面报道，题为《中西医结合在妇女病治疗中的实践》，署名为"上海第一医学院附属妇产科医院中西医结合研究小组"。文章提到，在中医理论里，女子的生理特性、生长发育、衰老以及月经均与"肾"有密切关系。女子的"肾"通过"任脉"连接"胞胎"（即子宫），肾气旺盛则月经按期而下，肾气虚亏则月经失调。中医指的"肾气"与西医说的女性内分泌系统功能有相似之处。采用中医"补肾为本"的治疗方法由此应运而生。

"肾主生殖"理论的后期临床践行，使得肾虚型无排卵功能性子宫出血病的患者获得了 90% 以上的疗效。较传统引血归脾治崩漏法的 19% 有效率有显著提升，该理论荣获上海市科学技术进步二等奖，在从理论出发指导实践背景下，于临床开创的温肾化痰之法，使排卵率达到 80% 以上，解决了无排卵功能性子宫出血的难题，避免女性因为出血而要切除子宫，超过了当时西药促排卵的效果，曾引发全国性轰动。几次成功的尝试让李超荆团队感受到中西医结合妇科的巨大潜力，也更坚定了当

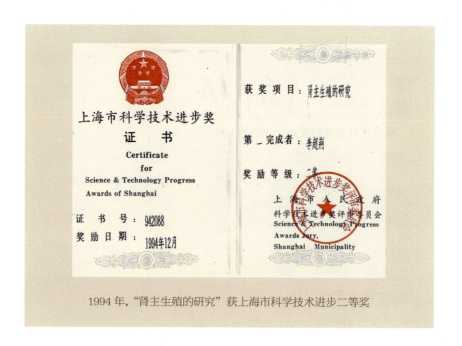

1994 年，"肾主生殖的研究"获上海市科学技术进步二等奖

时大家在中西医结合领域深耕的决心。

1988 年，《中西医结合杂志 1988 年中西医结合 30 年特集》上发表了李超荆、俞瑾撰写的《妇产科中西医结合研究成就》，其对"肾主生殖"的临床实践和机理探讨进行了较为系统的论述。

自 1958 年"肾主生殖"论点首次提出，历时四五十年的临床与实验研究，李超荆等人验证了该论点在生殖内分泌与生殖免疫系统中的作用机理主要有三点：第一点是验证了肾对下丘脑—垂体—卵巢轴的调节机理，第二点是验证了肾对自身免疫与同种免疫引起的生殖细胞损伤的保护作用，第三点是验证了肾对更年期综合征的神经—生殖内分泌—免疫网络的调节机理。

开展掌叶半夏对宫颈癌治疗效果的机制研究，也可谓李超荆等人在中西医结合实践中的一段"传奇经历"。

传统中药掌叶半夏系天南星科半夏属，产于我国大部分地区。1966 年左右，李超荆被下放至青浦农村。一次闲谈时，邻村的医生听说李超荆来自上海红房子医院，就告诉她：他们村有一位妇女，前不久在红房子医院诊断出宫颈癌晚期，由于没钱接受放射治疗，只好回家等死，这期间，意外获得一个土方，用了一种中草药内服外敷，病居然好了。李超荆觉得难以想象，就立即和这位医生一起去随访该患者。经检查，该患者子宫颈光滑，再次活检也未检到癌细胞。难道之前是误诊？李超荆立即根据病人提供的资料回到医院调阅就诊病史，病史反映确实有宫颈癌体征，且活检病理切片也证实了宫颈癌。于是，李超荆立即回到农村，对该患者使用的中草药进行鉴定。经鉴定，该草药为掌叶半夏。

这一发现让李超荆既兴奋又震惊，她由此开始了治疗宫颈癌的中草药研制。由于不知道药性，她又与生化教研室顾天爵教授和化学教研室的老师们共同研究，提取出掌叶半夏抗癌的有效成分，制成阴道栓剂及口服液。在应用于临床的过程中，治疗宫颈癌 155 例，有效率达 80%。其中，60 余例患者完全治愈。该项成果获得 1980 年卫生部（乙级）科技进步二等奖、1981 年上海市科技成果一等奖。

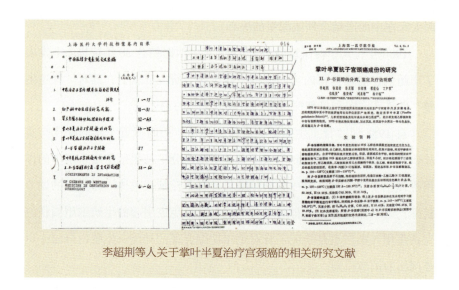

李超荆等人关于掌叶半夏治疗宫颈癌的相关研究文献

　　一则土方治愈肿瘤的轶闻，就这么在以李超荆为首的一众前辈手中变成了可以治愈癌症的一剂良药，进而成就重大的科技进步。科学技术研究思路常常是偶然所得，但更珍贵的是那些时刻关注医学创思的红房子人，科学研究也从来都是跨越时空的接力赛。时至今日，关于掌叶半夏的研究依然在红房子医院进行着，后辈们将延续前人精神，让掌叶半夏在宫颈癌治疗领域绽放更闪耀的光亮。

　　这一时期的中西医结合妇科在不孕症的疗法探索方面也有了较成熟的发展。

　　邵公权教授毕生的研究方向是针对不孕症展开"活血化瘀"这一当时中西医结合妇科的特色疗法。20世纪70年代起，上医各附属医院不同学系均在运用该理论进行各种治疗和研究，当时邵公权便和高秀慧、张振钧等人一起投入妇产科"活血化瘀"疗法的研究。因为曾经是基础医学研究生，他擅长用基础理论分析中医的治疗手段研究"瘀"的本质和活血祛瘀疗法在妇产科血瘀症治疗中的应用。邵公权将活血化瘀疗法在妊高症治疗中的研究拓展到对子宫内膜异位症的研究，发现了活血化瘀疗法可以解决内异症不孕与疼痛。在前文所述的《中西医结合杂志1988年中西医结合30年特集》中，就曾提及当时邵公权等人以活血祛瘀治疗 149 例子宫内膜异位症，治疗的有效率达 82.8%。1982 年，其团队因对"瘀"实质的研究及对活血祛瘀用于治疗子宫内膜异位症取得的成绩而获得卫生部科技二等奖。

和邵公权一样，中西医结合科的归绥琪也被患者亲切地唤作"送子观音"，她所聚焦探索的是中西医结合治疗流产后难孕的课题。几十年如一日的耕耘，使她总结出特有的中西医结合诊治规律，并探索出补肾益气方治疗内分泌—免疫紊乱型流产，其治疗效果既高于纯西医又高于纯中医，尤其是针对复发性流产和不孕不育症，采用此规律治疗收效甚好，至今也常为病人首选的治疗方法之一。

上海市中西医月经病协作中心这一特色诊疗中心也在这一时期由中西医结合妇科创建并迎来蓬勃发展，翻开院刊《上妇之声》第 33 期（1994 年）、第 57 期（1996 年）、第 65 期（1996 年），我们可以清晰地看到其一步步的建设发展路径：1994 年 5 月 27 日成立；1996 年 8 月 14日，迎来上海市卫生局及有关医院领导专家进行中期评审工作；1996 年

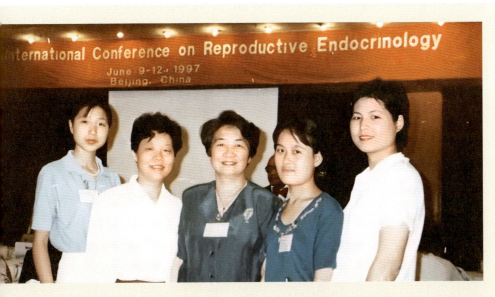

1997 年 9 月，科室参加国际生殖内分泌学会议合影，左起侯璟玟、归绥琪、俞瑾、李桂玲、周丽蓉

8月28日，通过了上海市卫生局全面、严格的检查，获得了充分的肯定以及完善意见。

学贯中西、保护特色，"中西医结合"焕发新时代光彩

2003年至今，是红房子医院中西医结合妇科迈入"妇产科中西医结合特色"发展的新时期。

这一阶段的学科发展在学说层面最著名的当数"女性生命网络调控"。

这一学说的诞生，来自红房子中西医结合妇科另一位响当当的人物。她行医60余载，是"全国名中医"，是享誉海内外的"世界外婆"。她的一生，和所有红房子人一样，倾尽所有只为守护女性健康，她就是俞瑾。

2003年开始，俞瑾正式提出"女性生命网络的调控理论"，并将理论应用到临床，指导诊断治疗各种女性疾病，明显提高了治疗效果，使该理论在实践中得到验证。早在20世纪80年代国外提出系统医学理论前，俞瑾团队发现中医药和针刺可通过体内无数个节点同时调节神经、内分泌、代谢、免疫等功能，因此，提出了人体呈现为一个大的球状复杂网络，它把各种功能都千丝万缕地连接在一起，促进体内外各项功能达到稳态平衡。

从针刺促排卵到针刺治疗神经性厌食，她按照神经学的原理，"同根异枝"地设想针刺能否通过如降低垂体 β—内啡肽般地使促肾上腺皮质激素分泌下降而达到治疗神经性厌食的目的。她在临床上发现中医辨证论治益阴清火对围绝经期综合征有90%以上效果，遂对其机制进行了探索，发现中药能使全身雌激素受体水平及其分子表达上升，通过雌激素受体这个关键节点提高整个生命网络的立体联系，推而广之，用相近辨证对卵巢早衰、卵巢功能衰退的治疗也有效。通过中医分型对多囊卵巢综合征（PCOS）分型诊治成功，俞瑾由此最终创立了"女性生命网络调

控学说"。

在"生命网络调控"思想指导下，俞瑾对多囊卵巢综合征、子宫内膜异位症、卵巢储备功能低下、疑难复杂性不孕症等多种疾病的诊疗方案进行了改进和验证，疗效明显提高。

在治疗中，她强调"人"的生命网络调控观点，在 PCOS 治疗中得到稳定的 90％的排卵率和 76％的妊娠率，居国内外领先地位。根据此方案组成了中药复方坤泰 I 号和坤泰 II 号及天癸方，其中天癸方获上海市科技进步二等奖，并在后期进一步临床转化为红房子医院有名的院内制剂"天癸胶囊"，称得上是红房子医院的"明星产品"。她辨证结合少量、短期的不同激素治疗和针刺治疗，病人全身症状如精神和体力状态、情绪、肥胖等现象均明显改善。俞瑾对 PCOS 做出的中医和西医之间的具体科学对话内容，受到国际高雄激素和 PCOS 学会前主席巴特·弗塞尔（Bart Fauser）的高度好评。目前，年近鲐背之年的俞瑾仍然在笔

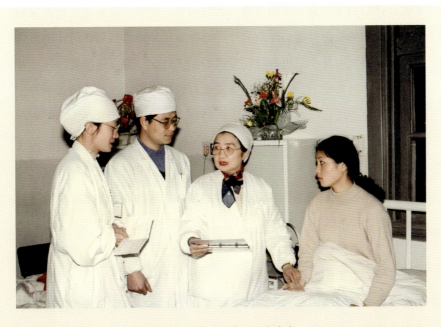

1994 年，俞瑾（右二）在查房

耕不辍地整理生命网络调控治疗 PCOS 及其他病症的规律，以期将其标准化，并开发成软件供临床应用与推广。

接过学科发展"接力棒"，中西医结合妇科的"后生"们，也为科室发展、学科建设贡献了重要力量。这一众年轻专家，很多也和俞瑾、李超荆、归绥琪一样，尽管西医出身，但对中医有着独到的领悟。

王文君教授于 2000 年接受上海市高层次中西医结合临床科研型人才的培养，师从名中医俞瑾、曹玲仙，无论是业务上还是精神上，导师都是她的榜样。王文君从医近 40 年，基于生命整体观及中西医结合优势互补，长期从事中西医结合生育调节及绝经相关疾病的防治，学术上推崇"肾主生殖、女子以肝为先天、脾为后天之本、久病必瘀、预培其损"，临床擅长中西医结合治疗月经病、不孕症、反复自然流产、绝经综合征等，将西医辨病、辨因的微观检测与中医宏观辨证施治有机结合，中西合参，相互为用，精准用药，安全高效。对卵巢功能低下患者，以雌激素与补肾益气活血化浊中药融合使用，相得益彰，有效促进卵巢功能。对复发性流产患者，孕前用药提倡和调养正、预培其损，孕后提倡治病与安胎并重。针对当今社会工作竞争压力大等因素，不孕、反复自然流产发病率明显增加的社会问题，研发治疗慢性应激致卵巢储备功能低下的中药组合物，获"一种中药组合物"发明专利。对绝经综合征患者，在补肾健脾调肝中药基础上，对有适应症无禁忌症者予以小剂量性激素治疗，提高性激素效应，全面提高生命生活质量。现今，王文君作为第七批全国老中医药专家学术继承工作指导导师，继续进行着中西医妇科的传承和发展。

2005 年，已身为博士生导师的徐丛剑，报名参加了上海市高级西学中研修班，重新当了一次学生，当时，他的举动在业界备受瞩目。如今回忆，徐丛剑解释说，他对中医自小就有兴趣，上大学时就曾跟随扬州中医名家抄方，工作以后也曾通过各种渠道进修中医。他说，中西医结合最重要的是找到共同点，中医的整体观、变化观在治疗中非常重要。徐丛剑主持的一项研究，正好体现了这一点。中药用药的一个最重要特点是讲究"配伍"，中药有四性五味，传统中医在开药方的时候，必须考虑各种药物的相互作用。但是，中西医结合的治疗中，在中药配伍之外，还要加入西药，而西药在联合用药中会发挥怎样的作用，产生什么样的效果，至今无法明确，亟须更深入的研究。徐丛剑现在的研究，就是要找到辨别西药四性的办法，为药性的判断提供依据。2024 年 6 月，徐丛剑教授团队对于青蒿素治疗 PCOS 的相关研究成果《青蒿素类衍生物可通过 LONP1-CYP11A1 互作治疗多囊卵巢综合征》发表在 *Science* 上。

除了妇科内分泌领域，在子宫内膜异位症、妇科恶性肿瘤康复的中西医治疗上，"红房子经验"也深得患者信赖：院内中药协定方"归芎消异方"由红房子医院 20 世纪七八十年代的院内制剂"异位丸"化裁而成，现广泛应用于治疗子宫内膜异位症；徐丛剑教授团队领衔的子宫内膜异位症中西医结合长期管理的治疗模式，深受业内人士好评；邹琴娣副教授也曾参与《中医妇产科学》的编写。

此外，由朱芝玲教授领衔的中西医结合和妇科恶性肿瘤康复多学科团队积极探索妇科恶性肿瘤术后康复治疗之路，术后无留置导尿及缓解淋巴水肿的治疗有效率分别达 95% 及 90% 以上，均高于目前普遍报道水平。西医出身的她，也对中西医结合科的发展起到了极大的推动作用。在她带领下的中西医结合科，继续沿袭着老前辈的光荣传统，她看重科室的多元化发展，带领科室朝着中西医并重的方向发展。除了传承原有的强势学科，她站在西医的立场，用不同的视野发现了一片新的天地。

新时期的科室还聚焦拓宽国际视野，在国际妇产科领域提出来自红房子的中国方案。2005 年，俞瑾、归绥琪、徐丛剑及王莉一行赴马来西亚吉隆坡参加了第一届国际妇女健康和亚洲传统医学大会（Women's Health & Asian Traditional Medicine，WHAT Medicine）。会议聚集了近千名来自全球的科学家和医生，内容涵盖了妇女一生的健康和多种传统医药、传统疗法，如中医药、印度传统医学和瑜伽、日本、伊朗、菲律宾和马来西亚传统医学疗法等在防治多种疾病中的作用。红房子医院俞瑾教授担任分会场主席，并在大会上做了关于中西医结合医学对女性生殖健康影响的报告，折服了 200 多位来自世界各国的妇科医学专家。会议期间，还在当地电视台转播的公众栏目作了关于传统中医和绝经的介绍；王莉代表归绥琪及红房子医院中西医结合科在会上报告了红房子医院在美国国立卫生院（NIH）资助下与美国哥伦比亚大学合作课题"维生素 K 穴位注射治疗原发性痛经"的近期研究结果，反响强烈，多名外国医生都表达了希望到中国学习这种疗法的浓厚兴趣。会议闭幕时，马来西亚总理夫人同俞瑾、归绥琪亲切握手交谈，对红房子医院利用中西医结合方法治疗妇产科疾病，积极促进妇女健康予以高度评价。

如今，中西医结合妇科发展的接力棒交到了王莉的手中，她曾主要参与前文所述的维生素 K 穴位注射治疗原发性痛经和子宫内膜异位症相关疼痛的临床和基础研究，以及天癸方治疗多囊卵巢综合征高雄激素高胰岛素无排卵症的机理研究等。

在受访时，王莉深情地说：中西医结合科对红房子精神的理解是"传承精华、守正创新、不断进取、砥砺前行"。16 个字，70 年的征程，中西医结合科的发展是不易的，却是光辉灿烂的。在她眼中，做好一个中西医结合医生既要精通西医，亦需精通中医；而中西医结合科最大的价值在于面对复杂的病症之时，医生可以中西"两条腿"走路，为病人挑选最适合的疗法，以西辅中，以中促西，真正做到"融合协同"。

2023 年，红房子医院获批中西医协同"旗舰"医院建设项目试点单位，这对中西医结合妇科来说，是新时代背景下的最大机遇。未来，王莉将带领科室继续促进中西医"双剑合璧"，走好中西医协同"旗舰"的品牌之路。

经过几代人的努力，红房子已形成坚固的中西医结合发展基础，中医药及适宜技术在女性全生命周期妇女保健、孕产妇健康管理、妇科疾病诊疗等各个领域得到了广泛的应用，已覆盖红房子医院所有亚专科日常诊疗工作。"女性生命网络调控"理论长期指导妇女保健以及妇科疑难疾病如多囊卵巢综合征、子宫内膜异位症、不孕症、围绝经期综合征等疾病的诊治，并建立了相应疾病的中西医结合诊疗常规。李大金教授现为中国中西医结合学会妇产科专委会候任主委，朱芝玲为上海市中西医结合学会妇产科专委会主委。

红房子始终将中医药工作放在全院发展总体规划中统筹谋划推进，中西医协同发展已经成为医院的显著优势。中西医结合妇科先后列入国家"211工程三期重点学科建设项目"、复旦中西医结合基础与临床的创新发展研究项目、复旦大学妇产科"985工程"重点学科、教育部复旦大学"中西医结合临床"重点学科建设单位，医院现为中西医协同"旗舰"医院建设项目试点单位，中西医结合妇科现为国家级中西医协同"旗舰"科室、全国妇幼保健院中医药工作示范单位、国家中医药管理局"十二五"临床重点专科、国家妇幼中医药特色建设单位，拥有俞瑾全国名老中医传承工作室、曹玲仙上海名老中医传承工作室、上海市月经病诊疗中心等。

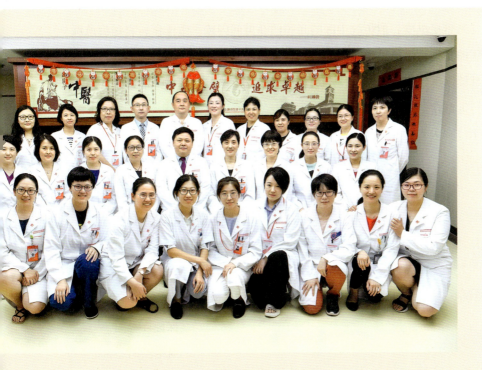

中西医结合妇科团队合影

未来，中西医结合妇科将更充分整合利用院内、院际中西医相关优质资源，以妇产科重大疑难疾病临床问题为导向，提升妇产科领域重点疾病中西医协同诊治能力，建设高融合度、高影响力的中西医协同、医教研管理一体化综合平台和多学科团队，使红房子医院成为全国妇产科重大疑难疾病中西医结合诊疗中心；同时创新中医药服务模式，优化中西医结合妇幼服务网络，提升妇女儿童中西医结合预防保健和疾病诊疗服务能力，实现中西医结合服务覆盖女性全生命周期。

除了专业上的荣誉，更让中西医结合科医务人员自豪的是，红房子的中西医结合治疗，在民众中享有极高的口碑，病房的宣传栏上，写满了病人对科室的深深感谢。值得一提的是，中西医结合妇科的门诊量占整个红房子医院妇科门诊总量的三分之一左右。每一天，慕名而来的全国各地的患者等候在名医们的诊室门口，她们将希望寄托在这些受人尊重的医生身上。在切身体会到治疗效果后，病人们又把科室的声誉传播到更远的地方。

繁星纵变，但传统中医的光芒已在世间闪耀了数千年，它是治愈疾病的钥匙，更是一种有关生命的哲学。未来，红房子中西医结合妇科将继续以现代中西医诊疗技术赋能传统中医疗法，在守护妇孺安康的路上行远自迩、笃行不息。

自强"自力","生生不息"

周昱琪

"计划生育",这个出现于 20 世纪 70 年代的词汇仿佛自带时代烙印,看上去与当代社会格格不入。在许多人的认知中,"计划生育"简单等同于只能生一个或两个,而医院计划生育科则被认为只是一个做人流的地方,再加上过去很长一段时间黑诊所泛滥以及铺天盖地的"人流"广告,使人们对这一学科产生许多偏见与误解。

作为我国妇产科领域的领军者,守护女性生育自主权、推动我国生育质量发展是红房子医院义不容辞的责任。让有意愿生育的人有机会生,让无生育计划的人避免非意愿妊娠,自主决定生育的时间、数量和间隔,最终保护女性生殖健康,一代代"红房子人"不屈拼搏、迎难而上,为我国计划生育学科发展作出巨大贡献。

一枚避孕环的"前世今生":
与国计民生同呼吸共命运

新中国成立后,社会秩序日趋稳定,医疗卫生条件不断改善,出生人口快速增长的同时死亡率也迅速下降,到 1953 年,首次全国人口普查显示，我国人口已达6亿，人口无计划盲目增长同国民经济稳定有序发展之间的矛盾开始显露。人口问题是"国之大者"，不仅关系国家民族兴衰存亡，还是国计民生的重要组成部分。

作为红房子医院计划生育工作先行者和倡导者，1957年，王淑贞教授与其他学者在《人民日报》上发表《对于实行计划生育的意见》一文，主张用科学方式进行计划生育，而不是一次性的人工流产。当时，国外已普及避孕环，但中国尚未有能力制造，由于西方封锁，获取相关资料和信息极为困难。

王淑贞的儿子在国外，她就让儿子想办法把这个避孕环寄回来，希望可以研究一下。"她的孩子费尽辛苦，辗转托人带回来一个避孕环，她高兴得不得了。"李超荆教授当年总喜欢将这段故事讲给周围的人听，仿佛在她们的记忆中，那段艰苦岁月总是充满阳光与希望。

后来，王淑贞教授在医院率先引入宫内节育环，并召开学术讨论会，组织全国培训班，把最简易的宫内节育环推广至全国各地。1960年，在周恩来总理的亲切关怀下，王淑贞教授担任全国计划生育临床组负责人，组织全国妇产科专家制定计划生育措施和临床学科计划，并开始尝试和推广各种避孕措施。1963年，王淑贞教授担任第一届全国计划生育委员会主任，成为中国计划生育领域最早的开拓者之一。

随着"大跃进"运动开展，"人多力量大"的观点一度成为主流，学者马寅初建议控制人口的新人口论被批判。1959年，我国国民经济陷入严重困难，节制生育政策再次提上日程。医院响应政府号召，指派郑怀美教授担任业务副院长，分管计划生育工作。她积极参与国家"六五""七五"规划中的计划生育科研课题，开展激素避孕临床研究、口服避孕药临床应用研究以及宫内节育器临床效果观察，成果显著，并在全国推广使用。

20世纪60年代，郑怀美教授对当时西方避孕药剂量感到困惑，认为并不完全适合中国妇女的体质，为探索一种更适合的避孕药剂量，她联合杜心谷教授，应用病理形态学的方法，选择不同年龄、体重和生育史的妇女作为试验对象，密切监测药物的效果和副作用。在这个过程中，她们不断调整药物剂量，以找到最佳平衡点。经过无数次实验和数据分析，她们终于发现一种适合中国妇女的避孕药剂量，不仅能有效控制生育，而且副作用极小，受到广大妇女欢迎。

80 年代后期，郑怀美教授又与人口理事会、中国科学院药物所等单位合作进行"Ru486 配伍 Anordrine 抗早孕研究"。90 年代初，只有少数发达国家才能生产"左旋 18 甲基炔诺酮"皮下埋植剂这种避孕药，其为六根棒型的剂型。郑怀美教授在一次学术交流中突发奇想，拟将该埋植剂置入宫腔内，用于治疗子宫内膜增生过长。她让学生周霞平将六根棒捆绑在"T"形环（一种避孕环）的纵杆上置入宫腔，但由于体积太大，放置失败。但这并没有影响郑怀美教授大胆创新的脚步，她把这个想法告诉生产厂商寻求帮助，虽然无果，却得到一位荷兰学者的响应。他得知这个创意后，感觉非常有临床应用价值，专程来医院找到郑怀美教授洽谈合作事宜。在外力帮助下，郑怀美教授与荷兰 Organo 公司合作，率先在国内进行新型单根皮下埋植剂的临床试验课题，并诞生"曼月乐"节育环。1986 年到 1991 年，郑怀美教授担任联合国世界卫生组织人类生殖规划处科学与伦理评估会顾问，11 次应邀赴日内瓦对各国学者向世界卫生组织申请的有关生殖功能研究课题的资助进行审阅。她的工作不仅推动我国计划生育科研进步，也为全球生殖健康领域发展作出重要贡献。

截至 1970 年，全国总人口从 1949 年的 5.4 亿人迅速增长到 8.3 亿人，人口压力在经济社会生活诸多方面进一步显现。"不应该等待经济发展来引发生育率下降，而应该通过大力开展计划生育来推动生育率下降"，这在当时成为共识。1971 年，党中央、国务院作出在全国城乡全面推行计划生育的重大决策，有关内容于 1978 年写入宪法。1979 年，红房子医院妇产科研究所正式成立，由王淑贞任所长，袁耀萼、李超荆、陆湘云任副所长。

新成立的研究所首先承接国家重点课题"女用长效口服避孕药远期

安全性研究"。这是一项艰巨的任务，由全国 27 个省市的研究单位通力合作，联合攻关。陆湘云教授负责该课题各项具体工作，并最终写成论文，后来又经不断完善和改进，获得当时国家计生委"六五"攻关二等奖、国家计生委科技展览铜杯奖。

一个新科室的"继往开来"：
代代传承为生育健康领路提灯

20 世纪 80 年代以前，虽然计划生育政策已实施，红房子医院也开展计划生育业务，但计划生育科尚未建立。1980 年前后，当时担任院长的王淑贞教授和担任副院长的郑怀美教授找到杜明昆，希望她接班医院计划生育工作。随后，计划生育科于 1980 年 2 月组建，掀开发展新篇章。

这一时期计划生育科主要业务，一是避孕器具放取，二是人工流

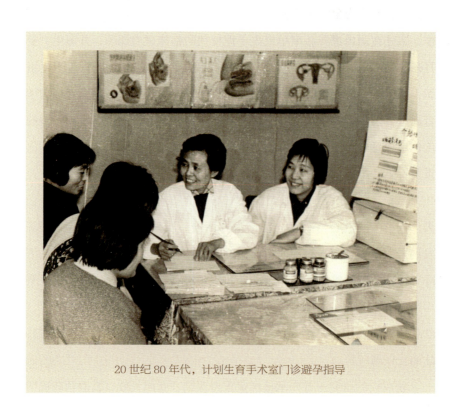

20 世纪 80 年代，计划生育手术室门诊避孕指导

产。当时计划生育科手术量非常大，平均每月手术 2000—3000 台，手术操作几乎都是由经过专门培训的护士完成，非常辛苦。尽管操作人员不是医生，但医院对技术人员专业能力有很高要求，护士们勤奋好学，工作热情高涨，将钻研技术作为己任。红房子医院计划生育科的技术人员在上海市每年举办的手术操作考试中屡获佳绩，成绩始终位列前茅，并多次在各类市级操作比赛中包揽三甲。有一批门诊手术室护士因其精湛技术，被同行叫做"白衣十姐妹"。

当年，一位女青年在上海某医院做人流手术，动了几次手术，医生在她的子宫里就是吸不到绒毛。红房子医院"老法师"闻珍等 2 名护士前去援救，但从早上一直到中午，还是吸不到绒毛。后来，细心的闻珍发现对方的子宫里有块绿豆大小的白色黏膜，经反复检查发现原来是一位双阴道双子宫病人，当天下午就为这位女青年完成手术。那一年，"白衣十姐妹"共动手术 15819 人次，没有发生一例人流后胎盘潴留及绒毛潴留，曾被评为全国计划生育劳模先进集体。

技术人员不满足于安全完成手术，还在实践中对技术精益求精。在摘除避孕环手术中，老护士们根据多年经验，针对一些年龄大、绝经后取环的患者，采用老年人刮宫用的器械"内膜头"替代常规的取环器械"环钩"，"内膜头"克服传统取环器械锋利的缺点，前端卡槽不仅可精准取出节育环，并能有效减少手术创伤，提高手术准确性和安全性。

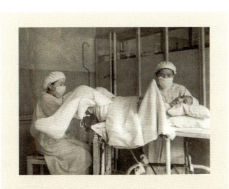

20 世纪 80 年代，计划生育手术场景

在医生和技术人员的共同努力下，红房子医院的新技术也走在同行前列。如从 20 世纪 70 年代起开展输卵管结扎术后再通术，之后随着显微外科发展，手术成功率不断提高，享誉全国。

此外，红房子医院也是国内较早引进皮下埋植避孕、米非司酮抗早孕的医院之一。1984 年，当时的国家计生委选派医生前往美国人口理事会亚洲培训中心印尼雅加达大学学习"Norplant 皮下埋植避孕技术"。全国总共只有 4 个名额，所选拔的学员都是中国医疗水平最高的医院业务精英，红房子医院计划生育科第一任主任杜明昆就是其中之一。学成回国之后，杜明昆在国内开展这一技术的临床应用，并组织大规模培训——先培训本院医务人员，而后培养上海市的医务人员，最后向全国推广。世界卫生组织也十分支持中国推广这项技术，免费提供一些药品做科研，任命杜明昆为全国的副组长，负责广大南方地区的培训工作。为降低计生药物成本，国家决定将该项技术使用的避孕药物国产化，杜明昆积极参与研究，她的"长效避孕埋植剂研究"课题获得国家科技进步三等奖，她参与研发的国产化避孕药品成功投入生产，物美价廉，并出口非洲。

此后，杜明昆参加世界卫生组织的大型合作课题"Norplant 上市后监测"，历时 7 年。该课题由许多国家共同参加完成，我国科研任务比例占 40%，完成得非常出色，得到世界卫生组织和美国人口理事会的赞许。国际医学界对杜明昆的工作十分认可，不断向她发出国际学术交流、国际课题邀请，她先后参加由世界卫生组织、美国人口理事会、日本、法国和荷兰等国家和组织牵头的国际合作课题达 30 项之多。她也是最早参与法国 RU486 药物流产在中国的临床研究的人员之一，并参与此后的国内流产药物临床研究和推广应用，"米非司酮配伍前列腺素终止早孕的药代动力学及系统临床研究"课题获得国家科技进步二等奖，计划生育科也于 1992 年增设药物流产室，是国内较早开展药物流产的医院之一。杜明昆在引进国际先进计生技术、承担国内技术推广研发工作中有不可磨灭的贡献，是红房子医院计划生育学科当之无愧的提灯者。

进入 21 世纪以后，计划生育科面对的患者病情越来越复杂，重复多次人流、剖宫产 6 个月内再次妊娠、哺乳期妊娠等情况不断增加，使得手术难度大大提高。依托新的医疗理念和医疗技术，计划生育科在疑难或高危妊娠的终止及避孕节育手术并发症的处理上，积累丰富临床经验，尤其对切口妊娠、流产引产后残留等情况的处理有独到方法。

随着剖宫产率增加，切口妊娠明显增加，切口妊娠是指胚胎着床在前次子宫下段即剖宫产切口瘢痕处。剖宫产手术后，子宫壁上会留下瘢痕，如果受精卵走到这个"沟壑"处无法逾越，便只能在此扎根。孕卵着床后，胎盘绒毛在植入肌层的过程中，很容易将肌层上的瘢痕撕裂，发生难以控制的大出血，甚至出现子宫破裂，危及生命。计划生育科根据临床治疗经验开展临床科研，2004 年发表论文《14 例剖宫产疤痕部位妊娠引流产结果分析》，是国内较早针对这一问题的学术文章。

一种全流程的"温暖底色"：
流产后关爱体系透射医学人文之光

尽管手术技术不断进步，但对于女性来说，人工流产还是会在不同程度上损害健康，特别是重复流产，给女性带来身心上的巨大伤害。为改善人工流产现状，红房子医院计划生育科花费很大精力用于宣教，教育女性学会科学避孕、远离人流。

早在 1955 年，医院即已成立节育指导门诊，有专人负责宣教，除在门诊候诊室放置实物图片、黑板报等，病房、休养室、小手术室等亦

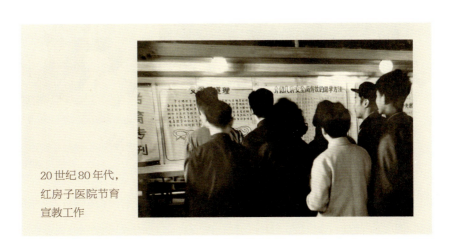

20 世纪 80 年代，红房子医院节育宣教工作

都有黑板报以及图片等资料。在时任主任黄紫蓉带领下，2002年增设避孕指导专科门诊。2011年，中国妇女发展基金会、中华医学会计划生育学分会及国家人口计生委科学技术研究所共同发起流产后关爱（Post-Abortion Care, PAC）项目。该项目旨在通过设立 PAC 优质服务示范门诊，规范流产后女性关爱服务流程，宣传避孕知识、强化立即避孕的意识、落实有效避孕方法，并督促患者坚持正确使用，提升女性生殖健康水平。

同年9月，红房子医院挂牌成为全国第一批两家 PAC 优质服务示范医院之一。医院 PAC 团队由掌握避孕节育知识、熟悉 PAC 服务流程且具备优秀咨询技巧的医师及护士组成。医院设立 PAC 独立空间，专用的避孕与人工流产门诊咨询室，为育龄女性及人工流产患者提供人性化保健咨询服务。门诊宣教采用面对面、一对一的方式，相关宣传展板图文并茂，并辅以免费发放的宣教资料、避孕药具实物进行讲解。

宣教内容包括让患者了解术后注意事项及再次妊娠的风险，流产后应立即落实避孕措施的必要性；正确认识人工流产的危害；充分讨论导致本次意外妊娠的原因（如侥幸心理、避孕措施使用不当等）；普及相

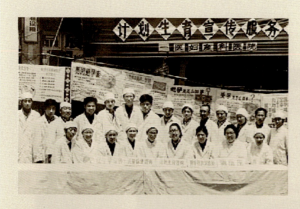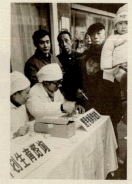

20 世纪 80 年代，红房子医院进行计划生育宣传咨询服务

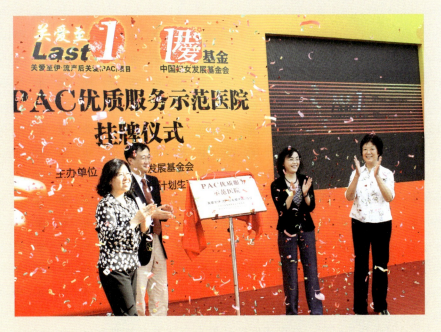

2011 年，医院被授予"全国 PAC 优质服务示范医院"称号

关生殖生理知识及避孕知识、介绍安全可靠的避孕措施；消除患者对避孕方法的认识误区；指导患者知情选择后及时落实可靠避孕措施，并坚持正确使用等。

红房子医院的 PAC 模式成为同行学习的蓝本，多次在国内外会议上交流，并受到业内广泛赞誉。国内外专家认为，PAC 服务体现计划生育医疗工作的广度和深度：广度在于，除了服务好本次计划生育需求之外，更外延到掌握正确避孕知识，坚持正确采取避孕措施，避免再次意外妊娠；深度在于，不是简单推荐避孕措施让患者被动接受，而是充分调动患者主动性，自行选择适合自己的避孕措施，有利于医患信任感的建立以及促使患者更好地坚持使用。

一份使命感的"时代答卷":
三大目标全周期照护女性健康

　　随着国家人口政策调整,当前国家鼓励生育,却面临生育率不断下降、人口负增长的现实,育龄人群结婚及生育的主观意愿下降,生育率滑坡还会继续。《"健康中国2030"规划纲要》提出,要改革计划生育服务管理方式,更加注重服务家庭,构建以生育支持、幼儿养育、青少年发展、老人赡养、病残照料为主题的家庭发展政策框架,引导群众负责任、有计划地生育;完善国家计划生育技术服务政策,加大再生育计划生育技术服务保障力度;全面推行知情选择,普及避孕节育和生殖健康知识。

　　因此在新时代,红房子医院计划生育技术服务理念与工作重心转变,不再仅是避孕、节育以达到控制人口数量的目的,而是涵盖避孕节育、优生优育、不孕不育三大方面,旨在面向育龄女性的健康生育需求,优化妊娠终止手段,完善特殊人群妊娠终止技术,降低非意愿妊娠导致的人工流产数量及相关并发症发生,最大限度降低人工流产对生殖系统的损害,保护女性生育力;重视青少年时期、产后、流产后、围绝经期、绝经后女性的生殖健康管理,提供全方位的避孕节育、优生优育、防病治病相结合的综合服务;积极开展亚专科建设,开设产后避孕门诊、优生及孕前检查门诊、切口妊娠专病门诊等特色门诊;充分发挥多学科诊疗模式的优势,将避孕节育与优生优育系统性地结合起来,为女性提供更加全面、精准、系统的生殖健康服务及疾病治疗方案。

　　红房子医院计划生育科从成立初期不到5人,发展到现在30余人,并拥有主任医师及副主任医师8人,其中博士2人、博士在读1人,专业队伍逐步壮大。经过几代人赓续奋斗,科室医教研得到整体发展,多次举办国家级继续教育学习班,已完成世界卫生组织、国家级、市级等多项课题,共发表论文百余篇,参编专著多部,获实用新型专利2项。计划生育科已突破原有概念,从关爱女性角度出发,为守护女性生育自主而努力，正如现任主任姚晓英所言："计划生育是让想生的有机会生，让不想生的做好避孕，避免意外妊娠发生，避免终止意外妊娠对女性造成伤害。"

秉持"红房子"的自强，守护"生育力"的自主，为计划生育注入新内涵，为医学发展探索新模式，为女性健康书写新范本，为生生不息的生命源泉付出所有的热血与力量！

司门守户，
树立中国下生殖道疾病诊疗标杆

麻慧琳

40 年多前，方斜路 506 号小楼的走廊和楼梯上，挤满了前来看病的患者。这是红房子医院新生亚专科——宫颈科的根据地。前辈们在"螺蛳壳里做道场"，探索了激光、宫腔镜等一系列新技术，为先后设立宫颈门诊、阴道镜门诊、宫颈手术门诊、外阴门诊、肛周门诊、宫腔疾病门诊、宫腔镜门诊奠定了基础。

如今，诊区门口也是满满当当，每日门诊量达 700—800 例，相当于上海市三甲综合性医院妇产科日门诊量总和。科室立足于宫颈与阴道早期疾病、宫腔及输卵管疾病、外阴疾病、肛周疾病，在医、教、研领域居国内领先、国际一流水平。

一场筛查，催生一个新的科室

"发病率高、死亡率高"，这八个字足以让人闻宫颈癌而色变。新中国成立初期，宫颈癌的发病率、死亡率在女性恶性肿瘤中均居首位，每年新发病例占全球总数的 20%—25%。至今，宫颈癌仍是妇科三大恶性肿瘤之一，可谓是"红颜杀手"。

"烂死、臭死、痛死"，是宫颈癌晚期患者不可承受之重，有的甚至选择提前结束自己的生命。正是担心这样的悲剧发生，收治宫颈癌患者的病房，管理往往最为严格。

"可防、可控、可治"，则是宫颈癌与众不同之处，关键在于"早"字。70多年前，鉴于医疗水平有限，对发病机制缺乏了解，晚期宫颈癌患者无力回天。而癌前病变及早期宫颈癌其实是可以治疗的，且预后良好。宫颈癌筛查是早诊早治的关键。

得益于20世纪40年代巴氏涂片的应用，美国于50年代开始宫颈癌筛查。在与美国专家交流中，红房子医院院长王淑贞敏锐地意识到筛查的必要性。她还发现，卫生条件差、文化程度低、早婚的地区，宫颈癌愈是高发，遂向上海市政府提议到工厂、街道、农村开展宫颈癌普查。由此，上海成为国内较早进行宫颈癌筛查的地区。

五六十年代，在党中央"面向工农兵""预防为主"等卫生工作方针的指导下，一场声势浩大的爱国卫生运动在全国各地铺开。宫颈癌也在筛查之列。宫颈的可及性、癌前病变细胞的可见性和早期宫颈癌的可治性，为人类征服这一恶性肿瘤提供了理想的突破口。1958年至1960年，全国20个城市中有100多万25岁以上的妇女接受了宫颈癌筛查。

翻开医院档案，进一步贯彻"预防为主"方针是70年代的工作重点之一。"一是受政策启发，二是目睹过宫颈癌晚期患者的痛苦与无助，所以我愿意从临床转向预防工作。"当时还是主治医师的丁爱华怀着一腔热血，带领一支十人左右的防癌普查小分队，从南市区开始摸索，深入街道、工厂、田间地头进行宫颈癌防治宣教，挨家挨户筛查适龄女性。

筛查遭遇"闭门羹"，是常有的事情。这时，丁爱华会讲这样一个故事："曾有一个晚期宫颈癌患者家庭，丈夫起早贪黑挣钱为妻子治病，孩子每天为妈妈清洗恶臭熏天的尿布。患者被病痛折磨得体无完肤，在走不动路的情况下趁家人不注意慢慢爬到湖里自杀了。"故事传了一遍又一遍，听者无不动容。

　　一番功夫没有白费。百姓从一开始不重视、难为情、不配合，到后来夹道欢迎红房子医院院长王淑贞来纺织工厂筛查，更有七八十岁的老人主动参加筛查。五六年时间里，50余万人次接受普查普治，有效降低了宫颈癌及癌前病变发病率。初查时渔民聚集的唐家湾街道是宫颈癌发病率最高的地方，经过5年防治，晚期癌、早期癌甚至连癌前不典型增生病例也没有了。上海纺织工业局第一、二、三医院与上海第一医学院附属妇产科医院（即红房子医院）调查数据显示，属下42个工厂在1958—1972年普查普治的15年间，宫颈癌患者5年生存率和10年生存率分别高达95.7%和92.4%。

　　筛查的顺利开展，离不开筛查方式的支持。在经济困难时期，病理科杜心谷医生创造性地倡导将一次苏木素染色法用于宫颈癌细胞学普查。相比巴氏涂片法，一次苏木素染色法可以在较短的时间内将细胞核染色以便观察形态变化，为快速筛查提供了有力的技术保障。

　　除了涂片染色，荧光光谱扫描法也是业界常用的宫颈癌诊断方法。1969年，长期从事妇产科医教工作的吴劼彝医生回到红房子医院后，着

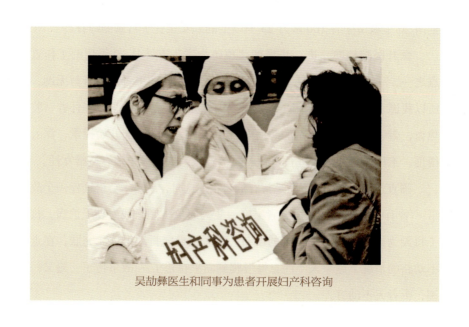

吴劼彝医生和同事为患者开展妇产科咨询

手研究宫颈癌。她发现荧光光谱扫描法的弊端在于肉眼难以准确分辨，容易误诊。于是，她萌发了以镜子为参照物来诊断早期宫颈癌和癌前病变的想法。

彼时，阴道镜技术在国内就如白纸一张。没有资料，吴劼彝就背着空箱子去国外，把书和资料背回来研读。她借鉴国外阴道镜的科研成果，自己画图纸，并联络到镇江的一家光学仪表厂，依照宫颈结构放大检测法原理研制出早期的国产阴道镜。20世纪70年代，这项"名牌医院"的先进技术开始在临床推广，也通过宫颈普查走进寻常人家，大大提高了宫颈癌和癌前病变的诊断率，在漏误诊率较高的宫颈腺癌、发病率较低的外阴癌筛查诊断中也表现不俗。20世纪80年代末和90年代初，这项成果获得了国家科技进步三等奖、国家教委科技进步二等奖。

随着普查地域范围的扩展、医生人力的增加、筛查方式的进步，基层肿瘤防治网被搭建起来。

筛查是第一步，治疗、随访、病因分析等紧随其后。患者越来越多，就需要设置固定的时间、地点来专门接收、管理这些病人。在院部的支持下，一点纯粹的想法变成了现实。

1975年，红房子医院王淑贞教授和妇科肿瘤学创始人张惜阴教授等提出从当时的妇科中单独分出一个宫颈、阴道镜门诊，从妇科部和门诊部调来3名医生、3名护士，由丁爱华教授负责。

至此，红房子医院宫颈科初具雏形。这是上海市最早的宫颈疾病诊疗中心，也成为全国最早的宫颈疾病诊治中心之一。

一束激光，开辟治疗全新视野

提及宫颈科如何从一间门诊起步，探索到激光等领域，拓展到外阴等范围，丁爱华教授笑说是"自然扩张"的结果。

随着普查普治工作的深入，医院的妇女肿瘤普查小分队扩展为妇女病防治小分队，普查疾病种类也丰富起来。加之医护态度好，深受欢迎，人们也愿意到医院来看各种妇科病。

面对手头的一大批宫颈癌前病变患者，丁爱华正思忖除了手术是否还有其他办法可以治疗。1974年，一场关于"激光"的报告会在上海科学会堂召开。其中一句"用激光治疗肿瘤"被一笔带过，却在丁爱华心中留下了深刻的印象。所知寥寥，她开始研究这项国外新技术，也得到了医院和上级部门的支持。

不过，医院支持的200元和上医拨款的500元，显然不足以购置1.23万元一台的激光器，她只好借上海激光技术研究所的激光器"生蛋"。

"激光的威力如何？会不会像大炮那样厉害？"她在研究中发现二氧化碳激光在时间、速度上是可控的，穿透不深，比较安全，于是逐步将其应用于治疗宫颈病变、外阴瘙痒、伤口感染等。

彼时的宫颈科位于方斜路506号，走廊和楼梯上挤满了患者。适逢市领导考察，了解情况后对红房子医院的防癌工作给予肯定，还特批了一台激光器！

经过努力，红房子医院光电室诞生了。2005年，原宫颈、阴道镜门

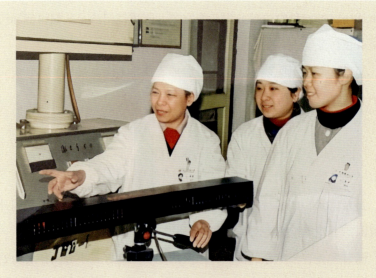

20世纪七八十年代，丁爱华给同事们介绍新的激光仪器

诊和光电室更名为宫颈疾病诊疗中心，也就是现在的宫颈与阴道早期疾病诊治中心。

激光在妇产科领域的探索才刚刚起步，国内没有其他人研究，国外也鲜有报道，研究必须得谨慎。她们在中科院生理所动物房开展动物实验，用激光照射祖孙三代兔子，来观察激光对内分泌、妊娠、遗传的影响。

在严谨实验的基础上，宫颈科团队在临床上迈出了一步又一步。他们参照古代医书针灸至阴穴可转胎位的记载，尝试用激光刺激产妇的至阴穴来转正胎位，600 例临床实践和对照证明该法行之有效且无副作用；与医疗仪器研究所合作发明的光谱分析癌测定法获得了国家科委发明类四等奖；1977 年，丁爱华教授"激光技术在医学上的应用"获上海市重大科技成果奖。

到 80 年代中期，红房子医院已经拥有多台各品类激光器，技术应用在国内妇产科学界领先，在世界上也有一定影响力。开设的激光技术学习班，吸引了各地的同道。妇产科激光技术在全国推广开来。

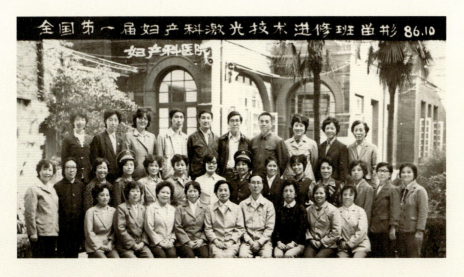

1986 年 10 月，全国第一届妇产科激光技术进修班合影

宫颈、阴道、外阴、肛门一体化诊疗，全方面回应需求

红房子医院宫颈科，以宫颈为本，早早就将研究延伸至妇产科学界尚不熟悉的阴道领域，一系列关于阴道上皮内病变大样本的原创性文章发表于中华妇产科学、美国 ASCCP 官方杂志《下生殖道疾病杂志》等国内外权威期刊，之后又将目标对准了肛周疾病、外阴疾病。

阴道镜检查的对象竟然是 8 位男性？！宫颈科隋龙教授对波士顿研学期间发生的这一幕记忆犹新。这些患者的生理性别为男，社会性别为女，检查的部位是生殖器与肛门。在美国同性婚姻合法化的背景下，这也不算稀奇。对他而言，更大的触动点在于，接诊医护的眼神、表情、言语、动作均无半点歧视，充满人文关怀。

2011 年，隋龙教授着手建立肛周病变门诊，为饱受肛周瘙痒、颜色改变、赘生物等各类肛门疾病困扰却无处求医的群体带来希望。

不仅仅是面向女性，妇产科医院的大门也对男性患者开放，这在中国是开创先河的。2024 年 5 月，国际高分辨率肛门镜领域权威、美国专家戈德斯通（Stephen E. Goldstone）教授来访期间，宫颈科医师就现场演示了为参与男性 9 价人乳头瘤病毒（HPV）疫苗临床研究受试者进行肛门镜检查以及肛门镜下治疗的过程。

不说妇科同行，连资深的阴道镜医生一开始也对开设肛周病变门诊表示不解。随着对 HPV 等认识的深入，大家意识到 HPV 不仅会感染两性生殖器、皮肤，还会在口腔、肛门处"作妖"，疾病谱也发生了相应的变化。比如，全球每年肛门癌新发病例超过 2 万，且发病率以

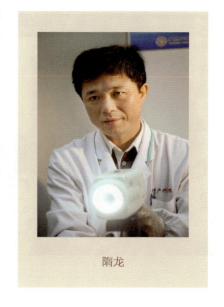

隋龙

每年 2%—3% 的速率增长，死亡率平均每年上升约 3%。肛门癌前病变这一学科交叉地带渐渐进入妇产科的研究视野。

起初，国内尚无相关的器械和技术。科室最早引入肛周疾病诊疗以及高分辨率肛门镜（HRA）新兴技术，并在实践中自主研发了倒锥形肛门脱落细胞取样器、带有排烟功能的肛门镜、高分辨率肛门镜检查扩张器等专利器械，使肛门癌前病变筛查、治疗更贴近临床需求。此外，科室还积极向最先进诊疗水准看齐，注重提供同质化医疗服务，并强调一视同仁，体现优质人文关怀与服务理念。

外阴疾病研究也有待深入挖掘。除了外阴上皮内病变，还有很多外阴非上皮内病变，包括外阴瘙痒、外阴痛、外阴肿块等各种外阴不适。这类外阴疾病对妇科医师而言是难点和盲点，对患者而言，因为隐私部位难以启齿，痛苦不堪。

红房子医院宫颈科现任主任丛青于 2017 年获英国阴道镜与宫颈病理学会（BSCCP）奖学金前往伦敦皇家自由医院（Royal Free Hospital）和惠灵顿医院（Whittington Hospital）访学。其间，在其外阴门诊深入学习，一回国就在红房子医院开设了外阴门诊，填补了国内外阴疾病治疗专科门诊的空白。5 年来门诊量 4000 次，接诊人数 3000 余人，帮助大量外阴疾病患者恢复外阴健康，重拾生活斗志。

在外阴疑难疾病方面，红房子医院外阴团队临床和基础研究水平均达国内顶级，国际一流，于《中华妇产科杂志》、*Life Science Alliance* 等国内外权威期刊上发表多篇关于外阴硬化性苔藓的高质量 SCI 论文，引领外阴领域研究。

团队通过大样本临床实践发现女性下生殖道和肛周病变是一个不可分割的整体，包括外阴（含肛周）、阴道、宫颈，其诊疗也应该实现一体化管理——专业的宫颈病变诊疗医师，在诊治宫颈病变时，应参照 2011 年国际宫颈病理和阴道镜联盟（IFCPC）推荐的最新版宫颈、阴道的阴道镜检查术语进行操作并记录，检查过程中强调识别阴道及外阴病变，同时对高危病人行肛管筛查和高分辨率肛门镜检查。

在此模式下，红房子医院阴道镜下活检高级别鳞状上皮内病变（HSIL）诊断率达80%—90%；阴道上皮内瘤变（VaIN）占下生殖道上皮内病变比例逐年上升，从2013年的8.09%增加到2019年的23.7%；外阴上皮内瘤变（VIN）占下生殖道上皮内病变比例约2%—3%。

经过不断研究，激光治疗已成为下生殖道疾病和肛周病变一体化治疗最重要、最核心的消融技术，正确掌握激光治疗的方法和深度是治疗成功的关键。根据医院病例数据，宫颈低级别鳞状上皮内病变（LSIL）激光治愈率高达78.1%—95.3%；阴道上皮内瘤变（VaIN）总体激光治愈率为69%—79%；外阴上皮内瘤变（VIN）激光治愈率为82.1%。近年来，光动力疗法、传统中药疗法也逐渐加入下生殖道病变的治疗可选项。

"在下生殖道疾病领域，你想解决什么问题，你希望得到什么服务，红房子医院都能提供。"隋龙教授在采访时这样说道。2021年，团队提出的"女性下生殖道及肛周病变一体化诊疗体系的构建和应用"获得了全国妇幼健康科技成果三等奖。

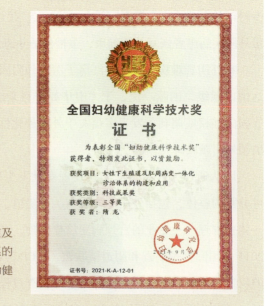

2021年，"女性下生殖道及肛周病变一体化诊治体系的构建和应用"获全国妇幼健康科技成果三等奖

一镜到底，在宫腔内大显神通

若将子宫比作房子，外阴可视为大门，阴道就是走廊，宫颈口则是房门。激光在宫颈、阴道、外阴等下生殖道浅表区域的探索已经积累了一定的经验，是否可以进宫腔内看看？

20世纪80年代起，专门用于妇科的手术性宫腔镜技术已逐渐获得国内外妇产科学界的普遍认可。刚开始，红房子宫颈科面临的难题是没有合适的器械将激光的光导纤维引入宫腔。由于存在气栓风险，早先妇科充气的腔镜并不适用于此。得知上海市第一妇婴保健院与上海市计划生育科学研究所冯缵冲教授研制出了充水的宫腔镜后，丁爱华教授用争取的课题经费购置了一台可以液体膨宫的国产宫腔镜。90年代初，在方斜路506号的小楼里隔出一个小房间做手术室，宫腔镜正式落脚宫颈科。

宫腔镜可经由自然通道阴道、宫颈管进入宫腔，在液体膨宫、强光照亮下，这一"放大镜"能清晰地观察到子宫内部的结构，被称为妇科医生的"黄金瞳"。

必要时，它能以微创方式修复"房间"。起先，红房子医院宫颈科团队尝试在宫腔镜下疏通输卵管，发现效果比输卵管造影更好，于是，又将激光应用于去除息肉和小肌瘤、分离宫腔粘连等。"第一位在宫腔镜下去除息肉的病人不久后就怀孕了。"丁爱华教授听闻这一消息，很是欣慰。

自90年代中期徐爱娣接任科室负责人以来，团队进一步将宫腔镜技术发展到用钇铝石榴石激光（YAG激光）治疗子宫黏膜下平滑肌瘤、子宫纵隔等。随着器械的微型化、系列化，纤维光学、冷光技术、膨宫设备、能源的发展与应用，红房子医院的宫腔镜检查和手术更趋安全、有效、便捷。早在2006年，红房子医院就获得卫生部第一批四级腔镜培训基地资格。

为顺应发展需要，红房子医院宫腔镜及输卵管诊治中心于2018年正式揭牌成立，年门诊量达 10 余万人次，年宫腔镜手术量有 1 万多人次，四级疑难宫腔镜手术占 15% 以上。红房子医院也成为国内开展妇科宫腔镜手术最早、数量最多、病例种类最全的医院之一。

宫腔镜以其直观、准确、可定位活检的特点，被称为诊断宫腔内病变的"金标准"，在内分泌、生殖等学科领域"大显身手"，也在多学科诊疗（MDT）中"大放异彩"。

以红房子医院优势显著的早期子宫内膜癌保留生育功能为例，宫腔镜协助诊断和治疗量现已达到 100—110 例 / 月。从镜下分期、精准定位活检到切除局部癌灶、用药评估、随访检查，宫腔镜技术贯穿多学科诊疗始终，并且参与早期内膜癌保育患者全生命周期管理。其实早在 2000—2006 年，红房子医院宫颈科、妇科就开始前瞻性研究分析宫腔镜下切除局部子宫内膜病变联合口服药物治疗早期子宫内膜癌的安全性及治疗后的妊娠率、复发率，子宫内膜癌及癌前病变保育患者治疗有效缓解率达 95.7%—97.4%，高于文献报道的 70%—80%，保育后辅助生殖妊娠率 53.8%，同样高于文献报道的 30%—40%。这一工作为近十年流行起来的保育研究奠定了基础。

近年来，科室的发展目光一直紧盯着世界最前沿的诊疗服务方向，宫腔镜诊疗模式也发生了变化。

自 2001 年起，宫颈科开始对门诊宫腔镜手术的适应症进行系统探索。2005 年，科主任隋龙教授带领团队在国内率先规范化开展门诊宫腔镜手术。

2011 年，在哈佛医学院贝斯以色列女执事医疗中心（BIDMC）进修期间，隋龙教授考察了美国中部和东部 8 家医院阴道镜及宫腔镜诊疗服务模式，对子宫切除不用住院的现象感到震撼。2013 年，在医院的大力支持下，原本需要住院三五天的宫腔镜手术"进驻"日间手术室。日间宫腔镜手术的特点在于可以当日手术、当天回家，切实解决患者"看病难、住院长、开刀迟"的问题，有效地提高了医疗资源利用效率。

红房子宫腔镜诊疗模式逐渐成形，在国内首先开展并提倡门诊、日间、住院宫腔镜诊疗服务并举，可适应不同的需求，适用于多种宫腔疾病。这一创新经上海市卫生局组织专家鉴定，获得上海市科学技术成果奖。

如今，红房子医院宫腔和输卵管疾病诊治中心提出了"诊室宫腔镜"（Office Hysteroscopy）的理念，即诊即治，将检查和诊疗真正打通。

得益于一次性的、无须扩张宫颈管的电子宫腔镜及配套设施，这一理念转化为了实际应用。2023年8月18日，隋龙教授首次使用"诊室宫腔镜"模式接诊了一位前来复查的异常子宫出血患者。"上午门诊就医、进行超声检查，下午在诊室进行宫腔镜评估、取环及子宫内膜活检，隋医生会把评估情况告诉我，八九不离十，所以回家路上就对自己的病情心里有数。"这是该患者一天的就诊路线。

隋龙教授表示，对于患者，特别是大量来自外省市的患者而言，此举省去了根据生理周期多次进行超声检查、排队预约宫腔镜手术的舟车劳顿，也不用在数月的不确定中煎熬。与此同时，由于无须依赖麻醉剂和手术室资源，这一模式真正做到了"提质增效"，使患者满意度大为提升。

一路引领，致力红房子品牌化

从国产阴道镜、激光医学到外阴门诊、肛周诊疗，一直以来，红房子宫颈科秉持患者为先的理念，聚焦国际前沿，开展产学研融合的探索，在这些专业领域实现从无到有的突破。

"红房子经验"也被提炼、转化为业界的行动指南。比如，于2013年先行一步的日间宫腔镜模式，在国家医改中得到了验证。2015年至今，《进一步改善医疗服务行动计划》《关于推动公立医院高质量发展的意见》《关于印发医疗机构日间医疗质量管理暂行规定的通知》等政策文件，都将推行日间手术作为改善医疗服务行动的重要措施。近年来，日间医疗医保支付改革工作陆续在各省市落地，助推着日间医疗推广普及。2022年，隋龙教授与北京协和医院朱兰教授牵头，召集全国20多家医院宫腔镜、麻醉、危重医学、护理等专家，编写了《日间宫腔镜手术中心设置及管理流程中国专家共识》，为我国开展日间宫腔镜手术提供规范的临床指导。2023年起，"一站诊疗 化繁为简——日间宫腔镜诊疗模式全国巡讲"活动先后在北京、广东、河北、江苏、安徽、湖北、江西、山东、黑龙江等地举行。

此外，科室牵头制定《子宫颈癌免疫预防转诊策略》《肛门上皮内瘤变诊治中国专家共识》《人乳头瘤病毒疫苗接种咨询门诊规范化建设专家共识》，建立子宫纵隔的矫正标准、月经过多的子宫内膜切除操作规程（SOP），主要参编《阴道上皮内瘤变诊治专家共识》《氨基酮戊酸光动力疗法在女性下生殖道疾病的临床应用专家共识》等，在业界引起热烈反响。

作为首批被卫生部授予全国妇科四级腹腔镜、四级宫腔镜诊疗技术和阴道镜技术培训基地之一，红房子医院每年坚持开办各类全国性宫颈癌及其癌前病变规范化诊疗技术学习班，培训全国各地阴道镜医生超过5000名，每年培养进修生、研修生超过200名，定期举办中美高级阴道镜技术研修班，并长期举办各类全国性短期学术进修班，普及推广妇产

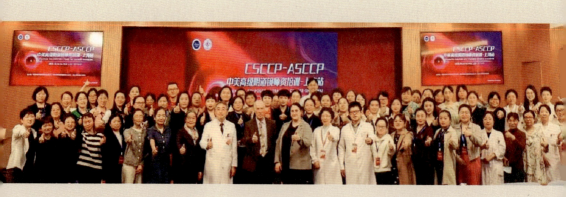

2023年，CSCCP—ASCCP中美高级阴道镜学习班合影。该班从首届开始，每年精选全国2—3家医院分别举办，每一届红房子医院都是举办方

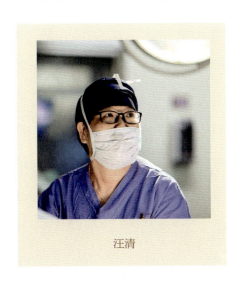

科激光、阴道镜及高分辨率肛门镜等技术，并形成公认之品牌，成为我国下生殖道疾病诊疗领域的标杆。

多次在国际顶级会议上做专题报告，首次将中国肛门病变及 HRA 诊治数据在国际学术舞台展示，2017 年隋龙教授当选中国第一位代表亚太地区的 IFCPC 理事，临床研究成果被国际权威行业指南共识引用……科室在国际化道路上影响力与日俱增，获得了国际专家同行的高度认可。

"消除宫颈癌战略目标的实现，需要全社会共同参与。"从科普进楼宇、进社区、进校园，实现上海 16 个区全覆盖，到发起并促成长三角宫颈癌及女性下生殖道感染防控联盟，团队成员正在深入各类社会场景，注入红房子力量，致力提升全民医学素养。

过去的 20 多年间，红房子医院宫颈科进入发展快车道，科室从起初的 3 位本科学历医师和 3 位护士，发展为现在的强大队伍——拥有中高级医师 23 位（博士 12 位，硕士 9 位）、专职护士 16 位、科研护士 1 位。人才梯队里，既有该领域的领军人才，也有年富力强的技术骨干，还有快速成长的青年翘楚。

近年来，汪清荣获"上海好医生"称号；丛青 4 项一作 / 通讯研究成果被最新版美国阴道镜和宫颈病理学会（ASCCP）宫颈癌筛查指南和国际阴道上皮内瘤变专家共识引用；李燕云入选上海市公共卫生体系建设"优秀学科带头人"，其主研的《一种用于预防和治疗人乳头瘤病毒感染和宫颈癌的微小 RNA》获得上海市优秀发明金奖；张宏伟、陈丽梅分别在首届"全国宫腔镜子宫肌瘤去除术 TCRM"视频巅峰总决赛中获得第一名、第二名……"红房子基

汪清

因"代代相传。

2023 年，科室门诊量 20 万余人次，阴道镜检查 5 万余人次，激光手术量 9300 余例，利普刀（LEEP）手术量 5400 例，宫腔镜手术量近 2 万人次，已发展成为全国最大、最强的女性下生殖道疾病及外阴肛周疾病诊治中心，科室将聚焦下生殖道肿瘤筛查、诊治的痛点、难点和"卡脖子"问题，攻坚创新，精勤不怠。

微创无创技术，
让医学闪现更多人文之光

汪子夏　黄　祺

这是一台看起来有些"魔幻"的手术。

2023 年 7 月 25 日，红房子医院杨浦院区手术室，华克勤教授将头埋入腔镜手术机器人，双眼紧贴目镜，双手操作设备为患者切除复杂的多发性子宫肌瘤。

然而，接受手术的 50 岁患者并不在华克勤教授身边，她甚至不在上海，而在 2000 公里之外的宁夏。2 小时后，手术顺利完成。这是上海首例 5G+AI 超远程国产机器人微创手术，也是华东首例国产机器人辅助下的 5G+AI 超远程妇科腹腔镜手术。

信息技术的加持下，外科手术来到了新的纪元。在全新的医学时代里，上海红房子医院再次走在了技术浪潮的前沿，用最新技术给更多的患者带来妇科疾病的精准诊治。

现代医学史的长河中，外科手术的变革给疾病治疗效果带来了一次又一次的突破。曾经，外科手术的主要目的是切除病灶、保住性命，那个时候，为了方便切除病灶而不惜开胸、开腹，是当时技术条件下的"两害相权取其轻"。

20 世纪 80 年代，腹腔镜、微创等医学概念萌发并逐渐成熟，红房子医院的医学专家第一时间将在国外学习到的腹腔镜新技术引入国内。

　　从一开始用于检查诊断，到后来用于手术治疗；从简单手术到治疗复杂疾病；从多孔到单孔、无孔；从手术床边到超远程手术……红房子医院一代代医学专家紧紧抓住微创、无创手术的每一次进步，前瞻性地探索新技术在妇科诊疗中的应用，形成了红房子自己的微创、无创手术特色，在全国妇科医院中独树一帜。

　　近五年，红房子医院妇科恶性肿瘤收治量占上海市的 45%，宫颈癌和内膜癌收治数位居上海第一，其中宫颈癌手术量占全市的 43%，包括保留子宫的根治性子宫切除术、盆腔与腹主动脉旁淋巴结清扫术等高难度 IV 级手术。

　　红房子医院所有手术中，93% 的手术采用微创、无创的方式进行。微创、无创手术技术并非"炫技"，而是从治疗效果、术后快速康复、患者的心理健康等多个角度，为患者提供更好的治疗手段。今天的医学技术，使得"手术"一词有了更丰富的内涵，而微创无创的手术方式，让手术刀变得温暖而人性。上海红房子医院在微创、无创手术技术上的执着追求，正在满足大家对健康的更高期待。

瞄准技术变革趋势，大胆探索尝试

　　20 世纪 40 年代，腹腔镜技术刚刚开始应用于妇科领域，法国医生用这种技术对不孕患者进行检查，并制定了腹腔镜操作的标准流程。

　　1978 年，时任妇科副主任郑怀美希望将西方的这一新技术介绍到国内，她邀请时为主治医生的杨来春参与编写《妇产科内窥镜彩色幻灯图谱》，撰写的过程中，医生杨来春心中埋下了继续学习妇科腔镜技术的愿望。1979 年，在郑怀美老师的引荐下，来自美国的菲利普斯（Jordan Phillips）教授，也就是美国妇科内镜学会（AAGL）的创始人，将腹腔镜技术带到了医院，开展讲学并传授腹腔镜技术。当时，为了提高医院

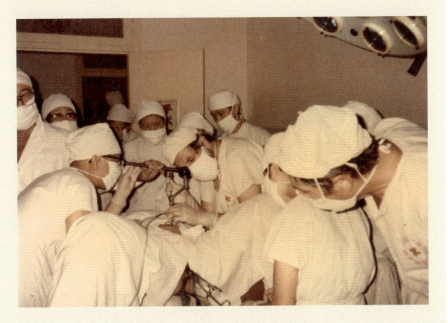

1980 年，菲利普斯教授来院示范手术

的腹腔镜技术，郑怀美教授还曾多次邀请美国、德国、日本等地的专家来院讲座、手术演示。我们的前辈们就这样通过吸取国际同行的先进经验，内化成自己的知识。

1980 年 3 月，杨来春主任率先在妇科病房利用妇科腹腔镜对妇科疾病进行诊查。当时，这一新技术主要用于辅助诊断和简单的手术，包括穿刺抽液、注入药物、分离粘连等。1981 年开始，张惜阴教授带头开展起了腹腔镜手术。她先后带教了 14 位医生，使他们全部掌握了腹腔镜手术的操作技术。后来，她又通过举办学习班，培养全国各地的学员，为国内开展和普及妇科腹腔镜技术作出了贡献。1987 年，张惜阴教授对 1980 年至 1987 年间医院开展的 2001 例腹腔镜检进行分析，她认为腹腔镜应用于妇科的诊断和治疗是一种简单、安全、有效的方法，并建议将镜检作为疑诊宫外孕患者的常规检查。

随着腹腔镜及相关的器械和设备工艺水平的进步，1992 年至 1993 年间，上海红房子医院逐步引进了先进的腹腔镜器械及设备，包括从德国引进的 Wisap 腹腔镜综合手术车设备，并采用了气管插管全身复合麻醉（全麻），为后续电视免气腹手术做好准备。

1993 年 3 月，杨来春主任和金福明医生成功开展了医院首例腹腔镜下部分输卵管切除手术。这位病人患输卵管妊娠，按照以往的常规手术疗法是开腹手术。但这一次，医生在患者腹部做了几个直径为 0.5—1 厘米的穿刺孔，在与摄像机连接的电视机监视下，利用特制的手术器械结扎、切除输卵管，并在腹腔镜下取出切下的输卵管及血块，吸净积血。

技术进步来到了免气腹电视腹腔镜手术的时代，由于手术时不需要传统的二氧化碳腹腔充气，因此具有损伤小、出血少、术后痛苦少、恢复快、安全等优点，当时是国际上刚发展起来的新技术，世界上只有少数医院能进行这种手术。

1994 年，杨来春主任领导的腹腔镜手术团队成功实施了首例免气腹电视腹腔镜子宫切除术，至此，红房子医院开启了真正意义上的现代妇科电视腹腔镜手术技术的新阶段。

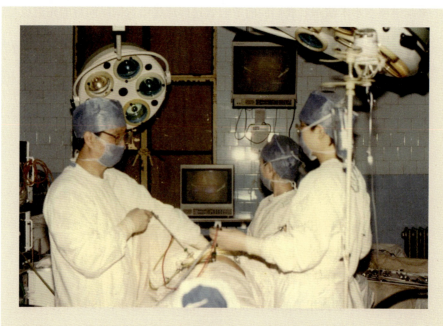

20 世纪 90 年代，杨来春主任及团队开展电视腹腔镜手术

红房子腹腔镜技术的发展，除了"请进来"，还与"走出去"密不可分。为了紧跟国际腹腔镜技术的脚步，全面了解国外腹腔镜技术的先进之处，杨来春教授于1994年和1997年分别前往卡罗林斯卡大学医学院和哥伦比亚大学，跟随世界著名妇科腹腔镜专家库尔特·塞姆（Kurt Semm）教授和世界第一个完成了腹腔镜下全子宫切除术的哈里·赖希（Harry Reich）教授进修学习先进的腹腔镜新技术和新理念，并于1998年参加第二届上海国际免气腹腹腔镜国际大会并在大会上进行学术汇报。

腔镜手术不仅能对子宫疾病进行探查和手术，还能应用于不育症。1994年，从美国留学回国后的林金芳医生尝试将腹腔镜技术应用于不育症，尽管当时存在阻力，但在医院领导的支持下，林金芳医生采用精湛的腹腔镜技术清除了患者合并存在的盆腔子宫内膜异位症，并矫正了盆腔粘连引起的影响生育的器质性问题，使许多患者成功妊娠，开创了不育症微创手术的新时代，治愈了一批批不育症患者。

1997年，林金芳主任和医院内分泌团队医生观察和总结了热凝色试验在腹腔镜下诊断子宫内膜异位灶的准确度和特异度，提出热凝色试验是简单、准确诊断内膜异位灶的良好方法，此项技术也用于一批批的子宫内膜异位症患者的治疗，使她们获得了生育的机会。

林金芳教授将腹腔镜实践上的丰富经验和总结，汇聚于2003年、2004年出版的《妇科内镜图谱》《实用妇科内镜学》两本专著中，书中的高像素图片成为非常珍贵的教学资料，至今仍然是各级医生进行腹腔镜操作的重要参考著作。

郑怀美、张惜阴、杨来春、林金芳等专家通过不断学习、改良、创新，带领团队书写了红房子医院腔镜手术的第一篇章。腹腔镜手术开展几年后，医院着手培养骨干医师，金福明、华克勤、李斌等当时优秀的年轻医生加入杨来春教授团队，上海红房子医院腹腔镜技术的人才队伍不断壮大。

全院推广，人人都会微创手术

20世纪90年代以后，腹腔镜等微创技术，在妇科手术领域成为发展趋势。2000年，中华医学会妇产科学分会妇科学内镜学组正式成立，并召开了全国腹腔镜手术学术交流大会。

时任红房子医院院长丰有吉在多次带队参加与国际妇产科联盟秘书长的交流活动后认识到，2000年以后，以腹腔镜为主的微创手术将是妇产科的发展趋势，今后80%的妇科手术都将是腹腔镜手术。

红房子在腔镜技术方面的发展在全国起步最早，但电视手术腹腔镜发展与广州以及上海的其他医院相比则相对迟缓。丰有吉院长果断提出，要紧跟国际先进技术发展，大力鼓励年轻医生去学习和掌握此项新技术。一项新技术的推广和发展，必定要遇到许多外来的阻力和意想不到的困难，已经习惯传统做法的一些医生提出了反对的声音，丰有吉院长毅然挺身，顶下所有的压力，为医生们学习新技术、投身大转型扫除前进的障碍，"你们尽管大胆做，凡事有我在！"在他的心中，只要是为医院的未来、红房子的发展，无事不可行，无路也必闯！

华克勤教授时任红房子医院医疗副院长一职，她洞察到大部制框架在医院管理中的重要性和必要性。她坚信，要在全院范围内推广腔镜手术，必须首先进行顶层设计，制定出一套链式规划，构建起一个从高层到基层的完整管理体系。

为了推动微创手术的应用和发展，华克勤教授提出了具体要求：每个妇科组在进行医疗质量汇报时，都必须提供微创手术的比例。这一举措旨在激励各病房提高微创手术的实施比例，从而提升医疗服务的整体质量和效率。

华克勤教授不仅注重制度和管理层面的推动，她还致力于腔镜手术的教学和实践。为了提高院内医生对腔镜手术理念和技术的理解和掌握，她多次邀请国际知名专家到医院举办国际会议，分享最新的研究成果和临床经验。通过定指标、追过程、拿结果，腔镜手术在红房子医院逐步铺开。

在这两位魄力极大的院长的带领下，红房子医院成立以华克勤、刘惜时、李斌、胡卫国等主任、副主任医师为带头人的"攻关小组"，探索更高难度的手术。

时任妇科主任刘惜时年过 50，高难度的腹腔镜手术对医生体力是很大的挑战，但她仍带头学习新技术，为其他医生作出表率。

迄今，刘惜时教授个人完成了近千例腹腔镜下宫颈癌根治术，还培养了一支近 20 人的妇科四级腔镜手术队伍，每位医生都通过了严格的考核，能独立开展此类手术。现在，红房子医院妇科肿瘤腔镜手术的手术量和微创比例在国内名列前茅，医院更是受到日韩等国家的邀请前去介绍经验。

30 多年来，红房子医生团队钻研微创技术，根据患者的需求，相继成功施行了各种腹腔镜宫颈癌手术（保留膀胱神经手术、保留子宫宫颈根治手术、早中期妊娠合并宫颈癌保留宫体保留胎儿手术、术后卵巢保

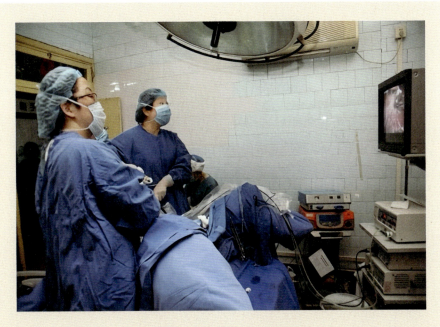

刘惜时教授带领团队进行腹腔镜手术

护及阴道延长手术）、深部浸润性子宫内膜异位症微创手术、保留器官功能的盆底重建微创手术，早中期妊娠合并各类良、恶性卵巢肿瘤微创手术，腹腔镜下腹主动脉及盆腔淋巴结清扫术、宫腹腔镜联合剖宫产切口憩室修补术、单孔腹腔镜下妇科手术（子宫肌瘤、附件肿块、全子宫切除）、各种生殖道畸形微创手术（先天性无阴道、宫颈闭锁、双子宫融合手术）、非产后子宫内翻子宫复位并保留子宫的微创手术等高难度的四级腔镜手术。

从电视腹腔镜到 3D 腹腔镜再到达芬奇机器人手术，从 20 多厘米到 0.5—1 厘米的手术切口，再到几乎"隐形"的经脐经阴道单孔——红房子微创团队攻克了一个又一个壁垒，不断扩大微创手术适应症范围，不断增加和扩充微创手术的种类，现已成为国内开展微创手术数量最多、种类最全的专科医院之一，走在了全国乃至国际妇科微创领域的前列，开创了国内妇科微创领域的新纪元。

在疑难手术巅峰，形成红房子微创特色

在生殖道畸形再造、卵巢癌、子宫内膜癌等妇科恶性肿瘤的保留生育及保护功能领域，红房子医院蹄疾步稳，以风雨无阻的姿态闯出了崭新天地。

妇科恶性肿瘤呈年轻化趋势，15%—20% 的妇科肿瘤患者处于育龄期。在解决病痛，保证患者生命安全的基础上，红房子专家团队开始在生育性疾病的保育技术方面不断研究创新，尽可能为患者保留生殖器官、保全生育需求、保留泌尿排便功能、保持生理功能和性功能。

2013 年，一位中期妊娠合并宫颈浸润性黏液腺癌 Ib1 期的准妈妈到红房子医院求助。在面对国内多家医院"立即终止妊娠，切除子宫"的诊断意见面前，华克勤教授团队没有退缩。查阅了大量的文献资料后，微创团队成功实施了世界首例"中孕期腹腔镜保留子宫和胎儿的宫颈根治术"，手术既保留了胎儿，又切除了肿瘤，术后患者在连续接受了

3 个疗程的化疗后，克服重重难关，欣喜地迎来了一名漂亮的女婴。当这个来之不易的孩子发出响亮的啼哭声，医护人员都难掩激动。这种创新术式开创了孕期宫颈癌手术新的里程碑。

红房子医院开展保留生育功能的妊娠宫颈癌诊疗近 20 年，妊娠期宫颈癌患者五年生存率达 86.3%，术后成功受孕率达 63.9%，生育率达 40%，优于国际宫颈癌保育术后 30% 的妊娠率。新生儿存活率达 100%，复发率仅 0.08%，相关成果已写入"妊娠合并子宫颈癌诊治中国专家共识"。

为了减少并发症，加速良性疾病康复，更好达到手术"无瘢痕"的要求，妇科团队不断精进业务，经脐单孔腹腔镜（LESS）、经阴道单孔腹腔镜（vNOTES）等技术应运而生。

LESS 和 vNOTES 手术是基于近年兴起的自然腔道内镜手术（NOTES）的基本理念而开展起来的。与经自然腔道的 NOTES 手术相比，既可通过脐部皮肤的褶皱遮盖脐部手术后的瘢痕，达到"无瘢痕手术"的设想，又可避免经胃肠道及阴道引起的腹腔感染，不仅具有减轻术后疼痛、促进术后康复的优势，更由于其减少或隐蔽手术瘢痕，满足了女性对美容的需求。

2017 年 11 月，39 岁的张女士被诊断为"宫颈浸润性鳞癌 Ib1 期"，对癌症的恐惧、对治疗的迷茫、对疤痕的厌恶，让患者焦虑万分，夜不能寐。考虑到病人对于腹部美观的要求，入院评估后，华克勤教授诊疗组拟行"单孔 3D 腹腔镜下广泛全子宫 + 盆腔淋巴结清扫术 + 双卵巢悬吊 + 阴道延长"综合微创手术方案，一次性解决患者所有的顾虑，为术后的康复抢占跑道。

这是上海首例经脐单孔 3D 腹腔镜下广泛全子宫切除术 + 盆腔淋巴结清扫术 + 双卵巢悬吊 + 阴道延长手术。创新的手术不但使得手术疤痕更加微小和隐蔽，更实现了单孔腹腔镜手术由良性疾病向恶性肿瘤进军的目标，具有里程碑式的意义。

同年 12 月，红房子医院实现了上海"首例单孔 3D 腹腔镜下腹主

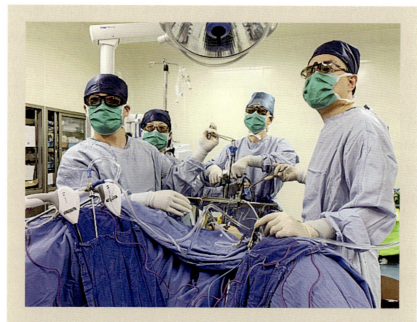

华克勤教授团队首创全程完全模拟开腹的单孔 3D 腹腔镜下广泛全子宫切除术
+ 盆腔淋巴结清扫术 + 双卵巢悬吊 + 阴道延长手术

动脉旁淋巴结清扫术"。60 岁的陈女士因"绝经后不规则阴道流血"就诊，B 超检查发现，宫腔有 8.2 厘米的肿瘤占位，被诊断为"癌肉瘤"。考虑到患者心理，华克勤教授团队经评估作出拟行"单孔 3D 腹腔镜下全子宫双附件切除 + 盆腔淋巴结清扫 + 腹主动脉旁淋巴结清扫（肾静脉水平）+ 大网膜切除术"的诊疗决定。

　　腹主动脉旁淋巴结清扫是妇科领域高风险、高难度手术，因腹主动脉处解剖复杂，这一区域为大血管密集的"雷区"，又紧邻输尿管及肠道，对手术操作技能要求极高。此类在普通腹腔镜下难度已极高的手术，对于单孔腹腔镜这类操作空间有限的器械，更是难上加难，形象说来，犹如"螺蛳壳里做道场"。"只要对患者有利，我们也具备这样的能力，就要试一试！"华克勤教授说，她领衔团队再次向高难度手术发出挑战。华克勤教授选择先行切除子宫，再清扫淋巴。整个手术克服重重难关、一气呵成，手术出血仅 60ml。上海首例单孔 3D 腹腔镜下腹主动脉旁淋巴结清扫术（肾静脉水平）成功施行，几乎达到单孔腹腔镜手术的最难程度，彰显了红房子在妇科恶性肿瘤以及疑难重症病例上的综合诊治能力及实力，也标志着妇科肿瘤微创手术迈上新台阶。

除了腹腔镜外，宫腔镜是另一种常见妇科微创手术方式。不同于腹腔镜对腹腔进行探查诊断，宫腔镜经由自然通道阴道、宫颈管进入宫腔，能清晰地观察到子宫内部的结构，从而对宫腔内疾病作出直观的诊断，并以微创方式进行治疗。

红房子医院自 20 世纪 80 年代起即运用冷光、激光，单、双极能源进行宫腔各类疾病手术。时任主任丁爱华教授率先购置了一台可以液体膨宫的国产宫腔镜，宫腔镜正式落脚宫颈科，并尝试进行输卵管疏通治疗。这一尝试取得不错的效果后，2001 年，徐爱娣教授开创性地将医用半导体激光技术应用于宫腔镜手术，并在全国率先运用于宫腔镜下的手术，用于去除息肉和小肌瘤、分离宫腔粘连等，开创了国内先河。

随着宫腔镜手术技术的不断成熟和完善，光导纤维逐渐被更先进的双极电刀替代，2005 年，医院宫颈科在国内率先开展规范化门诊宫腔镜手术，利用宫腔镜治疗黏膜下子宫肌瘤、子宫内膜不典型增生 / 早期内膜癌、宫腔粘连、切口憩室等，这在当时是一种创新的探索。

到了 2013 年，在医院的大力支持下，科主任隋龙带领团队将原本需要住院三五天的宫腔镜手术搬进日间手术室，实现了患者手术当日即可回家的便利，有效缓解了患者就医过程中的诸多不便。至 2018 年，宫腔镜及输卵管诊治中心正式揭牌成立，年门诊量达 10 余万人次，年宫腔镜手术量有 1 万多人次，四级疑难宫腔镜手术占 15% 以上。

如今，宫腔镜已经是治疗宫腔疾病中一种必不可少的途径，"宫腔镜红房子模式"在一代又一代的红房子人的创新努力中逐渐成形，在国内率先开展并提倡门诊、日间、住院宫腔镜诊疗服务并举，可适应不同的需求，适用于多种宫腔疾病。

目前，红房子医院拥有全国规模最大的专业下生殖道疾病诊治中心，中心主任隋龙介绍，中心一年的宫腔镜的手术量可以达到 6000 台，这样的手术量可能是其他几家专科医院加起来的总数。红房子医院已成为国内开展妇科宫腔镜手术最早、数量最多、病例种类最全的医院之一。

人工智能＋微创，医学瞄准未来

随着机器人辅助技术、3D 打印技术等新技术的应用，红房子医院微创团队不断改良手术的理念和手术方式，将目光锁定在"互联网＋医疗"，朝着智能、更微创方向发展腔镜手术，提高手术的精准度和安全性。

2023 年，跨越 2000 公里的超远程机器人手术，就是红房子医院最新的突破。"这是国内首款运用 5G+AI 技术实现超远程手术的四臂腔镜机器人，实现了自研自产，5G+AI 技术也确保了远距离数据实时采集传输的实时性、精准性、高速性。"华克勤教授说，通过高清视野辅助，在机器人平台开始操作的那一刻起，接收到指令的机械臂就将数据实时传输到了千里之外的患者身上，精准灵活地完成了解剖、分离、切割、缝合等各项手术动作，"整个手术过程几乎没有任何延迟"。华克勤教授带领其团队成员，在上海操作腔镜手术机器人，为远在 2000 公里之外、罹患了子宫多发肌瘤合并贫血的宁夏妇女进行手术，完成了华东首例国产机器人辅助下的 5G+AI 超远程妇科腹腔镜手术。

2024 年 1 月，姜桦教授带领手术组率先尝试使用单臂单孔腔镜手术机器人进行手术。为保障手术的安全性和效率，在正式临床应用之前，姜桦教授团队通过构建与女性盆腔结构相似的动物模型，进行了长达 5 个月的动物试验，确保了单臂单孔腔镜手术机器人的稳定性和可靠性。他带领团队利用国产原研单臂单孔腔镜手术机器人，为患者进行了全子宫切除术。患者的肚脐位置仅有一个 3 厘米的切口，术中出血不到 100ml。术后第一天，患者就已经下床了，疼痛感较轻，康复得也很快。并且，由于手术切口巧妙地利用了肚脐处的天然褶皱，实现了患者术后

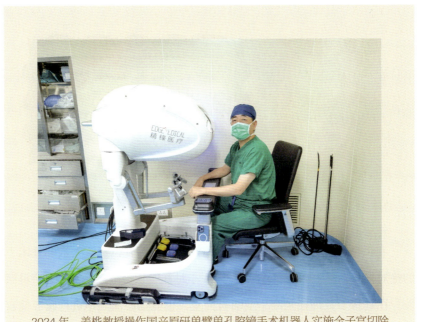

2024 年，姜桦教授操作国产原研单臂单孔腔镜手术机器人实施全子宫切除

"无痕"的美观要求。参与这次手术的精锋 SP1000 手术机器人系统是首个获批注册证的国产原研单臂单孔腔镜手术机器人，医院团队参与机器人的研发，为手术机器人的功能设计和操作流程提供了功能和设计方向的指导。"机器人手术是继腹腔镜手术之后，妇科手术的新方向之一。未来，医院将在医工结合的跨学科合作中深入探索，通过学科之间的优势互补，进一步提高机器人在妇科手术应用中的精准性和安全性，帮助患者实现更小的创伤和更快的恢复。"姜桦教授说。

妇科微创无创技术人才摇篮

传承和发展微创、无创技术，让更多的医生掌握这门技术，造福更多的患者，是红房子医院一贯的传统。经过多年精心培养，医院已有了一支涉及妇科各临床病种的、形成梯队的多组内镜手术医生队伍，微创技术成为红房子的一大特色。

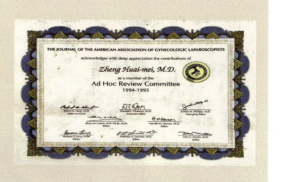

郑怀美教授担任美国妇科内镜医师协会杂志审稿人的证书

在微创技术方面，红房子相比其他妇产科医院，拥有人数和技术上的绝对优势，是上海唯一一家能够 24 小时开展急诊微创手术的妇产科医院。在红房子，即使是刚毕业的研究生，也能信心满满地进行腹腔镜宫外孕手术。这些都得益于医院的"333"教学培养准则，即取得一定资质的医生在独立操作前，必须做到观摩三个同类手术、接受带教三个同类手术、最后考核通过三个同类手术，才能独自上台。目前，院内 43.9% 的医师有资质完成四级腔镜微创手术，医院微创手术在上海市妇产专科医院占比为 56.1%，四级手术占比为 60.6%。

2005 年，红房子医院成立了复旦大学附属妇产科医院微创诊疗中心，这是上海市第一家挂牌的专科微创诊疗中心。医院凭借强大的综合实力，于 2006—2007 年，先后成为国家卫生部首批四级腔镜诊疗技术培训基地、妇科内镜诊疗技术培训基地。此外，通过开展学习班、高峰论坛、带教进修医生等形式为全国医院培训妇科内镜专业人才数千人，打破技术垄断和学术壁垒，将腔镜专业知识和经验分享给学员，与团队一起分享手术的得与失、互相借鉴、共同进步。红房子医院打造了开放、包容的学术环境，让先进的腔镜技术在共享中得以交汇融合，促进了学术成果的广泛应用，孕育出更多的突破性成果，推动了腔镜的繁荣与发展。

红房子人一代代传承和努力，以患者需求为导向，不断回应并克服临床难题。微创手术是个理念，它不仅着力于以较小的切口解决病人的病痛，保证最快的预后，更尽可能地让她们保持一个女性的尊严，为她们保留生殖器官、保留生育功能、生理功能（包括膀胱功能、内分泌功能等）以及性功能。不仅要治病救人，也要做病人心灵的"工程师"。

　　未来，红房子人将持续汲取先行者的养分，做未知之境的探索者，做求实鼎新的践行者，落实担当之行，推动腔镜手术向着更高层次迈进，帮助患者实现更小的创伤和更快的恢复。

修补生命的花瓣，
聆听幸福的绽放

沈　艳

　　借用托尔斯泰的名言：幸福的人生总是相似的，而不幸的人生却各有各的不幸。对于一些女性朋友而言，从女婴到女孩再到成熟的女人，这一路见证的也许不只是成长，还有充满坎坷与艰辛的求医历程——女性生殖道畸形，这一发病率仅有 1/5000 的疾病，却给患者带来巨大的痛苦，更因世俗眼光而增加沉重的心理负担。

　　为帮助这些患者解除痛苦、重拾自信，红房子医院在治疗女性生殖道畸形之路上，从未停下脚步：一方面不断升级术式、改善患者体验，打造个性化治疗方案，倾注更多人文关怀；另一方面将科研与临床相结合，从源头探究导致女性生殖道畸形的遗传致病基因，为女性生殖道畸形的遗传咨询和筛查提供重要理论指导。回首过往，就从半个多世纪前的一则新闻开始……

从 68 年前的"假阴道"说起：
为了患者的幸福，没有什么是做不到的

与红房子医院有关的生殖道畸形相关报道中，最早记录可追溯至 1956 年 10 月 23 日《解放日报》上的一篇新闻。

当时，一位来自农村的李女士，因第一胎"老法"接生时阴道损伤导致疤痕挛缩闭锁，从此失去生育能力。接诊后，王淑贞感到该病十分棘手，但为了病人的幸福，她答应设法医治。尽管病人所患并非先天性生殖道畸形，但疾病表现和先天性无阴道的情况极其类似，王淑贞从这一点入手，翻阅许多书籍，在动物身上做了无数次实验。

2 个月后，病人如期住院，王淑贞用手术将病人腿上的皮肤一块块切除下来，再移植到阴道里，2 个多小时后，直通子宫的"假阴道"手术顺利完成。仅过了 5 个月，丈夫就陪着妻子来告诉王淑贞喜讯：媳妇有喜了。再之后，他们拥有了两个孩子。

王淑贞所借鉴采用的，其实就是医院已经在开展的阴道成形术。可查到的文献显示，1953 年 1 月开始，医院已有为先天性生殖道畸形患者手术的记录。1953 年 1 月—1983 年 12 月间，共有先天性无阴道 102 例，其中 91 例（89.2%）为 MRKH 综合征。

1984 年，《解放日报》刊登了一则"两性人"在接受红房子医院手术后顺利怀孕产子的新闻。当时"小伙子"已 18 岁，在 16 岁时每周持续出现阴茎流血，经当地医院检查后确诊为两性畸形。来院后，医务人员做了一系列检查证实为假两性畸形。"他"有卵巢、输卵管、子宫、阴道等女性生殖器，但阴道下端封闭，而且尿道与阴道相通。为使"他"恢复女儿本相，医务人员作了两性畸形泌尿生殖器矫形术和阴道成形术。术后 3 年，患者婚后自然怀孕，并顺利诞下 7 斤多重女婴。

值得一提的是，红房子医院开展该类手术时，已打上人文关怀的烙印，为今后保留功能、确保术后生活质量，这类考量开始渗透医生诊疗日常。比如当时，为类似先天性肾上腺皮质增生等患者作生殖道畸形手术时，大多数做法一般会将阴蒂一并切除，但红房子医院一般会将阴蒂及相关血管保留，在切除部分畸形组织后再缝回原处，以利于阴蒂在今后继续保留其功能。

从"钥匙孔"到"机器人"：
无数努力"一小步"，成就前进"一大步"

尽管生殖道畸形手术能帮患者解决难言之隐，但腹部一条长长的瘢痕时时提醒她们曾经遭受的痛苦。20 世纪 90 年代，腹腔镜手术开始广泛开展，是否也可用腹腔镜微创术式来替代之前的开腹手术，在确保治疗效果的同时最大化减少手术创伤、尽可能缩短瘢痕呢？

2004 年 10 月，一台成功的微创手术，让红房子医院在生殖道畸形的治疗上又前进一大步——

2003 年，华克勤教授曾与中山医院陆维祺教授合作完成手助腹腔镜下乙状结肠代阴道术，患者腹部仅留有一条 6 厘米长的瘢痕。尽管瘢痕已较之前大有改观，但和全腹腔镜术后"钥匙孔"无法媲美，医生又开始动起脑筋：是否能采用全腹腔镜形式，让接受手术的小腹更完美呢？

于是，医生们马不停蹄开始研究，一年后终于成功施行全腹腔镜下乙状结肠代阴道术，手术仅在腹部打下一个 1.2 厘米、三个 0.5 厘米直径的小孔，且隐蔽在脐孔处，这个"钥匙孔"下的手术为一位复杂生殖道畸形患者（俗称"石女"）的"性"福生活创造条件，也为生殖道畸形微创化治疗带来质的飞跃。

自此，腹腔镜手术在该疾病治疗中得到广泛应用。仅仅 4 个月后，曹斌融、张绍芬、刘惜时、华克勤等教授成功合作，又再次完成全腹腔镜下腹膜代阴道术：通过阴道注射形成水囊人为撑开腹膜后，医生使用自制"打狗棒"（一种带缝线构的腹膜推进器，已申请专利），将盆底腹膜从腹腔内部顶到外阴口，再将其切开缝合成人工阴道的下缘。这次手术的成功，再次为腹腔镜手术在生殖道畸形术中的应用开辟新路径。

再之后，医院开始采用阴式手术，患者的体表完全看不到一丝瘢痕，完美保护隐私，免去后顾之忧。

时光推进到 2015 年，作为我国第一家引进达芬奇手术机器人 SI 系统的专科医院，红房子医院通过机器人手术，为另一位"石女"患者圆梦"女儿身"，实现达芬奇手术机器人在妇科领域高难度"首秀"。

当时，黑龙江女孩小张因 16 岁时出现周期性下腹痛却迟迟不来月经，被当地医院诊断为子宫先天发育异常，无阴道、宫颈发育不良，囿于技术条件，无法医治。2015 年 1 月，已上大学的小张和父母来到红房子医院，接诊医生华克勤与妇科主任刘惜时、主任医师朱芝玲商量后，采用达芬奇机器人生物网片宫颈阴道成形术加输卵管造口术，帮助小张成功圆梦"女儿身"。术后，一个"仿真"生殖道替代小张缺失的阴道和发育不良的宫颈，帮助她顺利排出宫腔内经血，并为将来实现生育创造可能。

机器人加生物补片的高科技，带来生殖道畸形手术治疗新的里程碑，让身心俱损的生殖道畸形患者看到希望，恢复自信，同步疗愈生理

2015 年 2 月 9 日，《新民晚报》报道《红房子医院机器人首秀破"石女"》

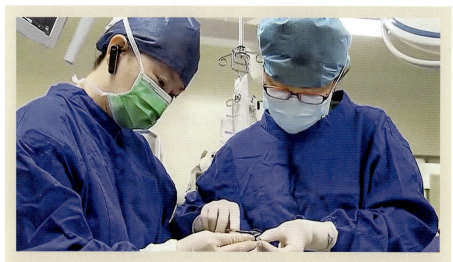

华克勤教授（右）与丁景新教授为生殖道畸形患者手术

和心理创伤。

近年来，随着手术方式、新型材料和辅助生殖技术发展，保留生育功能的手术方式成为可能。手术将闭锁的宫颈和阴道打开，与上方的子宫宫腔相通，为患者建立正常的月经周期，并有机会自然妊娠或经辅助生殖技术治疗后成功生育。

奇迹不止"合二为一"：
书写国际"样板"的力度与温度

女性生殖道畸形类型众多，需要重建阴道的一般主要是因疾病而表现出阴道闭锁等症状，主要解决阴道畸形问题。此外，还有子宫畸形、宫颈畸形等，包括但不限于子宫纵隔、始基子宫、幼稚子宫、弓形子宫、双角子宫、残角子宫等，具有不同的临床表现，多种畸形常可合并存在，给临床确定诊断带来很大困难。

2017年母亲节，一位双子宫双宫颈患者带着一双儿女来到红房子医院。在这里，她不仅矫正畸形，更实现为人母的心愿。

2年前，求医无门的丹丹抱着最后希望来到红房子。13岁开始痛经，在当地医院接受卵巢囊肿剥离术时，被告知存在残角子宫畸形，术中又被误切健侧输卵管。婚后，丹丹面临不孕困扰。来到红房子医院后，她才发现，除残角子宫外，还存在单角子宫。当时，基本已无生育可能的她，放下做母亲的执念，只求解决困扰多年的痛经问题。但是，华克勤教授觉得可奋力一试生育问题。

检查发现，丹丹由于先天性生殖道畸形，两个子宫分离，残角子宫未和阴道连接，经期血液倒灌，造成输卵管积血和卵巢囊肿，这也是她痛经的原因。想让丹丹生孩子，唯一办法就是利用畸形的器官修复融合形成一个具有生育功能的子宫。

华克勤教授团队考虑患者隐私、经济承受力以及生理需求，通过微创技术，将两个分开的单角和残角子宫完美融合，尽可能保存生殖器官。丹丹获得的这个几近完美的具有生育功能的子宫，又通过生殖辅助技术，成功孕育了一对龙凤胎。

此后，红房子医院子宫融合术再次升级，不仅像丹丹一样接受"左右融合"子宫再造术的患者成功孕育了宝宝，连更高难度的"上下子宫阴道融合"手术患者也能如愿成为妈妈。并且，术式也已经从开腹升级到腹腔镜微创，再到经脐单孔技术，不仅在外观上没有明显的切口，也大大缩短了康复的时间。在第46届全球微创妇科大会（AAGL会议）上，红房子医院的双子宫融合术被作为继续教育课程向全球推广。

从开腹手术到微创腹腔镜再到阴式手术，从走在世界前沿的机器人手术到被国内外同行叹为观止的双子宫融合术，生殖道畸形手术从创面近20厘米到6厘米再到之后的完全无可见创面，术式从学习国外先进经验到被作为教科书级别案例的全球推广，在生殖道畸形诊治上，在积极治疗疾患的同时不断升级迭代术式，最大化保护患者隐私，也为其后续生活扫除心理阴影。

随着时间不断推移，最早一批接受生殖道畸形手术的患者近年来也

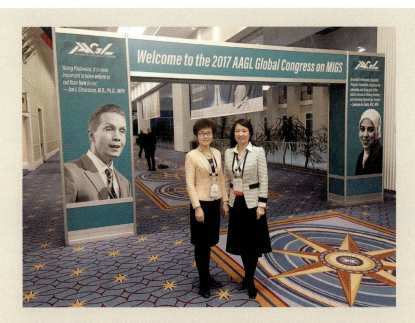

在第 46 届 AAGL 会议上，双子宫融合术被作为继续教育课程向全球推广。
图为华克勤教授（左）与易晓芳教授合影

开始出现个别需要"返工"的情况。2023 年底，一位 65 岁女性来到红房子求助，她 25 岁时在医院接受乙状结肠代阴道成形术，术后顺利结婚，性生活基本满意，然而受到带蒂血管位置影响，术后乙状结肠出现顺蠕动，接上去的"阴道"随着强烈蠕动开始逐渐移位。4 年前，患者"阴道"脱出物明显增大，来院就诊后，考虑到患者已没有性生活要求，保守型手术术后复发率较高，尽管该人工阴道与周围组织严重粘连，医生仍为其完整切除整个代阴道的乙状结肠。

那么，如果患者术后仍有性生活需求怎么办？是否可以继续保留人工阴道？保守治疗如何才能降低复发率？这些问题，红房子医院已开始方案设计和进一步研究。

在女性生殖道畸形治疗上，既要根据畸形类型，又要根据患者意愿，严格把握女性生殖器畸形的手术指征，解决患者真实需求，并根据不同病情制定个体化治疗方案，这就对术式创新升级提出更高要求。

不论学习国外先进技术、成为国内佼佼者，还是被作为"样板"向全球推广，红房子医院在女性生殖道畸形临床诊治上始终秉承从患者出发的宗旨，既体现精准治疗的力度，又兼顾人文关怀的温度，彰显更深层的医者内涵。

"生物网片"与"硅胶模具"：
材料升级，因为舒适是终极目的

阴道成形术为不幸的女性打开新世界的大门，但人工阴道使用的替代材料总存在各种不适。

比如早期的乙状结肠，尽管采自自体组织，但"阴道"分泌物有异味，性生活后"阴道"垮松，影响性快感；即便手术后，患者传统治疗生殖道畸形整复需要使用的模具之前均为木制，弹性差，放置在阴道内存在明显的疼痛感，患者常常因无法坚持放置而影响疗效甚至前功尽弃。

这些弊端并没有成为红房子医生们前进路上的绊脚石，他们不断打开思路、创新方法，这些弊端被一一祛除：创新采用腹腔镜下自体盆底腹膜移植技术替代复杂的乙状结肠代阴道术；又以经阴道生物网片替代之前腹腔镜下盆底腹膜人工阴道成形术，不仅避免腹部手术瘢痕，而且新形成的人工阴道解剖学与组织学上证实形态和功能近似正常；之后考虑到生物网片价格昂贵，经过严格临床试验证实，不用生物网片也可达到与之完全相同的手术效果，又为患者省下之前手术材料费用。

同样，对于木制模具坚硬不适的问题，经过医生们的不懈努力，一款兼顾人体盆腔生理弯曲且带侧孔便于经期引流经血的硅胶模具在红房子医院问世，让那些术后无法上体育课的孩子重新回到绿草坪上。

"工欲善其事，必先利其器"，手术器械直接关系到手术带给患者的体验和效果。其改良创新更好满足患者需求，提升手术效率和质量，也为先天性无阴道患者带来福音。

从临床治疗回到源头防控：
幸福的终点，也是"再生"的起点

　　女性生殖道畸形是由于一系列内源性或外源性因素，导致生殖器官的形成和分化发生改变，从而引起女性各类内外生殖道的畸形发育。简单来说，就是在胚胎时期受到内外因素的影响，导致生殖道形态结构发育异常。尽管很多女性经治疗取得满意疗效，但疾病带来的身心创伤往往弥久难愈。临床需求往往是基础研究灵感与驱动力的源泉，而基础研究成果一旦有效转化为临床实践，也能提供全新诊疗思路，甚至创造性改变疾病治疗路径。女性苗勒管发育异常（MA）的源头防控，就是最好的证明之一。

　　MA 是一种先天性疾病，能否将防控关口前移，从源头入手杜绝呢？多年来，世界各国研究人员一直都在积极尝试寻找其遗传致病机制，国内外学者已发现许多基因可能参与苗勒管发育，这些基因也被列为导致该疾病的候选基因。

　　对于复杂人类疾病来说，单基因突变通常很难解释疾病发生。探究该疾病双基因还是寡基因模式，迫在眉睫。为此，华克勤教授团队联合张锋教授团队和院外的李劲松教授团队，基于华克勤教授团队收集的125 例苗勒管发育不良患者血液样本，并于世界首次应用半克隆技术和CRISPR-Cas9 基因编辑技术针对 MA 开展实验研究，共同对女性苗勒管发育不良问题开展研究。

　　实验模型结果证明，在 MA 家系和小鼠模型中，GEN1 或 WNT9B单基因突变都不足以致病，但两个基因突变叠加则具有致病性，也就是说，"GEN1+WNT9B"双基因突变组合是导致 MA 的致病原因之一。相关研究建立快速筛查女性生殖道畸形患者潜在致病基因的数据整合分析体系，并拓展基因突变谱，为快速筛查候选基因奠定基础，也为生殖道结构异常基因筛查领域提供新思路和方法。针对已被确诊的生殖道畸形患者，红房子医院结合 AI 技术建立专病数据集和预测模型，不仅可借助

AI 技术提升诊断准确性，还可借助多模态模型评估子宫纵隔患者保育可行性及妊娠结局，准确率达 90% 以上，显著高于传统方法，为临床医生提供强有力的工具和数据支持，帮助患者精准选择治疗方案。

同时，红房子医院同步研发仿生力学水凝胶材料的快速构建技术，并结合 3D 打印技术提供生殖道重建方案，为生殖道异常的个性化治疗领域提供新技术和方法。在生殖道组织材料上，已完成多款具有再生功能的生物材料产品研发。例如，胶原基质生物膜补片具有缓慢释放生长因子的效果，可显著促进子宫内膜和肌层再生，提高胚胎着床率，并支持胎鼠生长发育到活产。而线粒体功能化胶原支架可促进组织新生血管生成及促进神经干细胞的迁移及向神经元分化。含镁明胶—卡拉胶双交联水凝胶（GelMA/car-Mg）则可显著促进抑制损伤细胞的凋亡、组织新生血管生成、阴道组织再生及新生组织的胶原表达量。这些被证实有效的技术和创新材料，均已达到国际领先水平。相关项目同时获批科技部"国家重点研发计划"资助。

岁月更替，四季流转，女人如花，常开不败——修补生命的花瓣，聆听幸福的绽放，"红房子"的传奇总在书写，"红房子"的传承生生不息。

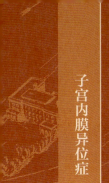

破解内异症之"谜"，
探索未来之路

李 敏

　　子宫内膜异位症（以下简称内异症），发病率在育龄女性中为10%—15%，常有痛经、慢性盆腔痛、不孕或不良妊娠结局等。内异症是一种良性疾病，但其侵袭、播散等生物学行为却和恶性肿瘤类似，容易累及全身多脏器、易复发，是危害女性生殖健康的主要疾病之一。

　　1860年，奥地利病理学家罗基坦斯基首次观察到内异症病灶。此后，各国科学家对内异症开展了大量研究，相关论文不断问世，但其发病机制仍然不明。内异症"谜"一样的病因，一直困扰着医学专家们。加拿大医生威廉·奥斯勒爵士曾指出："谁懂得了内异症，谁就懂得了妇科。"

　　20世纪，我国医学界对子宫内膜异位症研究日益重视。早在20世纪60年代，红房子医院病理科赵充医生出版了关于子宫内膜异位症的专著，苦于年代久远，文献失传。1991年，红房子医院发起的全国子宫内膜异位症学术研讨会在安徽黄山举行，会议收到来自全国316所医院的379篇投稿，总结了近2万例病例（其中内异症15533例，腺肌病3712例，内异症合并腺肌病591例），内容涉及病因、病理、机制研究、药物治疗及手术治疗等。曾任医院妇科副主任的妇科肿瘤专家张惜阴教授作了详细整理，发表在 1992 年（第 8 卷）第 2 期《实用妇科与产科杂志》上，这也是关于内异症领域最早的国内会议文献，为该领域的发展留下了宝贵资料。1996 年，张惜阴教授主持的"子宫内膜异位症发病因素实验及临床研究"获上海市科技成果三等奖，进一步推动了内异症的研究进程。

紧随张惜阴教授之后，妇科主任、妇产科教研室副主任曹斌融教授在子宫内膜异位症领域继续耕耘，其领衔的"子宫内膜异位症的流行病学、实验以及临床研究"获 1997 年上海市科技进步三等奖。同一时期，时任医院院长兼学术委员会主任朱关珍教授将免疫学概念引入子宫内膜异位症的研究中，深入探讨其发病机理和产生的影响，为内异症的诊断和治疗提供了新的思路。朱关珍教授负责的国家自然科学基金课题"子宫内膜异位症的免疫学研究"获 1998 年上海医科大学科技成果奖和 1999 年上海南市区科技项目奖。

病日新，医日进。随着时代的发展，医学研究的深度和广度得到了前所未有的扩展。经过多年的持续努力和探索，红房子医院在内异症的研究和治疗方面取得了系列成绩，不仅创新性地提出了"ReTIAR—反复组织损伤修复"理论，还多次在内异症临床研究中探新路、开先河，展现了红房子医院深厚的科研实力与前瞻性的科学视野。同时，医院秉持开放与协作的理念，通过多元化的合作模式，努力为患者提供全面细致的医疗服务，极大地推动了子宫内膜异位症疾病诊疗的进步。如今，红房子医院已然成为国内外内异症研究领域的佼佼者，为患者带来了痊愈的希望，也为整个学界研究树立了典范。

融古今智慧　传中医精髓　探索中西医协作新模式

在西医与现代医学技术飞速发展的时代，红房子医院以其独特的中西医结合治疗方案，在内异症的诊疗上也展现出了独特的优势。

红房子医院中西医结合科主任王莉说："中医学认为，子宫内膜异位症的核心病机是瘀血内阻，其病理实质是'离经之血'，聚而成瘀。红房子正是紧抓这一核心病机，以活血化瘀为治疗方法，经过多年的临床实践与研究，形成了独具特色的中西医结合治疗方案。"

抚今追昔，1980年，红房子医院中医科开创者、中医名家唐吉父就曾以《子宫内膜异位症辨证论治》获得了当年上海市重大科技成果三等奖，其研制以"五毒粉"（蜈蚣、蚯蚓、蝎子等）为核心的异位丸曾广泛用于临床。两年后，医院中西医结合科老专家邵公权教授因对"瘀"本质的研究及对活血祛瘀用于治疗子宫内膜异位症研究取得的成绩获得卫生部科技进步二等奖。一批希望"好孕"的内异症患者尊敬地称他为"邵老"，称他为不孕症的"终结者""救命稻草"。21世纪初，上海市名中医、国家级名中医，被誉为"世界外婆"的俞瑾教授提出"生命网络调控"理论，指导妇女保健及多囊卵巢综合征、子宫内膜异位症、不孕症、围绝经期综合征、针刺促排卵、卵巢功能低下等常见病的诊治，不仅疗效明显提高，还创新了当时的医学理论和思路方法，被国内外所公认。特别是在内异症方面，她提出以前列腺素为主干的神经—内分泌—免疫调节失控为本病要点，在生命网络调控观指导下，她提出了益气补肾化瘀的治法和相应方药，经过多次临床实践，不仅可治疗经期腹痛和预防卵巢内膜样囊肿长大，还将内异症合并不孕患者妊娠率明显提高到80%。

近年来，抓住"血瘀证"这一核心病机，红房子医院中西医结合妇科以活血化瘀为治疗大法，针对内异症导致的盆腔疼痛、不孕等不同临床表现和预防复发这一治疗目标，医院成立了以徐丛剑、朱芝玲、王莉、易晓芳、李明清等为核心，由多名内异症临床诊治经验丰富的高级科研理论与技术人员、科室中青年医师组成的中西医结合子宫内膜异位症临床诊疗团队。团队成员不仅具备深厚的中医理论基础，还精通现代医学诊疗技术，能够针对不同患者的临床表现和治疗目标，提出具有中西医结合特色的个性化治疗方案。团队还采用随机平行对照临床试验设计方法，对中西医结合治疗方案的疗效和安全性进行评估。

值得一提的是，红房子医院注重在内异症的中医诊疗中多途径给药，将中药口服、热敷和灌肠相结合，不仅提高了药物在体内的吸收利用率，还增强了治疗效果。医院还重视对内异症患者的长期管理，形成了有中西医结合特色的诊治管理指南。

团队传承红房子中医精髓，在基础研究和临床研究上先后取得了一系列重要突破：开展包括申康临床科技创新项目"GnRHa联合中药散结镇痛胶囊治疗在子宫内膜异位症长期管理中的应用与推广"、上海市中西医结合重点病种建设项目"子宫内膜异位症的中西医结合诊治"、上海市中西医结合临床培育项目"子宫内膜异位症的中西医结合治疗"、上海市科委中医重点项目"归芎消异丸的临床再评价研究"、上海市科委项目"子宫内膜异位症个体化长期管理方案探究"等在内的西医手术结合中医助孕治疗及多项科学研究。

团队首次发现了黄芩素单体具有抑制子宫内膜异位症患者EcESCs表达PCNA、CyclinD1和Bcl-2，继而抑制异位内膜间质细胞增殖、促进其凋亡，提示黄芩素具有治疗子宫内膜异位症的潜力。

在红房子医院独有的有多年应用经验的院内制剂"消异丸"基础上，团队研制了红房子专利"归芎消异方"（复方制剂），并通过动物实验证实了"归芎消异方"可以抑制异位内膜间质细胞增殖，促进凋亡，并调节病灶微环境的免疫功能，从而抑制病灶生长，为中药治疗内异症提供了有效佐证。如今，"归芎消异方"已形成院内制剂并应用于临床治疗内异症。

中西医结合诊疗在提高内异症患者生活质量方面也显现出了重要作用。对此，王莉信心满满："一方面，我们将深入研究子宫内膜异位症相关的慢性盆腔痛的病因及风险因素，通过针药结合等多元技术手段，打造女性慢性盆腔痛及术后康复的多学科诊治专科，提高诊治率；另一方面，将针对患者的不同临床表现和需求，制定精准、个体化的长期管理方案，构建内异症长期且规范的诊疗模式。"医院将通过形成一支多学科联合诊疗的优势团队，在中西医协作新模式的探索中，切实提升患者的生活质量，有效降低患者术后复发率，为中西医结合治疗内异症制定相关诊治规范和指南提供科学依据。

探路内异症研究　揭秘"谜一样的疾病"

从 20 世纪 90 年代至今，全球学者一直在寻求研发更有效的内异症治疗药物。2008 年，刘惜时教授报道在临床上创新性应用丙戊酸钠（组蛋白去乙酰化酶抑制剂）治疗子宫腺肌病，得到了可喜的结果。

2010 年，郭孙伟教授应时任院长邬惊雷和副院长徐丛剑的邀请加入红房子医院，担任特聘教授，并在复旦大学上海医学院生化系任兼职教授。20 世纪 80 年代，郭孙伟教授从上海医科大学（现复旦大学上海医学院）毕业后赴美留学，师从世界著名遗传统计学家汤普森，完成博士学业后，逐渐成长为美国威斯康星医学院儿科系首位华人终身教授。在遗传统计学领域，他很快崭露头角。2002 年，成为 ISI 排名在 1991 至 2002 年十年间在全球数学／统计学领域第 11 位引用次数最高的作者。

21 世纪初，"人类基因组计划"宣布完成后不久，郭孙伟将研究兴趣锁定在内异症这个"谜一样的疾病"上。他认为，内异症"非常适用于分子遗传学方法来破解"。经过反复实验、探索和总结，郭孙伟提出了内异症属"表观遗传学疾病"的学术观点，获得国际相关领域专家的一致认可；他还带领团队，通过体外实验，证明可用表观遗传学药物治疗内异症／腺肌病，这些结果，很快被其他团队证实。

香山科学会议是由科技部（原国家科委）发起的、我国重要的高层次学术交流平台之一，是以基础研究的科学前沿问题与中国重大工程技术领域中的科学问题为会议主题的常设学术会议。在郭孙伟教授加盟红房子医院的第一年，就申请举办香山会议，并得到批准。2010 年 5 月，第 375 次香山科学会议召开，"子宫内膜异位症发生机制及临床干预的重大问题"成为会议主题。红房子医院徐丛剑教授、郭孙伟教授及刘惜时教授受邀担任会议执行主席，并在会上提出了"表观遗传学""干细胞"

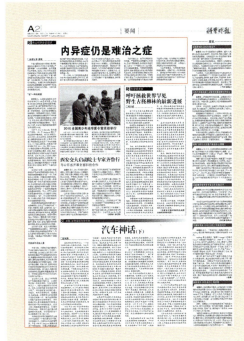

2010 年 8 月，《科学时报》刊
登香山会议报道

等与内异症发病密切相关的学术观点，这些独到的见解，被业界称为
"红房子观点"，为内异症的研究和治疗提供了新的思路。

在红房子医院，由郭孙伟教授和刘惜时教授领衔的研究团队在科学
研究、分子遗传学与临床医学融合创新中结出了累累硕果。

针对至少有几千万内异症患者尚无有效药物治疗，患者术后 5 年复
发率高达 40% 至 50% 的内异症诊疗现状，郭孙伟带领团队从数千个生物
标记物检测中，识别出了 4 个能用于判别子宫内膜异位症术后复发的生
物标记物，在国际上首次建立了"基于 NF-κB/PR-B 基因表达差异的
分子分型"内异症复发预测临床评估体系，准确率高达 86%，弥补了目
前临床常用的分期无法判断预后的缺陷。"有了这一体系，临床医生可以
根据患者'高低危'的复发情况，决定后续的治疗是采用手术治疗还是
保守治疗，避免了众多'低危型'患者手术创伤的痛苦。"业内专家这样
评价郭孙伟团队的研究突破。如今，这一评价体系已在多家医院妇产科

进行前瞻性评估应用。刘惜时教授、郭孙伟教授的研究《子宫内膜异位症中 NF-κB/PR-B 失平衡机制的研究及其临床转化应用》，获得 2014 年中华医学科技奖三等奖、上海医学科技奖二等奖。

郭孙伟常对学生说："你坐车、走路、排队时，都可以用来思考问题。"2013 年，郭孙伟重回美国安娜堡访问。在美国密歇根（安娜堡）大学牙科学院大楼的一条走廊里，他被一个壁报吸引。"那是一张关于报道实验结果的壁报，证明肿瘤是一个不能愈合的伤口。"他马上联想到伤口愈合和血小板的关系，以及中医治疗内异症患者常用到的活血化瘀的药物。回国后，他又带领团队投入血小板在内异症中作用的研究，研究结果发现，血小板的确在内异症发展过程中起关键作用。在此基础上，他带领团队首次提出了内异症 / 腺肌病病灶从根本上来说，是一个反复损伤、反复修复的假说，并据此提供了佐证。团队开展了中药提取物治疗内异症的研究，如利用穿心莲内酯滴丸治疗腺肌病患者疼痛、灯盏花乙素和丹参酮等几种活血化瘀的中药成分治疗内异症 / 腺肌病等，为开发副作用小、疗效高的非激素类治疗内异症药物带来新的希望。团队还从内异症、腺肌病的疼痛机制、炎症机制等各方面入手，首次发现曲古菌素 / 丙戊酸钠等组蛋白去乙酰化酶抑制剂可以明显抑制异位内膜的生长，且对抑制内异症模型小鼠病灶生长和缓解热痛觉过敏有效。

此后，郭孙伟团队还报道了将弹性超声应用于内异症及腺肌病诊断，以提高诊断腺肌病和深部内异症的准确率；提出了在围术期进行药物干预以降低内异症复发风险；并建立了世界上第一个深部内异症的小鼠模型和第一个有流行病学证据支持的腺肌病小鼠模型等，相关动物模型的建立，为国际上该领域的学者更好地阐明内异症复发机制、探索干预措施，研究药物在活体内的作用，提供了更有吸引力的实验平台。

回首 20 多年前的科研之路，郭孙伟感慨道，"人类基因组计划的完成，远远不是一个闭幕，而仅仅只是一个开场。如何利用基因组的信息来解开人的生老病死之谜，怎么更好地诊治疾病，对所有的生物医学研究者都是一个巨大的、前所未有的挑战。"在爱思唯尔发布的中国高被引学者榜单中，郭孙伟以其研究成果、学术影响力和引用率，连续十年（2014—2023）成为中国妇产科领域引用率最高的学者。

走向世界 成功申办"世界子宫内膜异位症大会"

近十年来，红房子医院在内异症诊治和研究领域持续深耕，在医疗界和学界的影响力不断扩大。

2003年，徐丛剑教授主编的《子宫内膜异位症（第1版）》由人民卫生出版社出版，一经发布，迅速售罄。2015年，徐丛剑教授、郭孙伟教授主编的《子宫内膜异位症（第2版）》再次由人民卫生出版社出版，广受好评。目前第3版的编写工作也在紧锣密鼓进行中。2016年，俞瑾教授主编的《俞瑾中西医融合妇产科医案精粹（第1版）》发行。2019年，红房子医院的中西医结合诊疗经验被写入《子宫内膜异位症中西医结合诊治指南》。郭孙伟教授多次受邀至哈佛大学、芝加哥大学、牛津大学、东京大学等多所国际知名大学、超过50个科研机构讲学，并多次在国际专业会议上作为特邀嘉宾发表演讲或主题报告。红房子人还积极参与世界内异症大会、欧洲内异症大会等国际会议，担任了世界内异症协会及子宫内膜异位症和子宫疾病协会的理事，与全球专家深入交流，充分展现了中国在内异症领域的研究实力和卓越成果，不仅改变了欧美同行认为中国同行只会跟风而不会领头的刻板印象，也增进了相互之间的了解和友谊。

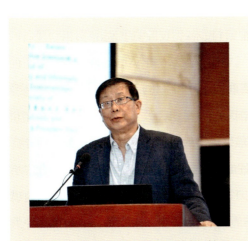

2023年，郭孙伟教授在亚太妇科内视镜暨微创治疗医学会（APAGE）年会上海区域会议红房子内异症论坛发言

175

有感于亚洲占全球人口的 60%，且内异症 / 腺肌病患者人数要高于全球其他洲的总和，2009 年郭孙伟教授在应邀去日本米子讲学时，向日本学者提议建立亚洲的内异症大会并适时建立亚洲协会，得到了日本学者的赞同。然后他联合土耳其、韩国，以及中国台湾的学者，共同创建了亚洲子宫内膜异位症大会（ACE），并于 2010 年在上海主办了第一届 ACE。随着第二届（2012 年）、第三届（2014 年）ACE 在土耳其和韩国顺利举行，更多的亚洲国家加入了 ACE 团队。2014 年，亚洲子宫内膜异位症及子宫腺肌症协会（ASEA）正式成立。迄今为止，ACE 已经在中国、约旦、伊朗、日本、泰国、斯里兰卡（线上）、俄罗斯、菲律宾举行了 11 届，2024 年的 ACE 将在印度尼西亚的巴厘岛举行。而以后的 ACE 会议已经排到了 2029 年。ACE 会议的召开，为亚洲同道提供了学术交流的平台，为加深各国同行间的友谊、理解和合作，作出了贡献。2023 年，在郭孙伟教授的提议下，ASEA 完成并发表了全球第一个国际性的腺肌病临床指南，得到欧美同行的好评。

　　刘惜时教授的手术团队曾应邀去泰国巴真府医院进行高难度的腺肌病子宫切除手术演示，还吸引了来自曼谷的医生观摩，赢得了国际同行的高度赞誉。日本鸟取大学医学院和以色列海法 Carmel 医学中心都派医生到红房子医院观摩学习内异症诊疗的各类腹腔镜手术。

　　世界子宫内膜异位症学会（WES）总部位于英国，是一个专注于内异症 / 子宫腺肌病研究、临床实践、教育和宣传，并且致力改善内异症 / 腺肌病患者管理和生活质量的国际专业组织，致力于促进对于内异症和腺肌病的病因、发病机制和病理生理学的研究，发现治疗和预防内异症 / 腺肌病的方法。WES 跟世界各地与内异症相关的学者和组织都有广泛的合作，其成员涵盖全球所有国家和地区，并不断发展。世界子宫内膜异位症大会（WCE），由 WES 与一些全球合作伙伴联合举办，被誉为妇产科领域的"奥运会"。每三年举办一次，2020 年之前已在法国、英国、美国、巴西、澳大利亚、加拿大等发达国家成功召开 13 届。大会旨在为内异症、腺肌病和相关疾病的教育、宣传、临床护理和研究方面推进循证标准和创新，以改善所有受影响的妇女及其家庭的生活。中国学者最早曾在 2005 年努力争取 2008 年 WCE 的主办权，惜未成功。2011 年，郭孙伟教授成为首位应邀在 WCE 上做特邀主旨报告的亚洲人，他以卓越的学识和独特的见解，向世界发出了响亮的中国声音。自那年起，每届 WCE 会议的舞台上，都能见到郭孙伟教授的身影，他持续为大会贡献着精彩的报告，将红房子的学术成果和医疗理念传播至世界各地，进一步提升了医院的国际影响力。

2014 年，郭孙伟教授、徐丛剑教授带领红房子团队成功地击败新西兰、德国、挪威等三个发达国家的医疗团队，成功申办了这一学术盛会，开创了该会议第一次在发展中国家召开的先例。2020 年，郭孙伟教授和徐丛剑教授担任第 14 届 WCE 大会主席。这也是大会首度由中国学者担任主席，充分展示了中国在内异症领域的研究水平和学术地位。

回忆起这段经历，徐丛剑教授说："2020 年第 14 届世界子宫内膜异

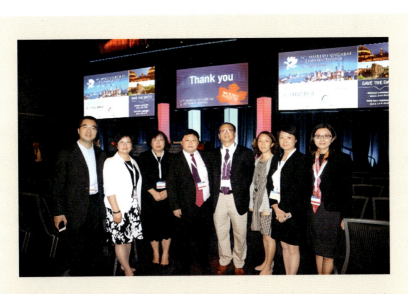

2014 年，红房子医院通过激烈角逐，获得了第 14 届世界子宫内膜异位症大会的申办权。2017 年，团队部分人员参加 WCE2017，学习参观，把宝贵经验带回上海

位症大会申办成功，对于国内整个妇产科界来说是一种鼓舞。最终选择中国上海，是和亚洲内政协会董事会综合考虑了申办团队实力、组织能力和城市综合情况等因素后做出的决定。"虽然受疫情的影响，会议推迟到 2021 年 3 月举行，并改为线上会议，但仍然受到了全世界同行的高度肯定。在大会上，红房子医院内异症团队成员发表了多篇重要论文和研究成果，内容涉及大麻素在内异症中的应用、肿瘤相关突变的克隆性扩增、器官芯片、外科随机对照试验等，与国际同行就内异症的诊治和研究进行了深入的学术交流。在这次大会上，红房子医院的严丁旻医生作为第二个来自中国的讲者，应邀做了关于内异症动物模型的特邀演讲。

从曾经的申办失败到 2021 年成功举办国际大会，中国妇科学的发展历程可谓波澜壮阔。如今，红房子医院已经成为国际妇科学界中不可忽视的力量。其中，医院在内异症领域取得的成就，不仅提升了中国在该领域的国际地位，也为全球妇女的健康事业作出了重要贡献。

多学科诊疗融合长期管理　为病患谋福祉

红房子医院对内异症的研究不仅停留在科研理论层面，更注重将研究成果应用于临床实践中。"医学研究的最终目的是能够为病人带来好处。"刘惜时教授说。

2015 年，在时任院长徐丛剑和党委书记华克勤的领导支持下，以刘惜时教授为学科带头人的子宫内膜异位症门诊—住院一体化优秀诊疗团队正式成立。团队不仅致力于为患者提供卓越的诊疗服务，更将人才的培养视为重中之重，其间涌现出了包括朱晓勇、聂姬婵、龙琦琦等众多优秀的成员，为团队的长远发展奠定了坚实的基础。内异症常常被称为"谜一样的疾病"，而在这支团队里，人人都想为解开此谜贡献力量。

2019 年，红房子普通妇科独立成科，为内异症等妇科疾病的诊疗提供了有力保障。2021 年医院子宫内膜异位诊疗一体化中心正式启动，学科的进一步发展有了坚实基础。作为医院的普通妇科主任，易晓芳教授接棒后，继续引领团队稳步前行。刘惜时教授和郭孙伟教授担任顾问，在他们的支持下，团队不断发展壮大，为患者带来了实实在在的福音。

在红房子医院，每年的妇科门诊量超 100 万人次，其中，内异症患者约占 10%，她们深受深部内异症、腺肌病、卵巢内膜样囊肿以及腹壁内异症等病痛的困扰，慕名来到这里寻求专业的医疗服务和治疗，以重获健康。

医院平均每年完成内异症相关手术近 4000 台，约占上海市级医院内异症手术量的 40%，包括腔镜下各种复杂深部内异症病灶切除术、保留子宫的腺肌病病灶切除术、腹腔镜下巨大腺肌病全子宫切除术以及单孔腹腔镜下卵巢内膜样囊肿剥除术等手术类型。内异症手术量稳居全上海市第一。

2024 年，易晓芳教授因其卓越的专业贡献受邀担任亚太妇科内视镜暨微创治疗医学会（APAGE）子宫内膜异位症学组委员。在传承中创新，在创新中传承，团队自建立以来，历经锤炼与积淀，蓬勃发展，这一切都离不开卓越的专业实力与深厚的传承底蕴。

随着医学的快速发展和社会对女性健康关注度的提升，红房子医院的内异症研究也紧跟时代步伐，不断创新和发展。近年来，红房子医院内异症学科围绕内异症的认知体系、诊疗决策体系、随访管理体系，践行多学科诊疗和长期管理的治疗理念，形成了内异症合理精细诊疗和生育力保护的临床策略。

在内异症的认知体系上，团队应用弹性超声诊断腺肌病及内异症，通过应用 AI+MRI 影像进行深部子宫内膜异位症的早期诊断，以提高诊断腺肌病和深部内异症的准确率，指导选择最佳治疗方案；并利用 MRI 成像和弹性超声相结合，创新性探索子宫腺肌病的精准分型与复发预测模型，为腺肌病患者优化治疗方案，改善治疗结局；基于分子生物学手段，团队还将在深部子宫内膜异位症预后预测中进行单细胞测序结果的"二分类"分子分型的应用。从宏观到微观，红房子医院正在建立多维的内异症认知体系。

对于患者的诊疗决策，内异症团队摒弃了既往各科室单打独斗的治疗模式，针对深部内异症可能累及多个器官的特点，以患者为中心，组建了涵盖妇科—大肠外科—泌尿外科—放射科—生殖医学科在内的MDT综合治疗团队，充分发挥各学科优势，形成合力，为反复生殖失败的深部内异症患者、多器官受累的深部内异症患者等制定"个体化"精准治疗方案，开展高难度的跨学科手术。"深部子宫内膜异位症多学科诊疗项目"成功获评复旦大学上海医学院研究型医院示范项目。

在手术治疗中，降低内异症复发率最关键的是尽量完全切除病灶，但又要保留器官功能。为了解决这个难题，团队在传统腺肌病手术术式的基础上，通过创新改良，开展了根治性子宫腺肌病病灶切除术，施行微创下的腺肌病病灶切除，术中采用子宫动脉阻断减少出血，采用分瓣叠层缝合以切除更多病灶，并牢固重建子宫肌层，减少术后并发症，取得了良好的临床效果。

庞女士是一位长期饱受痛经困扰的女性。36年来，每个月的那几天都像是一场无尽的折磨，下腹的剧烈疼痛和越来越多的血块让她苦不堪言。经过一段时间的传统治疗，庞女士的症状并未得到明显缓解，反而子宫越来越大，被确诊为"中度贫血，子宫腺肌病"，她感到前所未有的绝望。直至来到复旦大学附属妇产科医院，她的命运发生了转折。

接诊的刘惜时教授团队为庞女士进行全面评估后采用了一种创新的手术方式——"三瓣法"，不仅切除了子宫腺肌病的病灶，有效改善痛经和出血过多的症状，同时还巧妙地保留了浆膜层和内膜层，有助于子宫肌层的更好修复，最大限度地保留了子宫，并降低了再次妊娠时子宫破裂的风险。

刘惜时教授介绍，这种手术方式结合了弹性超声和核磁共振的影像学技术，能够精确地定位病灶，并通过微创的腹腔镜手术进行切除，使得患者术中出血量大大减少，同时实现术后快速恢复目的，为患者提供了既保留子宫又切除病灶的理想选择。

红房子的这一创新手术方式相较于传统手术，以其微创、高效、恢复快的特点，成为治疗子宫腺肌病的一大突破，不仅为庞女士带来了希望，也为更多像她一样的女性患者带来了福音。至今为止随访数据显示，术后，患者痛经症状完全消失（一年）达 98%，贫血痊愈率 98%，一年复发率仅 2.4%。

与此同时，团队着手开始构建以并发症防治为核心的精准解剖模型，借助该模型将强化手术医生对女性盆腔结构的清晰定位，防止手术过程中损伤患者脏器。医院从多维角度为女性健康保驾护航，致力于让内异症患者以最小的代价实现最大的获益。

内异症作为一种"慢性病"，除了手术治疗外，更需要科学有效地长期随访管理。面对庞大的患者群体，以及复杂的随访内容，医院内异症团队正在建设专业化、规范化的电子随访平台，通过系统的数据统计和分析功能，为医院和医生提供科学的决策依据，提高病人的管理效率和治疗效果。团队还将"关口前移"，呼吁社会、学校、家长共同重视

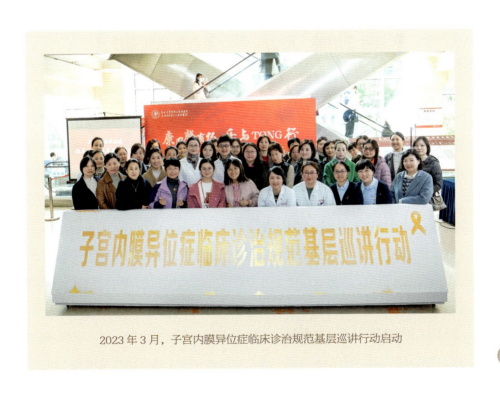

2023 年 3 月，子宫内膜异位症临床诊治规范基层巡讲行动启动

青春期少女痛经问题。易晓芳教授认为："青春期子宫内膜异位症的诊疗常常被延迟。等到患者十八九岁的时候，内异症病灶可以非常大。这时突然剧烈运动后囊肿很容易破裂，继发感染和内出血等风险。"为此，团队正在构建"校园—家庭—医院三位一体联防联控式"管理新模式，通过全面筛查、早期诊断和及时治疗，降低青少年子宫内膜异位症对生育力的潜在损害，防止青少年内异症病情进一步恶化。

近年来，团队先后主持国家自然科学基金资助项目 20 余项，重点项目 1 项，通过建设数据平台、多组学检测分析、临床队列研究和基础机制研究等，为内异症诊疗提供了临床策略和路径建议；并开展了大量卓越成效的推广工作，执笔撰写了由红房子医院华克勤教授牵头的长三角地区妇科质控指南之《子宫内膜异位症临床质量控制标准》，参编国家级诊治指南《子宫内膜异位症中国诊治指南（第三版）》《子宫内膜异位症疼痛管理指南 2024》，举办 20 届内异症国家级继续教育学习班，引领区域内异症专病同质化管理。

医务社工赋能　助力内异症患者生活质量提升

作为一种常见但容易被忽视的育龄期妇女慢性病，大多数患者对内异症缺乏深入了解。在面对可能的医疗干预时，患者往往会表现出不信任和抵触的情绪。这种认知的缺失和情绪的抵触，不仅会影响治疗效果，更会对她们的生活质量产生不小的冲击。

医院内异症团队以患者和临床问题为中心，通过多元合作模式，为这一问题找到了有效的解决方案。医务社工加入诊疗团队成为一大亮点，他们与医生、护士、患者、家属以及同伴志愿者共同构成了一个六方协同的新格局，为患者提供了一个更加全面、人性化的医疗环境。

医务社工在这个协同模式中发挥了重要作用。他们运用社会工作的小组工作方法，从认知、情绪以及社会支持三个层面出发，制定了详尽的小组目标与干预策略。通过教育性小组治疗的干预方法成功地介入了内异症患者的诊疗过程。在小组治疗活动中，医务社工不仅向患者科普关于子宫内膜异位症的知识，还引导她们如何正确饮食、合理运动，以及如何应对疾病带来的情绪困扰。这些活动不仅提高了患者对疾病的认知，还帮助她们建立了积极的情绪管理机制。

更为重要的是，通过医务社工的介入，患者们开始更好地认同疾病的长期管理措施，树立了"与疾病共存"的积极理念。这种理念的转变，不仅提高了患者的治疗依从性，还有助于实质性改善她们的生活质量。此外，医务社工还积极营造"患者自治"的氛围，鼓励患者们相互交流、互相支持，共同面对疾病的挑战。这不仅增强了患者的自我管理能力，还为她们构建了一个充满关爱和支持的社会网络。数据显示，六方协同的新模式在改善患者对待疾病的积极情绪以及提高满意度方面取得了显著的效果。2024 年，"乐与 TONG 行子宫内膜异位症多学科综合诊治模式"获评复旦大学优秀医疗服务品牌。

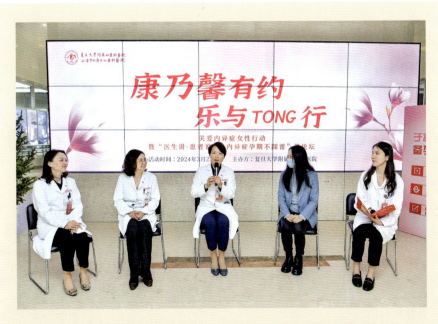

2024 年 3 月，医院在杨浦院区门诊大厅举行关爱内异症女性行动

2023 年 10 月，第 23 届亚太妇科内视镜暨微创治疗医学会（APAGE）年会在新加坡隆重召开，内异症医疗团队 17 名骨干成员共赴新加坡参加盛会，并进行了精彩发言和壁报展示，向全世界推广红房子内异症长期管理综合诊治模式，期待为更多患者带来希望和福音。

如今，随着国家人口战略的不断推进，红房子医院肩负着提升人口质量、保障女性健康的重要使命。这是红房子人的责任，也是红房子人的荣耀。水滴石穿，非一日之功。红房子医院内异症团队，始终在传承与创新中砥砺前行，在合作与超越中不懈探索。

未来，在子宫内膜异位症的诊治方面，医院将建设一个集早期诊断、分子分型、多学科团队建设和长期管理于一体的创新平台；契合国家慢性病防治的战略需求，建立完善的数据库和随访管理平台，通过精准的数据分析和长期的随访管理，更好地服务于患者。在子宫腺肌病的诊治方面，创新性地探索精准分型和复发预测模型，为患者提供更个性

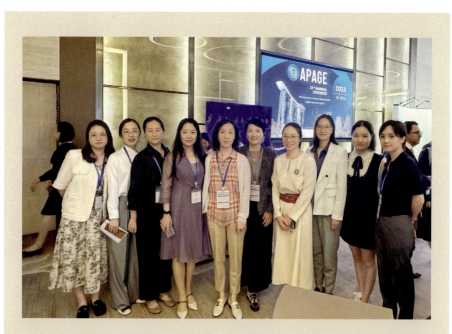

2023 年，郭孙伟、刘惜时、易晓芳教授领衔的内异症多学科诊疗团队共赴亚太妇科内视镜暨微创治疗医学会（APAGE）年会

化、更精准的治疗建议。同时，医院还将积极培训和推广新式的微创保育子宫腺肌病手术技巧，通过技术创新和手术技巧的提升，为患者带来更安全、更有效的手术治疗选择。

勇立潮头，守正创新。红房子医院将致力于打造子宫内膜异位症和腺肌病的规范化多学科诊治中心，努力争做引领医疗领域创新发展的标杆，为人类健康事业作出红房子人的贡献。

让"难言之隐"不再困惑女性

陈敏欣

一艘船，要在水面上平稳运行，需要什么？

如果把女性盆底比喻成一艘船，承载着子宫、阴道、膀胱、尿道和直肠等，盆底肌肉和韧带筋膜就像水面和缆绳，船的平稳都依靠水面的浮力和稳固的缆绳。

如果盆底的结构损伤，将无法承接盆腔脏器，从而发生盆腔器官脱垂、尿失禁等女性盆底功能障碍性疾病。但由于盆底的特殊位置，这类疾病往往成为女性的"难言之隐"，困扰着各个年龄段的女性。

随着人口老龄化的加剧，盆底问题这种与衰老相关的疾病发病率快速增加，已成为严重影响中国妇女健康和生活质量的社会问题。此外，随着人们对于生活质量提升的需求日益增长，临床就诊率不断攀升，产后盆底肌松弛所带来的烦恼也在困扰着无数的年轻女性。

红房子将"护佑女性健康"作为办院宗旨，解决女性的"难言之隐"是一代代红房子人的毕生追求。

博爱崇德，创建红房子盆底天团

"在我还是小医生的时候，很少有年轻医生愿意搞盆底研究，谁不愿意去搞高大上的肿瘤研究啊。盆底经常被认为是吃力不讨好、性价比太低的学科。"红房子医院普妇科副主任陈义松说。

盆底学科作为一门单独的学科发展相对较晚，是近几年成长迅速的新型学科。但一直以来，盆底相关疾病在妇女当中并不少见，尤其在新中国成立初期，很多女性深受其扰。

早在20世纪50年代，上海市卫生部门以工厂企业中的女职工和郊县务农妇女为主要对象，有步骤开展了多发性妇科病的普查普治工作。结果发现，子宫脱垂成为妇女健康重点关注问题之一。

因为生产条件受限，产妇受到损伤、产褥期保护不当、产后过早参加过重劳动等情况很多，子宫脱垂疾病大多由此引起。尤其在1958年"大跃进"过程中，许多妇女超负荷劳动，甚至在孕期及产褥期都要参加劳动，导致子宫脱垂发病人数增加，尤以农村为甚。

1959年，市卫生局根据卫生部要求，在10个郊县（松江、金山、南汇、奉贤、崇明、宝山、川沙、上海、青浦、嘉定）进行试点查治，1960年下半年全面开展。在受检的62万18岁以上妇女中，发现患子宫脱垂病的有23485人，患病率约为3.7%。

1960年，市卫生部门和妇联各级组织密切配合，从县到公社成立"子宫脱垂防治领导小组"，进行子宫脱垂防治知识的宣传，动员群众自报、互报病情。同时，各县妇幼保健所组织妇产科医师和护理人员，成立治疗小组，在初步掌握发病对象情况的基础上，轮流到各公社进行免费查治。到1961年，已治疗8000余人，症状减轻者达90%以上。以后新发病例很少，发病率逐年下降。1972—1973年，全市发病率已降至0.7%，郊县为1.2%。

与此同时，妇产科学者很重视相关诊疗方式的普及和回顾，不过，盆底相关科室和学科的建立仍不成熟。红房子医院老院长王淑贞参与了这一专业领域早期在我国的酝酿和发展过程。

1953年，受天津市人民政府和市卫生局的委派，我国骨盆研究的创始人——柯应夔教授倡导并参与筹建了全国首家妇产科专科医院即天津市中心妇产科医院，任副院长，分管科研与教学工作。1972年，古稀之年的柯老突患脑溢血，加之患有糖尿病，生活不能自理，但他仍以坚韧不拔的毅力和顽强的意志在病床上总结和写作了《子宫脱垂》，初稿完成之时，柯教授便交给红房子医院王淑贞教授审阅。

1981年，王淑贞教授专门致信天津市中心妇产科医院医生岳琏及院长杜梓柏，高度赞赏了柯教授的遗著，并表示业内要更加重视此书，从而引发强烈关注和广泛讨论，为子宫脱垂的治疗和研究开辟了一条道路。

在手术中将脱垂的子宫和膨出的阴道壁切除，然后将损伤的筋膜缝合——以往，这是子宫脱垂最为常见的诊疗方式。但随着病人年龄增长，疾病复发率高达30%。

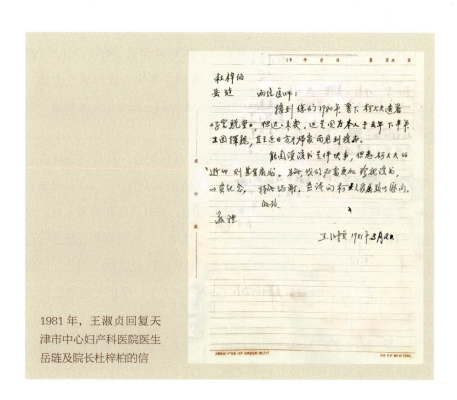

1981年，王淑贞回复天津市中心妇产科医院医生岳琏及院长杜梓柏的信

"盆底手术的挑战性很大，这么多年以来都很难解决复发率高的问题。"陈义松记得，2003年，能把手术做好的医生很多，普通的盆底手术很多医生都能做，但真的能拍胸脯独立掌控全场的却凤毛麟角。这么一来，几乎没人有勇气闯入这片"无人区"。

红房子一直在坚持推动攻克复发率高的难题。医院原党委书记华克勤被誉为"微创女神"，她勇扛"创建红房子盆底天团"大旗，迎难而上。

病人有需求，红房子便有回应。随着老龄化和三孩社会的来临，盆底疾病的预防和治疗日益重要。非松弛性盆底功能障碍症状（尿频、尿急、便秘、下腹痛、性交痛等躯体症状），严重影响患者生活质量，可与松弛性盆底功能障碍相互转化，影响并增加了诊断治疗的复杂性；盆底器官脱垂患者往往高龄、内外科合并症多、手术风险大、治疗非常棘手，为确保患者安全，需要科室联合心内科、麻醉科、影像科、ICU等多学科会诊讨论，全方位评估手术安全，制定个性化的治疗方案，这对整个诊疗团队都提出了很高的要求。

同一时期，红房子医院副主任医师胡昌东和陈义松加入华克勤的队伍，"堂堂红房子怎么能没几个'盆底一把刀'呢？"

2005年1月，红房子的盆底"小分队"完成首例经阴道植入网片手术（transvaginal mesh，TVM），这也是"小分队"向"天团"目标迈出的第一步。

革故鼎新，精益求精的术式磨炼征程

更多的妇产科医生开始思考，仅切除"无辜的子宫"是解决子宫脱垂的长久之计吗？

以往的手术方式未将器质性疾病的子宫切除，缝合后的结构仍然是建立在存在病变的盆底组织上。

"是否要把重点从无辜的子宫转移到'罪魁祸首'韧带的身上？"

华克勤介绍，若把子宫脱垂比喻成一张松弛的吊床，吊床脱垂的原因其实是因为悬挂吊床的绳子松弛了，问题不在吊床本身，切除子宫去解决子宫脱垂其实是南辕北辙。解决韧带松弛的问题成为"盆底重建"的雏形。

另外，子宫脱垂只是盆底问题的一部分，专业角度称之为"盆底功能障碍性疾病"。盆底功能障碍性疾病包括盆腔脏器脱垂、膨出、压力性尿失禁、慢性盆腔痛等疾病，国际上调查统计显示，盆底功能障碍性疾病患病率达 45% 左右，经流行病学调查显示，我国患病率 35%—45%，严重影响女性的生活质量及性生活质量。

就盆底器官脱垂而言，除了子宫脱垂，膀胱、尿道、直肠都属于这个范畴，也就是说治疗的过程中不仅要将脱垂的器官复位，更有难度的是兼顾膀胱、尿道、直肠功能的保留，这就要求术者能够熟练掌握复杂的盆底解剖。

正是因为盆底解剖结构复杂，对手术器械和补片材料的要求很高，即便手术方式不断精进，手术方式存在的弊端还是很明显。

比如，在尝试使用网片帮助回纳脱垂的脏器后，复发率的确有了很大的改善，但是由于网片材料的问题，并发症又上升了。

最大的问题是术后症状极易复发，"术式改变了解剖造成组织的损害，没有能够从源头上改变缺陷"。从业已超过 30 年的红房子医院副主任医师胡昌东说。

如何达到更好的手术效果并同时显著降低并发症发生率？成为妇产科医生们的新挑战。

客观条件的限制没有浇灭盆底专家们攻坚克难的热情和信心。红房子盆底专家们始终走在国内外盆底术式发展的前沿，始终以精益求精的态度打造一支技艺精良的手术天团。

2009 年 1 月，一位再婚的子宫脱垂患者来到红房子，她感情经历坎坷，希望能够保留子宫。为了满足患者的需求，专家团队反复研究，为患者量身制定了手术方案，完成了首例腹腔镜阴道骶骨固定术。

也正是在这一年，并发症和复发率首次双双降到 2% 以下，这样的"成绩单"一直保持至今，并在不断地提质增效。

2017 年 5 月，一次挑战性极高的手术让参与其中的医生至今记忆犹新——

阴道骶骨固定术一般通过传统腹腔镜下完成，那场手术中，首次尝试将经阴道单孔腹腔镜应用于盆底重建手术，这在国内还鲜有团队涉足，究竟要不要迎难而上？

从阴道单孔腹腔镜下进行操作，具有不留疤痕、减轻疼痛、减少脐疝等伤口并发症、减少住院时间等优势。但同时对术者却提出了近乎苛刻的要求。术者需要掌握非常娴熟的单孔腹腔镜技术，还需要掌握阴式盆底手术技巧，这无疑让手术难上加难。

经过讨论商议，团队决定尽力一试，挑战经阴道单孔腹腔镜全子宫切除 + 双附件切除 + 阴道骶骨固定术。查阅文献资料、钻研器械改良、术前情景模拟……经过充分的术前准备，手术圆满完成。

也正是这次全球领先的经阴道自然腔道内镜手术（transvaginal natural orifice transluminal surgery，vNOTES）阴道骶骨固定术在红房子完成，打响了"红房子单孔"的品牌名声。

随着妇产科医生的不断钻研，vNOTES 术式治疗盆底功能障碍逐渐推广，能够实现用微创的方式提供更好的手术视野，盆底手术治疗又上了一个台阶。

回顾红房子盆底团队的漫漫征程，有过很多值得记忆的点点星光，构成了红房子盆底团队的成长轨迹。

2011 年 7 月实施首例单孔囊肿剥除；2013 年 10 月首例单孔全子宫切除；2017 年首例单孔广泛全子宫切除；2018 年 4 月首例单孔机器人手术；2021 年 9 月首例单孔保育的广泛宫颈切除术后成功受孕分娩。

以 "2017 年原创 vNOTES 阴道骶骨固定术、2018 年原创 vNOTES 盆底重建术和 2022 年原创 vNOTES 高位骶韧带—骶前联合悬吊"为核心的 "vNOTES 为特色的盆底微创手术及临床前瞻性多中心研究"也在全

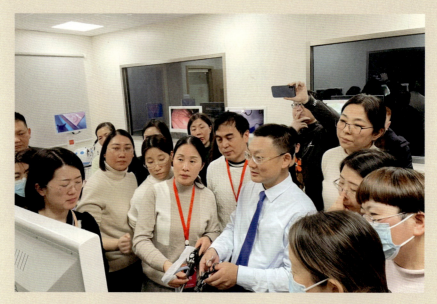

2024 年，陈义松主任医师 vNOTES 盆底重建学习班模型训练带教活动

国范围内积极开展，以期通过术式创新更好地服务临床需求。

术式的改良也得到了患者的普遍认可，从 2010 年至今，多孔腹腔镜手术量逐年略有上升，单孔腹腔镜手术自 2018 年起快速发展。vNOTES 手术起步虽晚，但发展迅猛，从 2016 年的 10 例，到 2020 年的 440 例，再到 2023 年 1091 例。

这些不是冷冰冰的数字，而是无数位妻子、母亲、儿女的如释重负，是无数家庭的笑逐颜开。

人文关怀，秉持"为患者服务"的医者初心

"今朝要早点来，哪能有噶好机会听红房子专家帮阿拉讲脱垂的事情啦！"这位奶奶已经是 82 岁高龄，一直以来都是红房子的"铁杆粉丝"。

2023 年 5 月 18 日，复旦大学附属妇产科医院盆底疾病中心正式揭牌成立。在中心成立现场，这位独居老人在邻居的陪伴下，早早从黄浦

区的家中赶到红房子医院杨浦院区。她将红房子的前世今生娓娓道来，在场医护人员无不拍手称赞，也很感慨医院的品牌能够在老百姓心中有这样崇高的位置。

这得益于红房子一直以来践行的理念：诊疗效果的整体提升不仅是技术的打磨，更是对患者全方位的关心。

2023 年，女性盆底功能障碍性疾病领域的专家、全国妇科泌尿盆底及女性生殖整复学科带头人夏志军教授加盟红房子。在他 20 多年的从业生涯中，两位病人令他印象深刻。

第一位女性患者曾因排尿时伴有强烈的阴道抽痛且不定时发作而痛苦不已，四处寻医无果，各种辅助检查结果都显示阴性，查不出问题，止疼药也失去效果。尿痛却不是尿路感染，家人甚至一度怀疑她有精神疾病，携其前往精神科就诊，无奈种种方式均如竹篮打水，患者蹚过许多弯路，心情跌入低谷。"除漏尿外，膀胱过度活动症（OAB）带来的下尿路疼痛、尿急、反复下腹痛、腰酸背痛、各种骨盆周围疼痛、慢性便秘等，都可能与盆底功能异常有关。"夏志军教授根据这位患者的情况，制定了详细的诊疗方案，持续开展骶神经调节治疗，患者也在一次次的治疗中，收获良好的效果与愉悦的心情。

第二位患者是位耄耋老人，前来治疗盆底功能障碍性疾病却并非冲着治疗器官脱垂，而是因其带来的巨大烦恼——排便及排尿困难。"患者器官脱垂十几年了，直肠膨出，一直没有想过要治疗，直到近期，脱垂引起了排便和排尿困难，方才忍受不住。"夏志军教授发现，患者因排尿困难，总是冲洗尿道，导致发生重度尿路感染。为解决排便困难，吃泻药，采用了各种辅助治疗手段均收效甚微。最终，团队根据其临床症状，采用后盆腔重建手术为其解除了痛苦。"许多盆底问题其实是解剖形态的问题，盆底手术就是解剖结构的恢复，解剖结构恢复了，才能带来功能的恢复，从而达到治疗目的。盆底疾病的治疗其实没有那么困难，治疗后症状可得到明显改善，能极大提高患者生活质量。但很多人不知道这个病，或者知道了也羞于启齿，宁愿独自默默忍受，实在令人心碎。"夏志军说。

　　一直以来，女性盆底功能障碍性疾病是一种常见却未被充分认识的疾病，社会关注度低、患病率高、就诊率低，因而严重危害广大妇女身心健康。随着"多孩"政策的开放和老龄化社会的到来，女性盆底功能障碍性疾病日益高发，增加患者困扰的同时，更加剧社会卫生经济负担。作为"妇产科国家队"的红房子，呼吁全社会关注这一女性问题责无旁贷。

　　为了践行"为患者服务"的医者初心，秉持人文关怀的理念，红房子的医护人员将这一理念融入诊疗，带领盆底疾病患者一同进行心境的绘画测验，从绘画中了解患者需求，体恤患者。通过医生与患者共同参与"雨中人"绘画创作，描绘自己的内心世界。在"雨中人"的绘画中，对不少患者来说，疾病带来的压力如同"倾盆大雨"，他们需要外界的支持与帮助，而红房子盆底团队就是另一重保护伞，在患者"淋雨"的路上为他们遮风挡雨。

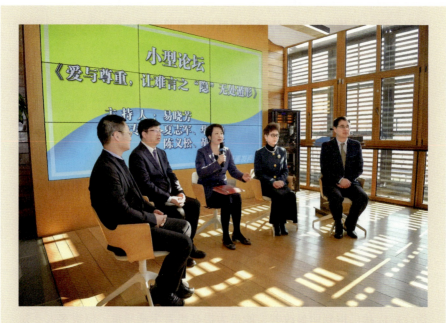

2024 年，易晓芳教授主持《爱与尊重，让难言之隐无处遁形》科普论坛

2020 年 11 月 11 日，上海市妇幼保健协会妇女盆底功能障碍防治专业委员会成立暨妇女盆底功能障碍防治项目启动仪式在红房子医院隆重举行，医院华克勤教授担任主任委员，陈义松教授担任秘书。依托红房子这一广阔的平台，红房子专家团队携手上海市专家，以盆底疾病为中心进行防治知识普及、防治网络建设、学科梯队建设、适宜技术推广，进一步提升了盆底功能障碍疾病的筛查，以改善功能障碍，为防治严重尿失禁和脏器脱垂作出了实质性贡献。

"我们手术做得再好，也要让老百姓自己成为健康守门人，要关注自身的盆底状况，做到早预防早治疗，而这就要求我们能够以老百姓喜闻乐见的方式传播相关医学知识。"红房子党委副书记王珏这样说道。

2023 年 1 月 25 日，由上海市科学技术委员会"科技创新行动计划"科普专项项目资助、复旦大学附属妇产科医院创作的公益科普微电影《妇愁者联盟之盆底肌危机》及衍生科普微视频正式发布。医院还特别推出了由微电影衍生的系列科普微视频。该系列微视频共 5 集，每集 2 分钟，通过"小品＋科普"的形式，"隐性"输出尿失禁的病因、症状、治疗和预后中的关键、常见问题，帮助建立正确的盆底健康观念，预防并减轻盆底功能障碍，从而提升这部分人群的生活质量和身心健康。

我们常说：有时是治愈，常常是帮助，总是去安慰。现代医学不断发展的今天，这句话的深意越来越被后人所理解——医学是有限的，很多疾病至今无法依靠医疗技术治愈，而医生对病人心理和情感的抚慰，对于患者的康复来说，与医疗技术同样重要，而正是秉持着这样的精神，红房子盆底人致力于在传承和发展前辈技术精髓的基础上，从治愈、帮助与安慰的辩证哲学出发，帮助病人康复。

明确定位，不断充实人才梯队建设

近年来，红房子盆底团队在全国性大会上进行多场手术演示，相关术式在全国权威、核心杂志上的发表数逐年递增，SCI 收录论文的好消息也接踵而至，"红房子盆底术式"逐渐走出上海，冲出中国，走向国际。

而"盆底先驱们"开创的"康庄大道"也吸引了更多的青年医生将未来职业发展方向转向盆底相关领域，近年来，关注盆底的人越来越多，攻读相关领域研究生的人也越来越多，毕业后愿意到盆底临床一线工作的人也多了起来。

"没有新鲜血液，何谈人才梯队建设。有了年轻人们的'青眼'，盆底的学科发展才有了希望。"华克勤教授如是说。

在培育人才梯队方面，盆底团队的王晓娟医生、陆芝英医生陆续开发相关教学软件，通过虚拟仿真技术，创建 3D 场景模拟患者病情与盆底解剖的改变，再现盆底功能重建的仿真手术，规范化训练学生临床基本技能，巩固盆底解剖知识，打破了现今教学资源不足、训练时间长等限制，相关课程入选"省部级一流课程"。

目前，在华克勤教授的指导下，以夏志军主任、陈义松副主任、胡

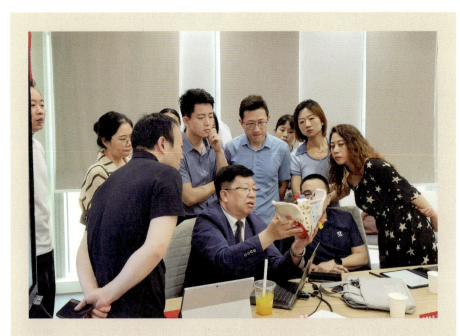

夏志军教授带教

昌东副主任医师、王晓娟副主任医师、陆芝英副主任医师、范登轩副主任医师为主导，带领一批年轻的创新改良式盆底手术队伍，实现了从传统手术到改良式盆底手术的完美跨越，彰显了盆底手术的与时俱进，创伤小、恢复快、满足患者身心需求，赢得了广大患者的认可。

盆底亚专科发展至今，在医院创建国家妇产医学中心的征途中，盆底中心已然明确了发展定位，即建立国内一流、标准规范的盆底功能障碍诊疗平台，涵盖科研、临床、教学三大领域，形成贯穿全生命周期的医学研究和临床应用平台，在技术创新、临床转化和应用推广方面形成系列突出优势。

中心工作人员30名，其中博导3人，正高级职称3人，副高级职称4人，博士8人，护理人员8人。中心先后牵头国家重点研发2项，主持国家自然科学基金等国家级项目30余项，科技成果奖励10余项，相关专业专利近10项。发表SCI论文60余篇，主持（多中心）临床研究项目5项。

近年来，复旦大学附属妇产科医院盆底亚专科通过不断深入研究、创新先进技术和培养专业人才，在盆底健康领域取得了显著成果。仅去年一年就有近6000名女性在这里获得了个性化、精准化的治疗方案；1000多名患者通过手术治疗成功摆脱了盆底健康问题的困扰，重获健康与自信。

盆底疾病属于退化损伤性疾病，伴随着社会老龄化趋势，社会需求将越来越大，不过好消息是，并非发病率增加，而是就诊率增加。20余年来，盆底疾病的诊疗从最初大众不认识、缺乏认可，到社会上星星点点出现产后康复中心，人们逐渐重视起盆底健康，医院也开始划分亚专科。正是广大患者从"活着"到"活得好"这一需求的递进，才使得盆底学科取得一系列进展。

"盆底功能障碍性疾病的疗效好不好，归根结底由患者说了算。在未来，我们只有努力提升盆底疾病的诊疗水平，才能更好地满足广大患者的健康需求。"夏志军说。医院盆底疾病中心在未来发展建设中，不仅着重临床盆底功能整体恢复，更着重盆底功能预防与康复，我们即将开展"盆底云康复、云治疗""无创盆底功能神经调控"等新科技，新技术，更好关爱女性健康，关注盆底功能。

破圈而出，
从解决"生育"拓展到重视"优育"

李妙然

生育，既是一个私人问题，又是一个社会性的问题。生育困难，或者生出有缺陷的孩子，这让许多家庭饱受折磨，也严重影响着国家人口的素质。随着不孕不育比例的上升，越来越多家庭不得不求助于辅助生殖技术。据《中国妇幼健康事业发展报告（2019）》显示，近年来，每年人类辅助生殖各项技术类别总周期数超过 100 万，出生婴儿数超过 30 万。

20 世纪 80 年代，辅助生殖技术开始进入我国临床应用。1983 年中国大陆第一例冷冻精液人工授精成功，1988 年首例试管婴儿诞生。在 40 余年的发展过程中，随着辅助生殖技术水平的逐步提高，服务能力的不断增强，无数不孕不育夫妇实现了生育的愿望。

作为国内最早成立的妇产专科医院之一，红房子医院也是较早开展试管婴儿研究、成立辅助生殖中心的医院，截至目前上海集爱遗传与不育诊疗中心已经累计出生 4.5 万余名试管婴儿。

雪窗萤火开创新篇：从华东第一例试管婴儿到"集爱"成立

1978 年，世界首例试管婴儿诞生后，中国辅助生殖技术也逐渐开始起步。1990 年伊始，红房子医院的专家们就开始展开辅助生殖相关研究。试管婴儿技术一开始是为了帮助输卵管阻塞不孕的女性设计的，体外受精—胚胎移植（俗称第一代试管婴儿）就是先人为取出卵子，通过体外受精（IVF）的方式，让精子、卵子自然结合，培养成胚胎再移植回子宫妊娠。最初，朱关珍老院长在完成卵巢囊肿等妇科手术的同时，进行腹腔镜下取卵试验，尝试为不孕女子创造辅助生殖的条件。同时，邵公权、归绥琪、严敬明、韩金兰等老专家也与上海医学院合作，进行体外受精的实验。"当时几乎没有什么专业设备，取卵我们还要先到门诊借 B 超仪器再到实验室，实验室里用得最多的也只是一个保温箱，所以胚胎培养难度很大，我们因此也经历了不少失败。"韩金兰教授在回忆起最初的研究时说道。但正是这份艰难中的积累，为后来的技术突破打下了坚实的基础。

1994 年，随着医院辅助生殖技术试验的进一步深入，在严敬明教授的牵头下，医院成立了试管婴儿研究小组。由于硬件条件限制，所有研究人员只能挤在一间木质结构的研究室内完成每一次卵子授精实验，就连稍微重一点的关门都会干扰极其精细的操作。"我记得在完成第一代试管婴儿研究的时候，我们开始取卵前，需要整栋楼的同事配合我们，要到每一个办公室去打招呼，告诉大家不要走动，否则下一秒可能就找不到卵子在哪里了。"韩金兰教授说。

难题远不止这些，当时国外注射促排卵针的经验是：起步剂量需要 3 到 5 针，但这一剂量在红房子却屡试屡败。国外的经验是不是适合中国妇女的体质？经过多次实验，团队才找到了适合中国女性的起步剂量。就这样，严敬明教授带着团队跨过一道又一道坎儿，迎来了第一次成功。

赵女士因为输卵管阻塞，婚后 6 年未生育，且有过 3 次宫外孕的经历，可以说为了生一个孩子，她吃尽了苦头，最终慕名来到红房子医院求助。1994年12月11日，医务人员成功地将在体外培养的胚胎植入赵女士的子宫中。1995年8月18日在万众期待下，第4次接受腹部手术的赵女士不必再忍受"失去"的痛苦，她终于盼来了自己的宝宝，这也是华东地区首例成功的第一代试管婴儿。当时的媒体报道中这样描述道："从用药物'控制'排卵，到腹部穿刺取出成熟卵子，将精子与卵子在'试管'里结合，然后在培养箱内完成分裂发育，最后再接种进子宫使其'着床'成功……严教授称自己'也生了一回孩子'。"这一突破多么来之不易，也因此荣获上海市卫生局1995年度上海市临床医疗成果奖。

为了将医院的试管婴儿工作不断发展壮大，1996年医院与美国康奈尔大学合作成立试管婴儿研究中心，1997年在刘豫阳老院长的组织下，医院与美国Fairfax Genetics & IVF研究所合作，成立了中国首家中外合作生殖中心——上海集爱遗传与不育诊疗中心，至此开启辅助生殖的新征程。

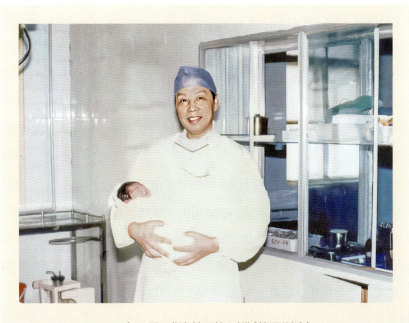

1995年8月，华东地区第一例试管婴儿诞生

为了解决辅助生殖技术开展的环境难题，医院购入门诊部边上的中学楼房以供集爱使用，但由于房屋结构不易改造，医院又下定决心对门诊大楼进行改造，三层楼共计1500平方米很快就投入使用。为解决人才问题，尽快培养起一支技术过硬的队伍，医院在招揽贤才的同时，派出生殖医学医技队伍赴美学习，他们在短短6周内便出色完成了原本需要6个月的培训。为了解决资金困难，工作人员反复做调研，四处奔波议价，最后用80万美元购置了市场价要100多万美元的设备。

经过一年多的筹备，诊室、手术室、康复室、实验室、挂号、收费……一切准备就绪，1998年9月1日，上海集爱遗传与不育诊疗中心正式开业，由严敬明教授担任副院长，韩金兰、曹英、陆朱娣、张月萍、徐建忠、乔丰云等老专家教授组成第一支科研小组。此时的严敬明教授已年过半百，但他依然和韩金兰教授一起带领辅助生殖科研、临床小组，将全部心血投入建设。从华东第一例试管婴儿的成功，到集爱成立，再到此后取得的一次次成功，唯有敢为人先才终得福泽一方患者。

锲而不舍功在坚持：从华东首例二代试管婴儿到屡创新高

1999年1月，距离集爱开业仅仅4个月，中美专家已经合作让10名婚后多年不育的妇女成功妊娠，其中年龄最大的孕妇为46岁。而在这10对夫妇中，有两对夫妇比较特殊，他们是因为男方无精子来医院求助的。

在传统的体外受精过程中，成熟的卵子需要和足量的精子在"试管"中才能结合自然受精。足量的、有活力的健康精子是成功的关键。所以，对少精、弱精、无精的男性来说，即便是采用体外受精技术，生育一个自己的孩子几乎毫无希望。在这些男性中，有大约20%是因为睾丸发育问题无法产生精子，还有80%是因为各种原因输精管堵塞，导致能产生精子却无法输送。因此，卵胞浆内单精子显微注射的出现，也就是第二代试管婴儿技术（ICSI技术），为他们提供了"生"的可能。

科学家在精子数量极少的情况下，选择出单个有活力精子，在显微镜下经过精细操作，将其直接注射到卵母细胞的胞浆中，从而增加成功受精的概率。1992年，世界上首例 ICSI 技术试管婴儿在比利时诞生，紧接着美国 Fairfax Genetics & IVF 研究所于1995年又创造出一项新技术，即睾丸穿刺精子抽吸术。然而受限于医疗技术发展的速度，集爱成立前国内尚未有可以同时开展这两项技术的成功经验。

新技术的运用和发展从来都不可能是一帆风顺的，离成功总是一步之遥时，大家气馁过、迷茫过，但从未想过放弃。面临失败，集爱团队全面调整治疗方案，不盲从国外权威，也不迷信以往经验，积极探索辅助生殖的"中国经验"。在微观世界里"取精、切尾、单精子注射"，这些现在看似一气呵成的技术，在没有硬件条件和成功经验的年代充满挑战。在当时，就连用注射精子的"细针"，都要由技术人员自己用玻璃等材料研制而成。清洗精子和培养胚胎的培养液也没有现成的，工作人员从医院取来蒸馏水进行二次蒸馏，再进行配比方能使用。但无论怎么调整，胚胎培养的成功率还是很低。培养液难道被污染了？怀着这样的疑问，工作人员将培养液拿到中山公园附近的实验室检测，结果发现培养液中的"硅离子"过多。于是大家换掉了蒸馏用的硅胶盖等器皿，采用全石英蒸馏，才提高了成功率。

一次，为了完成单精子注射，当天下午取好卵后，韩金兰、曹英等专家就坚守在简陋的实验室，围着显微镜一次次尝试、失败、再尝试，一直到深夜12点多，终于成功了。"集爱的成立不容易，医院投入了诸多资源，为了二代试管的成功我们所有人拧成一股绳，要背水一战，努力提高成功率。"韩金兰教授动情地回忆道。

1998年9月，当两名无精子症男性前来求助时，曹英等人应用最新的经皮睾丸内精子抽吸术（PTSA）从男方睾丸内取出极少量精子，然后再完成单精子卵细胞胞浆内注入术，成功实现体外受精。不久后，两名年龄分别为26岁和36岁的妻子成功受孕。怀胎十月一朝分娩，1999年6月25日，国内首例 PTSA 技术及单精子穿刺"试管婴儿"平安降临人间，这也是集爱团队率先在华东地区运用第二代试管婴儿技术助孕的案例，成功填补了国内辅助生殖技术的空白，也标志着我国试管婴儿技术进入国际先进水平。

"当时他们来找到集爱，我们也明确说了此前没有成功的二代试管案例，成功率还是比较低的，但这两对夫妇都选择了信任我们，也给了我们莫大的鼓励和信心。"韩金兰教授介绍道。十年之后，那名当时 26 岁的妻子又来到集爱，收获了自己的第二个宝宝。至此，在集爱，不管男性因为什么原因不育，只要男方的睾丸内能够产生精子，哪怕是少量精子，科学家们总能从"沙漠"中寻找到"绿洲"，最终实现他们生育的夙愿。

在获得多个荣誉之后，集爱又率先在华东地区应用胚胎冷冻复苏技术获得成功。在 21 世纪初的很长一段时间里，集爱的试管婴儿成功率高达 50%，属于业内的佼佼者，IVF 取卵周期数也是全国最多的中心之一，慕名而来的患者众多。

随着时代的进步、文化的开放，"冻卵"开始走进人们的视野。中国辅助生殖技术对于冷冻卵子有严格规定，"冻卵"也并非保育法宝。但在做试管婴儿的治疗阶段有时会遇到妻子取出卵子当天，丈夫却未能同时取到精子的"意外"，此时就需要先进技术先把卵子冻存起来。卵子对温度十分敏感，在冷冻过程中耐受性差，21 世纪初，"卵子冷冻"还是辅助生殖领域中的一项前沿技术，但集爱的冻卵成功率也属于业内前列。上海首例"冻卵宝宝"的父母就是在做试管的阶段遇到了取卵与取精"错过"的问题，于是集爱的技术人员先完成了"冻卵"，三个月后成功取到丈夫的精子再完成授精，妻子于 2006 年 6 月成功分娩，此时全球共有约 200 名"冻卵宝宝"。

严敬明老教授曾在接受记者采访时介绍道："冷冻可能对卵子的细微结构、纺锤体造成损伤，植入母亲体内后容易引起流产。如何将冷冻的卵子解冻，又不会破坏它的细胞结构就显得非常关键。"冷冻卵子有慢速冷冻法、玻璃化冷冻法两种方式，其中后者对卵母细胞和胚胎造成的伤害明显减少。于是在第一例"冻卵宝宝"出生后，集爱继续完成技术革新，2010 年 4 月首例经玻璃化冷冻的卵子复苏后，成功助孕。

重任在肩再登高峰：从上海首个三代试管婴儿到多个"第一"

试管婴儿技术自诞生以来，帮助无数不孕不育家庭圆了生育梦，但无论是第一代试管婴儿还是第二代，只是解决了"能生"的问题，从人口发展的长久大计来看，在"生育"的基础上还有"优生"的问题。在不孕不育的夫妇中，不少人因为有遗传病家族史、生育过缺陷患儿、反复胚胎停育，生不出或者会生育患有疾病的孩子。能否将辅助生殖治疗工作和遗传诊断优生优育工作结合起来？不仅解决"不能生"的问题，还要实现"生得好、生得健康"的目标。

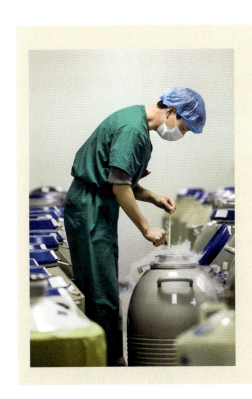

工作人员往液氮罐内存放胚胎

其实在第一代试管婴儿诞生之初，国外的科学家就开始胚胎植入前遗传学诊断（即"三代试管"）相关研究了，主要是针对有遗传方面的高风险、不明原因的反复种植失败或胎停，进行胚胎检测，排除染色体结构或数目异常、基因异常，从而优选出健康胚胎进行移植。1990年，世界上首例第三代试管婴儿诞生了。只不过人类面对的致病基因众多而复杂，所以"三代试管"起步虽早，但技术需要不断革新，直到今天也一直在挑战"未知"。

我国从20世纪90年代起，开始大力倡导优生优育、出生缺陷防治。集爱在成立之初就紧跟国家方针政策，肩扛重任进行胚胎细胞的遗传疾病诊断与研究工作。2001年，张月萍教授等人着手开展遗传诊断学方面的研究。最初，大家只能用"荧光原位杂交法"来进行诊断，也就是在荧光显微镜下对荧光信号进行辨别和计数，从而对染色体异常的细胞和组织样本进行检测。但这项技术的难点是要逐一去找寻找细胞，工作量十分大。"我们最担心的其实是漏掉患者的细胞。"为了给出准确的诊断，"调焦、对焦、寻找"如此往复，张月萍和同事们在阴暗的实验里对着显微镜一找就是好几个小时，巨大的心理压力下甚至会产生头晕、恶心的反应。本着对患者负责的精神，大家不仅坚持了下来，当时还在《中华妇产科学》等期刊上发表了相关研究成果。

经过多年的努力，2011年集爱成为上海首家允许开展第三代试管婴儿的医疗机构，并于同年诞生沪上首个第三代试管婴儿宝宝。时任集爱副院长的孙晓溪教授说，这些成功来自集爱一直以来的工作积累和研究型人才的陆续加入，同时及时引进消化国外先进的遗传诊断技术，比如集爱较早就设立了分子遗传学诊断实验室，为遗传诊断学助孕提供了技术支持。2014年，为了进一步提升遗传诊断的效率，张月萍等人还赴美国学习，较早在国内引入"高通量测序"和"芯片技术"，这样一来，就可以一次检测大量靶基因及其变异位点，检测灵敏度和特异性显著提高。

自从第一个三代试管婴儿诞生之后，集爱就"一发不可收拾"，走

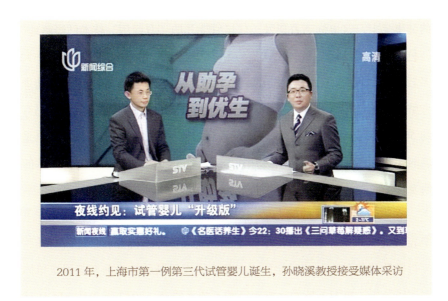

2011 年，上海市第一例第三代试管婴儿诞生，孙晓溪教授接受媒体采访

上了"火力全开"之路，多个国内首例、世界首例接踵而至。周女士夫妇因为常染色体上都携带先天性肾上腺皮质增生症隐性基因，在 2008 年生育了一个患病的女儿，后来周女士两次怀孕，都因羊穿结果显示为患病胎儿，不得不终止妊娠。2016 年 2 月夫妻俩在集爱团队帮助下，终于生育了一名既不患病，也不存在染色体非整倍体异常的宝宝，这也是我国首例应用核型定位基因芯片技术进行"植入前单基因病诊断"（PGD）的试管婴儿，这项技术不仅适用范围广，所需检测时间也更短，当时广受业内好评。2017 年 6 月，伍女士同样受益于 PGD 技术，成功分娩了全国首例成功阻断 X– 连锁重症联合免疫缺陷病的宝宝。

随着科学家们面对的遗传疾病越来越复杂，三代试管的技术也不断在"前进"。有一种"遗传病"携带者的外貌、智力和发育通常都正常，却会在生育过程中屡屡碰壁：反复流产、不孕不育，甚至生出异常胎儿……2014 年，黄女士的丈夫因为严重的弱精和染色体平衡易位来集爱就医，此时如果进行常规的试管婴儿，很容易发生因胎儿染色体异常而导致的流产。2015 年，黄女士夫妇在集爱团队的帮助下，选择了胚胎植入前遗传学筛查技术（PGS）剔除异常胚胎，收获上海市首例应用 PGS

的健康宝宝，这也标志着集爱三代试管婴儿的"升级版"技术已经落地。染色体平衡易位是导致复发性流产和原发不孕不育的重要遗传因素，大多数患者会选择 PGD 技术助孕，但当时国内外的 PGD 技术仅能帮助患者解决当前的生育难题，却不能进行家族阻断，他们生育的孩子中仍有约 50% 概率为染色体平衡易位携带者。如何实现技术的革新与突破，是当时生殖遗传领域的一个研究热点和重点，这也激发了集爱遗传团队的研发动力。

在张硕博士等人的努力下，集爱中心经过近两年的探索，在国际上率先提出了"核心家系遗传单体型能够代表多种遗传变异，进而对胚胎进行复杂遗传分析"的科学假说，自主研发了胚胎植入前全基因组单体型连锁分析（PGH）技术，成功突破了技术壁垒。2017 年 2 月，PGH 技术帮助染色体平衡易位携带者张女士一步到位终结了疾病遗传，顺利诞下不携带平衡易位的健康宝宝。后续，不少受平衡性结构异常困扰的夫妇也在集爱收获了希望。为了更好地向全国推广 PGH 技术，2018 年 2

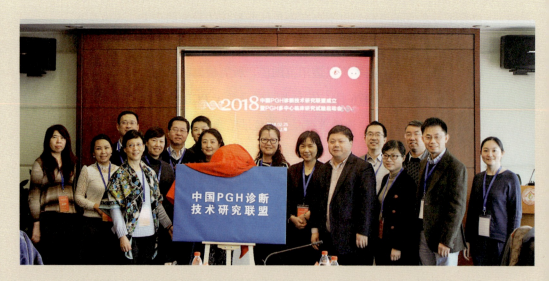

2018 年 2 月，"中国 PGH 诊断技术研究联盟"在复旦大学附属妇产科医院正式成立

月"中国 PGH 诊断技术研究联盟"在复旦大学附属妇产科医院正式成立，联盟致力于共同开展平衡易位 PGH 诊断技术多中心大样本临床研究，为平衡易位诊断技术临床应用、指南的制定和实施提供大数据支持和循证学依据，致力推动我国乃至全球生殖健康医学事业的进步。目前全国有 30 多家生殖中心在临床上使用 PGH 技术，成功出生 PGH 试管婴儿 1000 多名。PGH 技术也于 2019 年 1 月获得国家发明专利授权，成为该领域国际上首个授权的发明专利。当被问及面对如此多的疑难杂症，如何坚持精益求精时，张硕博士说："集爱的患者有很多都是在外地反复试管失败的，挑战很大，但我们的决心也很强，当时也有其他团队在研发类似的技术，时间很紧，但最终集爱还是较早研发成功了，目前看来我们的技术是最适合临床应用的。"

后来又发现，临床上还是有一些问题没有解决，比如同时面临两种遗传缺陷的董女士，她不仅因为染色体平衡易位反复流产，还因为夫妇俩同时携带 SLC26A4 基因的致病突变，可能生育听力缺陷、听觉器官发育不良的宝宝。面对这样棘手的问题，集爱再攀高峰，通过"一体化 PGT 技术平台"同时阻断两种遗传"缺陷"，2020 年 12 月世界上首例同时阻断染色体平衡易位和单基因疾病的第三代试管婴儿在集爱平安出生。

成功之路从来都是充满坎坷的，每一次临床突破的背后都是无数次锲而不舍的基础研究。"以 PGH 技术为基础，我们的团队进一步探索，最终打造了一体化 PGT 技术平台，通过一次检测便能同时发现胚胎中的基因变异、染色体非整倍体和染色体结构重排等多种遗传异常，且对不同的遗传病具有普遍适用性，经济高效，集爱已经申请了多项相关专利技术。"时任医院院长、集爱董事长徐丛剑教授介绍说。2021 年 7 月，徐丛剑教授、张硕博士等在国际上首次通过前瞻性的队列研究，报道了这一技术，成为目前辅助生殖技术领域的重要补充。2013 年至 2021 年，集爱连续 9 年获上海市 PGT 取卵周期数冠军，截至目前已完成 9900 例 PGT 检测周期。如今，一体化的 PGT 技术在防控出生缺陷、提高子代生殖健康中发挥着越来越重要的作用，让越来越多的夫妇受益。

在三代试管婴儿临床快速发展的同时，集爱的科研水平也在逐年提升。而科研的发展也必将"反哺"临床。2020年孙晓溪教授团队作为主要完成人发现了男性遗传因素导致早期胚胎停育的突变基因ACTL7A，同时发现卵母细胞人工激活（AOA）技术能够成功克服因ACTL7A/Actl7a突变导致的胚胎停滞，这一发现成功为因男方基因突变导致胚胎发育停滞的患者提供了治疗新方向。2022年，孙晓溪教授团队与复旦大学生物医学研究院王磊、桑庆团队合作在 *Science* 发表长文，首次发现了人卵母细胞中组装纺锤体微管的全新亚显微结构 huoMTOC，阐明了 huoMTOC 调控人类卵母细胞纺锤体组装的独特生理机制，同时揭示了 huoMTOC 异常导致患者卵母细胞成熟障碍，为该疾病的病理机制贡献了新认识，帮助这类患者更加高效、精确地完成疾病的诊断，为未来疾病的治疗带来希望。"从完成上海首个三代资质的申请、管理流程的规范化、实验室设备的更新迭代、技术不断创新再到不断调整政策吸纳人才，都为集爱三代试管技术的临床与科研发展插上了'腾飞'的翅膀，这也是集爱的 PGT 在很长一段时间能领先，老百姓更信任我们的原因。"回忆起近年的集爱发展之路，孙晓溪教授感慨道。

仁心涓滴方成汪洋，从阻断罕见病遗传到天使降满人间

在生育的"双向奔赴"中，每个家庭、每个医生都如星辰般释放着自己的光芒，携手编织璀璨。谈及集爱多年来的"成绩"，孙晓溪教授感触颇深："这的确是我们的荣誉，但更多的是医患之间的信任与依托。这么多年，集爱一直在创新前进，也一直在被爱与感动。我记得曾经有一对'馒头夫妇'来找我们做试管，但很遗憾第一次没有成功，于是他们就在上海边卖馒头边凑钱，好不容易攒足了一笔钱，但还是没有怀上。我很内疚，但这对夫妇却很理解我们，说攒足了钱再来。还有一些罹患妇科恶性肿瘤依然想做母亲的女性，那种向上的生命力着实令人动容。

面对放化疗影响、子宫内环境变化、生殖功能改变甚至是彻底失去卵巢，多学科诊疗、辅助生殖依然能帮助她们。再比如罕见病，虽然发病率低，但是种类繁多，全球已确认的罕见病超过 7000 种，因此罕见病群体也是庞大的，它摧毁的不仅仅是一个家庭，社会也因此'负重前行'。当我们通过辅助生殖技术，从源头阻断这些罕见病的遗传，这才是最有意义的。所以，我们依然在努力，一次次'奔山赴海，静待花开'。"

马凡综合征曾被称为"死神"的代名词，患者普遍身材高大、肢体过长，虽然有异于常人的运动体格，但却会饱受骨骼、眼及心血管三大系统缺陷的折磨，尤其是心血管病变合并心脏瓣膜异常和主动脉瘤的患者，生存都是一个问题，更别说生育了。周女士就是这样一位患者，她的家族里有 5 位这样的成员，尽管 28 岁时，周女士通过手术以人工瓣膜替换原有病变的心脏瓣膜，但她依然怀有强烈的"求子"心愿，于是她找到孙晓溪团队。通过胚胎植入前单基因遗传学检测（PGT-M）技术，周女士成功妊娠，但对于她这样患有严重基础疾病的高危妈妈，对常人来说再自然不过的孕期，却显得十分艰难。主动脉扩张、凝血功能异常这些潜在危险，都是不小的挑战。但集爱没有放弃这位母亲，在多学科团队的护航下，周女士跨过一道道危险，于 2019 年 4 月生育了健康宝宝。

在集爱，诸如此类的故事还有很多。因为信任，悲剧不再重演。当皮肤变得像蝴蝶翅膀一样脆弱，一碰就破，要不断面对皮肤被擦破、长水泡、感染、瘙痒，即使在夏天也要穿一身厚厚的纱布，又该如何生活？这就是遗传性大疱性表皮松解症患者小恩毅的每一天，就连绝大多数医生都没听过这个病。但在辅助生殖技术的帮助下，如今恩毅有了一个健康的妹妹，这个脆弱的"蝴蝶宝宝"也因此多了一层爱的铠甲。走路不稳、肢体无力甚至常年卧床，因为家族遗传性淀粉样变性周围神经病，姚女士丈夫家中几代人都生活在梦魇中。十年求子艰辛路，姚女士最终在集爱喜获健康宝宝。小茹夫妇都携带有脊髓性肌萎缩症的隐性致病基因，因此生育了患病的大宝，即使 11 岁了依然无法正常行走。在集爱，小茹通过一次取卵、一次移植，一次成功，诞下不患病、不携带致病基因的二宝。还有让身体弯成"S"形、要依靠呼吸机睡觉的庞贝病；轻微磕碰就会骨折的脆骨病；稍不注意就会血流不止的血友病……这些曾经让世人闻而却步的"罕见病"，也能通过第三代试管婴儿技术实现"一级预防"。

和这些案例中的"幸运儿"一样，随着医学的进步，借助第三代试管婴儿技术阻断遗传性疾病的人越来越多。在守护不孕不育家庭的道路上，集爱从未停止脚步。自 2017 年开始，集爱在全国生殖中心中首先开展扩展型隐性遗传病携带者筛查，可一次性筛查由 213 个基因引起的147 种单基因常染色体隐性遗传或伴 X 染色体遗传疾病，截至目前共有近万名患者进行了筛查，中心已经进行了 300 多种单基因罕见病的辅助生殖治疗。2019 年 4 月，集爱又启动了"幸福家庭"隐性遗传病筛查防治公益项目，为申请接受隐性遗传病携带者筛查的受检者夫妻进行爱心补贴，并为检测出双方携带同一致病基因（双阳）且接受三代辅助生殖治疗的夫妇再进行补助。

呵护生育困难的家庭，是集爱的仁心更是初心。辅助生殖是一场迎接生命的修行，它是严谨、科学的，也是充满温情的。对于困难、残疾、英烈家庭，集爱一直走在"帮扶"的路上。2014 年，消防员刘杰因救火坠楼英勇殉职，3 年后失去儿子的母亲在集爱接受辅助生殖治疗。集爱不仅给予这个英雄家庭温暖的人文关怀，更是全程开通绿色通道、减免费用。这位高龄"失独"母亲因为卵巢功能逐渐衰退，移植五次，闯过重重难关，于 2018 年 6 月诞下女儿"梦媛"。

而当时光溯回 1998 年，黄女士夫妇经历了三次失败的胚胎移植，因为缺乏信心、工作繁忙，便在集爱留下冻胚，暂停生育之事。18 年后，黄女士在朋友的鼓励下再次尝试"试管"，让人欣喜的是医生成功唤醒了这枚沉睡已久的胚胎。2017 年 6 月中国首例最"抗冻"宝宝在集爱出生，18 年的信任与牵挂，书写了生命的奇迹，也镌刻了集爱对不孕不育家庭最长情的告白。

成功从来没有捷径可言，水滴石穿，方得水到渠成。从小小的一

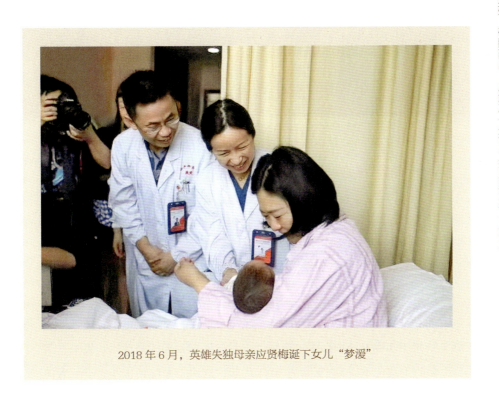

2018 年 6 月，英雄失独母亲应贤梅诞下女儿"梦滠"

方木质结构实验室到如今享誉国内的不孕不育诊治中心，在几代人的努力下，集爱一路栉风沐雨、乘风破浪。变革的是一项又一项前沿技术，不变的是集爱心之缘、圆生育之梦，做人民生殖健康守护者的初心与使命。

以爱之名，守望生命之花

汪子夏

新生儿呱呱坠地的第一声啼哭，是令人动容的美妙音乐，更是人类生命的生动传承。自 19 世纪 80 年代起，红房子医院新生儿科秉承着医者仁心的信条，为每一个新生命的到来保驾护航。漫漫 140 载，从隶属于产科，发展到拥有先进设备和专业团队的独立科室，从最初的简单护理，到现在的产前—产时—产后一体化的管理体系，新生儿科以其厚重的历史积淀、"把孩子放在心上"的使命初心和勇于创新的开拓精神，书写着让生命延续、让爱意传递的温暖篇章。

晨曦初照，守护生命起点

19 世纪 80 年代，由于社会经济的制约、医疗资源的短缺以及人们对妇产科保健知识的薄弱认知等，中国产妇和婴儿的死亡率居高不下，妇婴的健康问题亟待解决。与此同时，西方医学在妇产科学领域取得了显著进展。在这一背景下，西门妇孺医院于 1884 年正式成立。她的成立成为上海地区妇女儿童医疗服务的一个重要里程碑，为广大妇女儿童带来了如晨曦般温暖的健康希望。随着医院的发展、医师团队的壮大和患者数量的增加，1920 年，医院进行了科室结构的优化与调整，划分为内科、外科、眼科、妇科和耳鼻喉科五个主要部门。随着 1924 年上海女子医学院成立，医院进一步细化了科室，增设了小儿科、肺痨科、皮肤及花柳科、产前卫生科、福婴科及种痘科，提供更为全面细致的医疗服务。

为了有效了解出院后婴儿，特别是早产儿的健康状况，1927 年 10 月，西门妇孺医院建立公共卫生科，开设了每周一次的免费"福婴所"，为婴儿提供检查和儿童保健支持。彼时，每一位到医院就诊的母亲都被建议带孩子到福婴所来检查。沐浴、称重、量尺寸……在这里，婴儿们得到医生护士们无微不至地照料和检查，产妇们也能得到关于喂养的科学建议。据医院 50 周年纪念册记载，福婴所的年度就诊婴儿人数从 1927 年的 300 名左右迅速增长至 1932 年的 1000 余名。为了满足日益增长的就诊需求，福婴所将原本每周一次的检查服务增加为每周两次。到 1934

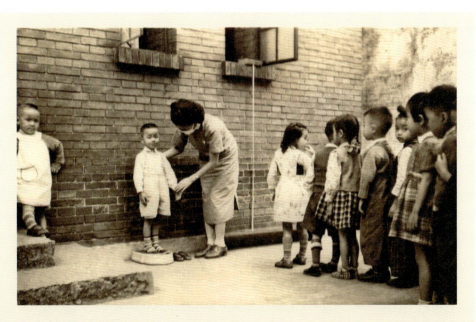

1927 年 10 月，西门妇孺医院建立公共卫生科，开设了每周一次的免费福婴所

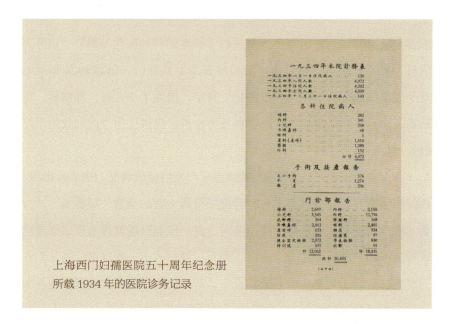

上海西门妇孺医院五十周年纪念册
所载 1934 年的医院诊务记录

年，年均有 2100 名婴儿接受了服务，充分彰显了福婴所在老百姓当中
所受的欢迎与认可，也成为我国儿童早期健康医学发展的重要实践。

1936 年，《中华医学杂志》的一篇文章提道："由于缺少准确的中
国居民的生命统计资料，仅凭粗略地估计，中国婴儿死亡率为千分之
二百。"反映出改善妇女和儿童医疗卫生条件的迫切需求。也就是在这一
年，西门妇孺医院成立了新生儿室，开始实行母婴分室管理，即婴儿室
独立于产妇病房，从而降低新生儿交叉感染的风险。当时，每名护士至
少要照料 20 个婴儿，繁忙程度从她们的工作日程中就可窥一二：不仅
要给每个婴儿洗一次澡，每隔 4 个小时换一次尿布，每隔 4 小时要把婴
儿送给产妇进行母乳，还承担给婴儿称重、计算奶量、观察婴儿变化、
开展消毒等繁杂的工作。据当时的沪上媒体《文汇报》报道，一个婴儿
室的护士每天所走的路，比一个纺织厂女工走的路还要多。

新生儿犹如娇嫩的花朵，需要精心呵护才能灿烂绽放。新生儿室辛
勤的"园丁"们不断改进照护方式，为及时识别、科学治疗新生儿常见
病提供了有益探索。1982 年，医院扩建了婴儿沐浴室，配备医护人员为
6 个月以内的婴儿免费沐浴、体检。在沐浴过程中，如发现婴儿有红臀、

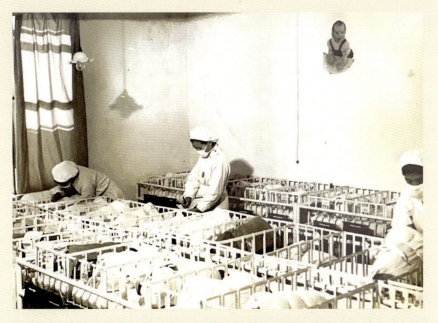

19 世纪 50 年代，护士每日观察记录新生儿状态

湿疹、营养不良、血管瘤等，及时给予家长保健指导。在此过程中，新生儿常见的高胆红素血症受到了医生们的高度关注。由于当时对病症的认识有限和医疗条件的制约，高胆红素血症的发病率较高，可能导致严重的并发症如核黄疸等，对新生儿的健康造成长期影响。同时，传统的中西药物治疗、换血治疗都分别存在着见效较慢、费用较贵的不足。为有效突破这一新生儿常见病的治疗技术瓶颈，1977 年，红房子医院的钱水根医师研发了国产蓝光治疗仪，利用蓝光将胆红素分解为水溶性衍化物，迅速由胆汁及尿排出，这项发明成为广受推崇的临床治疗方法之一，并荣获当年的上海市科技成果奖。

护幼如春，谱写科室新篇

时代的浪潮奔涌向前，1985 年，中华医学会第九届全国儿科学术会议决定成立新生儿学科，翻开了我国新生儿医学发展历史新的一页，全国各地儿童医院陆续开设新生儿科和新生儿病房。1991年，红房子医院正式成立新生儿科室，首任科主任为钱水根。新成立的新生儿科室，如同一棵充分汲取了阳光和雨露的树苗，茁壮成长为一棵参天大树，为无数小生命遮风挡雨，成为他们降临人世、健康成长的第一站。

在新生儿科，"严谨"是贯穿工作始终的关键词。如今年近花甲的复旦大学上海医学院退休教授刁承湘，在回忆起毕业后到红房子医院工作的故事时，依然清楚地记得，自己一到新生儿室，钱水根主任就告诫她："现在孩子生得少，我们的责任重大，一定要仔细观察，一丝不苟。"他要求科室全体医师都要学会为早产及抢救婴儿打头皮针，根据体重计算输液量，并根据婴儿的心率和呼吸控制输液速度。在钱水根主任的带领下，新生儿科有力承担了各类高危和危重新生儿的监护和抢救、产科新生儿复苏、新生儿科门诊和保健、高危新生儿随访等工作，以高度负责的职业态度和严谨细致的工作作风，为新生儿的健康与生命安全筑起坚强防线。

随着工业技术和商品经济的发展，20世纪80年代，奶粉及代乳品在我国逐步兴起，人工喂养逐步替代了母乳喂养。但国际的医学实践和研究也发现，非母乳喂养的婴儿因营养不良和腹泻感染导致的死亡率随之显著增加。对此，世界卫生组织和联合国儿童基金会于1989年向全世界发出呼吁，提倡促进和支持母乳喂养对妇幼保健的特殊作用。1991年，钱水根主任在新生儿科室引领了一项关键性的制度革新：将传统的母婴分室制度转变为母婴同室制度，以促进尽早母乳喂养。在没有母婴分离的医学指征下，健康的母亲和分娩后新生儿得以同处一个房间，母亲和宝宝有了第一时间接触的机会，母婴双方能尽早建立持续并亲密的关系，在满足双方生理和心理需求的同时，对于促进母乳喂养也起到了关键性的作用。

尽管母婴同室的创举在当时具备充分的前瞻性，但也不可避免地带来了新生儿易受感染的风险挑战。为充分发挥母婴同室对促进母乳喂养的积极作用、切实降低新生儿感染风险，1994年，时任新生儿科副主任米粼修订了母婴同室的查房制度，由过去每天一次查房增加到每日两次，以确保能够及时发现并报告任何新生儿潜在的健康问题。米粼主任对新生儿的体检要求十分严格，要求主管医生上午查房时在母亲床边进行，不仅要对新生儿进行全面的体格检查，还要评估母亲乳汁分泌情况及婴儿吮吸能力，力求不忽视任何一个可能发生的疾病，以确保每名婴儿的百分百健康。"有一次，我们对一个新生儿做体检时，一时疏忽，没查出黄疸症状，米医生知道后，就把大家批评了一通。她在这方面，是容不得半点大意的。"红房子医院新生儿科副主任骆菲说道。

"正因为宝宝不会说话，所以大家就要更为仔细。"这是米主任时常提醒和教导医师们的话。在日常工作中，她带领团队一丝不苟；对待产妇和家属，她倾心倾力，十分重视与家属们的沟通与宣教。她向产妇们强调母乳喂养的优点，鼓励出生 4 个月内纯母乳喂养，并亲自示范婴儿沐浴的正确方法，包括沐浴时耳朵的保护、脐部处理要点及水温等各种贴心细节，为新手爸妈们上好科学照护小宝宝们的"第一课"。母婴同室的规范化管理不仅受到了家属的欢迎和好评，也得到了国内外权威的高度认可。1992 年，鉴于在母婴同室规范化管理和提升纯母乳喂养率的积极贡献，红房子医院被卫生部、世界卫生组织、联合国儿童基金会命名为首批"爱婴医院"。

健康至上，生命至上，新生儿科室不仅于日常细节处做好对婴儿们的悉心照料，更在无数危急时刻攻坚克难，全力托举起生命的希望。1992 年，红房子医院正式设立新生儿监护病房，为及时正确地治疗和护理患儿，降低高危儿、低体重儿、早产儿的围产期死亡率，改善患儿预后、减少并发症提供了坚强的救治阵地。新生儿监护病房成立伊始，治疗仪器等硬件配备尚不完善，但有限的设备及条件并不能阻挡医生们救治病人的坚定信念和行动。他们以高度的责任心和勇于创新的思维，诠释了守护新生儿的"白衣天使"的崇高使命，克服了一个又一个看似不可能的临床难题。新生儿监护病房成立当年，就有一名男婴出生时因脐带在头颈上缠绕两周，导致剖腹产取出时婴儿因脑缺氧严重而窒息。这

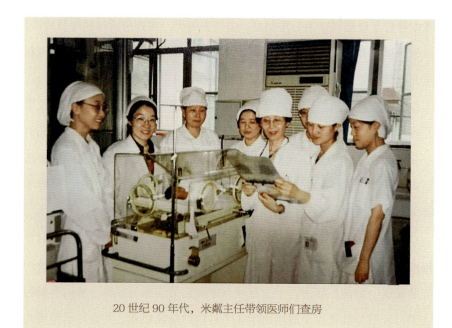

20 世纪 90 年代，米鎁主任带领医师们查房

种病例往往难以用药物有效治疗，面临终身残疾甚至夭折的风险。情况危急，刻不容缓，新生儿科的医生们凭借丰富的临床经验和专业的医学判断，可使用高压氧舱的方法对该患儿进行治疗。医院随即联系上海市海洋水下工程科学研究院的科技人员，请求配合使用高压氧舱，挽救这条刚出生的脆弱生命。经过 8 天 8 夜的高压氧舱治疗以及抗生素、葡萄糖输液，小家伙的体重日日见涨，双眼转动自如，面色日渐红润，病情取得了明显好转。

伴随着日新月异的时代发展，新生儿科迎来了更为先进的仪器设备和诊疗技术，也面临着更为复杂多元的病例挑战。在一场场的生死时速考验中，新生儿科团队始终护佑着每一个微弱的心跳和每一次脆弱的呼吸。1995 年，一个孕周仅为 27+6 周，体重 915 克的超低体重儿，出生时发生重度窒息，并伴大量羊水吸入，呼吸衰竭，情况十分危急。据当时国内文献报道，28 周早产儿死亡率为 75.7%，体重在 900 克左右的极低体重儿死亡率近九成。早产叠加超低体重的类似情况新生儿，成功救治难度很大。面对挑战，时任新生儿科主任周苓怡化危机为生机，她带领团队通过有效地维持生存环境中性温度（36.5—37.5℃）、出生后30秒内即经气管内滴入肺泡活性物质，同时应用持续气道正压（CPAP）给氧、精心喂养以及严格执行隔离制度等一系列措施，成功挽救了患儿的生命。

精巧破题，彰显产院特色

怀胎十月，一朝分娩，每一个新生命安全出生的背后，都离不开医护人员对胎儿生长的密切关注与精准守护。随着我国新生儿学科的不断发展，新生儿救治能力进一步提升，作为大型综合性的妇产科医院，红房子医院积极顺应技术发展浪潮，引领我国新生儿科和产科在融合创新中实现发展。新生儿科瞄准趋势，主动作为，将新生儿管理关口提前，并延伸至胎儿医学领域，实现新生儿科和产科无缝对接。对于宫内发育异常的胎儿，在产前即可通过多科会诊、多学科合作进行围产期干预和治疗，实现了国内多项技术突破。

2004年，红房子医院和复旦大学附属儿科医院联手，成功救治一名先天畸形儿，开创了我国现代"围产医学"新模式。产妇28周B超显示胎儿腹部长了一个巨大的肿块。医院立即组织新生儿科、产科和复旦大学附属儿科医院，第一次为尚在娘胎里的宝宝开了一次多学科的讨论会，各学科专家汇聚一堂，一致认为："该肿块是肠道疾病的可能性更大，只要出生后及时手术，就有很大的成功的机会。"为尽最大可能保证新生儿的存活，专家们缜密讨论了产妇的分娩手术方式、新生儿出生后的抢救及小儿外科的衔接等。当挺着"大肚子"的婴儿被捧离出母体时，小宝宝全身青紫、没有呼吸、不会啼哭。时间就是生命！医护人员按照前期多学科会诊的救治预案，迅速启动人工呼吸、气管插管、静脉给药等一系列流程，仅仅5分钟，宝宝的各项生命体征就开始稳定。一小时后，新生儿被平安转至儿科医院，并在第二天顺利手术，当其腹中足足有10

厘米直径的巨大肿块被取出时，一切终于转危为安。

在一次次的探索实践中，将新生儿健康管理的"时间轴"前移，抢在分秒之间，救于生死一线，新生儿科致力于为更多患儿和家庭带来生的希望。2007年，红房子医院成功为一名先天性颈部囊肿足月胎儿实施了"分娩时子宫外产时处理"，这是我国首次施行"分娩时子宫外产时处理"手术，实现了"手术开始于胎儿尚未离开胎盘循环状态时"的技术突破。宝宝在母亲怀孕7个月的时候，被发现颈部有一个随时可能造成窒息的肿块。考虑到胎儿颈部囊肿较大，出生时就有可能因囊肿压迫导致气道阻塞无法呼吸，甚至有瞬间死亡的危险，红房子医院与儿科医院的多学科专家组为母子俩设计了特别的"接生"和"抢救"方案。在为产妇进行剖腹产时，在超声波指导下确认胎盘位置和胎儿体位，当宝宝刚从娘胎里露出小脑袋的那一瞬间，果断为宝宝做了气管插管，在保持胎盘对胎儿供氧循环的同时，对胎儿"提前"实施救治。慢慢地，这名六斤三两的小家伙从原先皮肤青紫到面色渐渐红润，各种生命体征也开始稳定。"如果不是产时就做了积极处理，一旦患儿缺氧时间过长，脑瘫或死亡都有可能发生！"参与了现场救治的新生儿科主任虞乐萍感慨道。这例手术的成功不仅填补了我国产前诊断、胎儿手术的多项空白，还为更多先天性疾病患儿和畸形儿赢得了新的生机。

此外，红房子医院还在2005年成功开展了上海市第一例B超引导下宫内胎儿脐静脉输血治疗，由产科主任李笑天和新生儿科主任虞乐萍带领团队，成功应用了宫内治疗这一先进的围产学科前沿技术，针对一名胎儿存在严重贫血的32周产妇，经B超引导，为胎儿行脐静脉穿刺，成功输入100毫升Rh阴性O型浓缩红细胞。输血后，胎儿血红蛋白从44克/升增至80克/升，直至孕妇分娩，胎心监护反应均良好。

随着辅助生殖技术普及和育龄年龄的提高，新生儿早产率呈增高趋势。为确保每名孕产妇和新生儿安全与健康，新生儿科一手外拓专业资源，一手抓实内部诊疗管理，"内外兼修"加强科室建设，着力提升诊疗水平。在虞乐萍主任的带领下，科室进行每周的业务学习，开展新生儿复苏操作训练。在科室全体医生护士的努力下，新生儿死亡率逐年下降，早产儿成活率逐年提高。为进一步降低新生儿死亡率，2009 年，新生儿科与复旦大学附属儿科医院携手，针对出生缺陷发生与预警、胎儿与新生儿早期发育损伤及修复等围产医学关键问题进一步加大合作的广度与深度。同时，新生儿科秉承科室成立以来一以贯之的工作作风，严谨求实、精益求精，全身心投入对新生儿的日常呵护工作。

在旁人看来，医生们每天询问的"宝宝吃得好吗？""睡得香吗？""大小便是否正常？"等似乎平平无奇，医生们每天对宝宝们的身体检查也显得琐碎重复，但正是日常工作中的每一个细节，为新生儿的茁壮成长筑起了健康屏障。"新生儿疾病处理的难度不仅在于孩子本身不会诉说哪里不舒服，还在于新手爸妈们难以识别孩子的异常"，在科室主任虞乐萍看来，每天的问询和检查中，蕴含着对宝宝健康至关重要的信息。她叮嘱医生们每日逐一识别并处理每个宝宝的微小状况，如食欲不振或吐奶、黄疸或皮肤红斑、四肢活动是否灵活等，以确保每名新生儿都能得到及时和适当的治疗。

在对早产儿的护理和诊疗过程中，多胞胎面临着更大的生育风险。从自然妊娠角度看，四胞胎的发生率仅为 1/500 万。而在 2007 年，新生儿科就迎来了这样罕见的龙凤四胞胎。当时，来自江苏新沂的产妇杨女士在怀孕 34 周时已负重 8 公斤，不得不提前生产，导致四胞胎体重普遍偏低：大女 1930 克、二子 2000 克、三子 2165 克、小女 1870 克。婴儿出生时均伴有轻度窒息，在现场进行复苏后，随即被送入新生儿室。经过新生儿科室医护人员一宿没合眼地精心照顾，除了老二患有呼吸窘迫综合征外，其余三个宝宝生命体征均正常。为纪念在上海出生，四个宝宝的名字分别叫"东""方""明""珠"。2010 年的"六一"儿童节，四个孩子再次回到医院，经过检查，四个孩子的健康状态完全达标。记忆中还在襁褓里的婴儿成长为眼前活泼可爱的孩童，在场医生们的激动之情无以言表，这也成为他们职业生涯中令人慰藉的一个"高光时刻"。

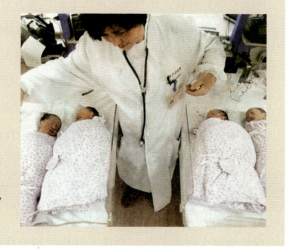

2007年，"东""方""明""珠"
龙凤四胞胎在红房子出生

科学救治，护佑万家生命

如今，走进新生儿科，首先映入眼帘的是一排排干净透明的保温箱，里面安静地躺着一个个娇小的身影。监护仪上跳动的数字和线条，记录着新生儿的每一次心跳和呼吸。医护人员轻手轻脚地穿梭其间，眼神满是对这些小生命的敬畏和关爱。在这里，每一次轻柔地触摸，每一次细心地观察，都饱含对生命的呵护和守望。

2015年二孩政策出台之后，高龄产妇数量出现小高峰。同时，随着脐动静脉置管、经外周静脉置入的中心静脉导管（PICC）、有创机械通气应用等先进技术手段在院内的使用，极低出生体重儿留院诊治数量开始增多。这些早产儿的病情复杂、住院时间长，加之长期的母子分离，很容易影响患儿的疾病恢复和预后。为此，2015年，在科主任汪吉梅的带领下，新生儿科建立起产院特色新生儿综合救治管理体系，实施发育异常患儿产前—产时—生后链式管理，推进产前—产房—NICU（新生儿重症监护室）一体化救治，实现提前干预，精准诊治，有效提高新生儿存活率及生存质量。同时，建立重症监护单元，细化监测内容，确保疾病得到更精准和及时的诊疗。在新生儿重症监护室内，新生儿呼吸机、高档早产儿暖箱、智能型抢救辐射台、振幅整合脑电图、近红外波谱分析仪、床旁超声机等设施一应俱全，确保危重新生儿、早产儿、极低出生体重儿、超低体重儿能第一时间得到有效治疗。面对人民群众日益增长的健康需求，新生儿科不断精进就医技术、完善就医体验，通过围产前提前干预、分娩期精准医疗、出院后个性化随访等一系列举措，不断打造全周期、全链条、全方位的医疗服务体系，为妇幼健康贡献积极力量。

即便在新冠肺炎蔓延的特殊时期，新生儿科也着力克服重重困难，恪尽职守，倾力奉献，为每一名新生儿的平安降临保驾护航。新生儿科医师王惠娟、陈匀还记得，在2022年"大上海保卫战"期间，有一名足月产男婴因出生时"呼吸急促"被收入新生儿重症监护室。在出生20小时后，原本吸氧下病情平稳的患儿突然出现面色发绀、烦躁不安的症状，血氧饱和度急速下跌。受疫情防控限制，在时间紧迫、无法等待X光片的情况下，团队凭借扎实的专业基础和丰富的临床经验，通过床旁超声精确定位，第一时间甄别并对患儿的胸腔施行穿刺引流。很快，患儿的血氧开始回升，呼吸逐渐好转。这一临危不乱的操作，抢到了重症救护的"第一棒"，为患儿的后续治疗争取了宝贵的时间。

面向时代所需，对标国际前沿，新生儿科还率先开展了家庭参与式医护（FI Care）的护理新模式，为重症新生儿的护理理念和模式带来了根本性的变革。以往，出于对新生儿感染风险增大、医患关系紧张的考虑，国内的新生儿重症监护室普遍不允许家属探视。但事实上，母子分离是患儿发育不良的重要影响因素。新生儿科主任汪吉梅秉承"父母触摸永远是安慰早产儿最好方式"的先进理念，锐意创新、大胆尝试，率领团队向早产儿家长提供FI Care护理服务，即为孩子和母亲准备单独的房间，预先提高室内温度，给予母婴"袋鼠式护理"（肌肤接触）和母乳喂养的机会。与未进行FI Care的早产儿相比，得到了FI Care的患儿体重增加更快、住院时间更短，出院后母乳喂养率也明显提高。新生儿科进一步将该模式延伸至早产儿慢性肺病患儿，结果同样令人欣喜：FI Care模式下支气管肺发育不良患儿呼吸支持的时间明显短于传统照护模式下的患儿。令科室医生们更为惊喜的是，FI Care 护理模式促使新手爸妈在医护人员的精准评估和科学指导下，学会观察患儿病情，有效减轻了家属的焦虑等不良情绪，并在互动接触中逐渐加深了对医护人员的理解，成为推动医患关系更加和谐的"润滑剂"。

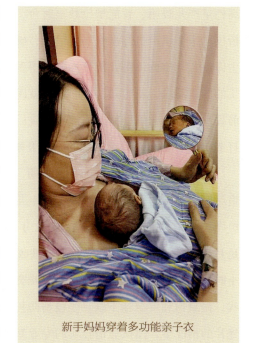

新手妈妈穿着多功能亲子衣

揣着问题钻进去，带着创新走出来。在追求卓越医疗服务的探索之路上，新生儿科室的医护团队始终坚持问题导向、患者需求导向，在诊疗和护理模式上不断突破创新。当看到许多新手爸妈们小心翼翼地抱着尚未能说话交流的孩子，科主任汪吉梅和护士长秦怡就开始思考，如何设计一款更好满足亲子抚触交流需求的小衣裳，带给亲子双方更好的交流体验。经过多轮设计，新生儿科团队创新性地打造了一款多功能亲子衣：衣服内置绵柔垫，不仅能够承托住宝宝，起到防滑保暖的作用，大大缓解父母紧张情绪；还可作为"鸟巢"睡袋，模拟子宫半怀抱的效果，增加宝宝的包裹感，让宝宝睡得更舒适。此外，科室还制作了新生儿穿刺保暖服装保障患儿体温的稳定，并把传统中医诊疗引入临床实践，以中医推拿治疗早产儿喂养不耐受、以中医穴位刺激来促进母乳喂养等，取得了良好的成效。

协力同心，传承医者使命

从百年前的破土萌芽到如今的枝繁叶茂，红房子医院新生儿科这棵参天大树的秀欣多姿，离不开教学与科研作为"根脉"的滋养。作为新生儿专业博导及现任科室主任，汪吉梅高度重视科室人才培养和研究创新，鼓励科室团队积极参与学术交流、专科实训、项目研究等，共促新生儿科的高质量发展。为了持续提升专业技能与科研水平，科室的医护人员远赴美国、加拿大、芬兰等国家深造，广纳国际先进医疗理念；在国内，积极参与早产儿干预、儿童保健、新生儿超声等专科培训，加入中国新生儿协作网（CHNN）的超声培训项目、护理专培项目和青年临床研究者孵育等计划，持续赋能科室的技术进步和医疗服务质量的提升。

2014 年，红房子医院新生儿科获批成为国家新生儿专科培训基地，科室的创新研究与培训交流迈上了新一级台阶。科室不仅承担了来自教育部、复旦大学及院级的多项住院医师规范化培训教学任务，还连续举办了多届国家级继续教育学习班"产房内危重新生儿急救学习班"以及红房子论坛新生儿分论坛，通过学术讲座、专业授课、临床带教、查房和疑难病例讨论等多元化培训方式，为来自全国各地的医疗同仁提供新生儿科的专业培训，助力他们掌握前沿的医疗技术和诊疗策略，提升临床实践能力。

"把孩子放在心上"，新生儿科秉持这样一份信念，积极投身于社会服务和医疗帮扶工作，将"红房子新生儿科"的医疗服务品牌带向更广阔的天地和更远方的人们。除了日常的院内宣教，目前，新生儿科通过医院的"红 live"直播、孕妇学校、社区健康活动等多种渠道，向公众普及新生儿相关的医学知识、护理技巧和健康信息，为新手爸妈们提供科学权威的新生儿健康和护理知识。科室的程元辉、姜峰、庄晓磊、吴淑娟等多位医护人员远赴云南金平和永平，支援当地医院新生儿科的建设和发展。2023 年，医生庄晓磊牵头开展新生儿肺脏超声技术，实现了永平在该技术领域的"零的突破"，有效提高新生儿肺部疾病的识别和诊断水平。医疗团队还通过在云南开展继续教育学习班、举行云端义诊等形式，进一步推广新技术、新理念，惠泽更多的当地百姓，以实际行动诠释新生儿科的大爱与责任。

展望未来，汪吉梅主任信心满满："面向新时代，新生儿科室将扮演好'三重角色'，坚定走好未来之路。做脚踏实地的守护者，坚持'处处留心'的责任感，以实际行动承担起每一份责任，做好日常新生儿的复苏、护理以及随访工作；做精益求精的奋斗者，打磨'精雕细琢'的专业技能，进一步提升科室在救治早产儿、危重儿等方面的能力水平，提供更精准有效的治疗与服务；做持续创新的开拓者，以我国新生儿医学领域'变革先锋'的创新意识和胆量气魄，大力发展具有产院特色的新生儿科，为推进我国儿童医疗卫生服务高质量发展贡献红房子人的不竭力量。"

"心血浇灌柔弱的花朵，爱心抚育如花的生命"，在生命的起跑线上，红房子医院新生儿科全体成员以心为舟，以爱为帆，引领每一个幼小的生命穿越风雨，抵达温暖的港湾。在生命的最初战场，他们以精湛的医术和超凡的勇气，探索充满未知的医学前沿领域，织就守护平安的生命之网，开启通向幸福的健康之门。在这里，他们为每一名新生儿、每一户家庭带来的不仅仅是科学专业的医疗服务，更有超越血缘的关怀与支持、温情与力量。在每一个新生命的篇章里，都镌刻着红房子人无私奉献的本色与光芒。

下托安全底线，上抬生命高线

麻慧琳

俗话说："开刀祛病，麻醉保命。"麻醉作为现代外科学的三大基石之一，承担着为生命保驾护航之责，是医学界不可或缺的一部分。

回望红房子医院 140 年历史，妇科、产科可谓是响当当的招牌，麻醉科的定位则更接近于支撑平台。修炼内功，与其他临床科室联系日益紧密，致力成为医之依靠。与时偕行，逐渐参与患者的整个诊疗过程，不断拓宽广度，挖掘深度，彰显温度。

乘东风而起，独立建科世纪初

古有扁鹊用"毒酒"迷倒鲁公扈、赵齐婴三日，以行剖胸探心之术；华佗发明麻沸散，和酒服之，可达"既醉无所觉""安卧不知人"之境。西有莫顿公开演示世界第一例应用乙醚吸入麻醉进行外科手术，奠定近现代麻醉学之基；普鲁卡因等局部麻醉剂的发现和应用，开创麻醉学新纪元……"麻醉"历史源远流长，而其作为"学科"存在不过百余年。

现代麻醉学在我国的发展可追溯到 20 世纪中期。1949 年初，自美

229

归国的尚德延教授在兰州中央医院创建了中国第一个麻醉科。20世纪五六十年代，专门的麻醉科室少，专业的麻醉医生也少，大部分麻醉工作是由外科医生等完成的。随着1989年卫生部12号文件明确麻醉科由原来的医技科室调整为临床科室，国内麻醉学科在组织保障下加速发展，独立建科之潮兴起。

相较于综合医院，专科医院麻醉建科组制较晚。在红房子医院140年的历程中，麻醉工作与手术相依相存，而麻醉科室应该算是后起之秀。

自1958年首例针刺麻醉在上海市第一人民医院获得成功后，一直到20世纪70年代末，针刺麻醉完全或部分代替药物麻醉，成为国内业界的主流。"妇产科要进一步扩大使用针麻，提高针麻手术比率到80%，成功率到70%，并在临床实践中探索攻关'三关'（镇痛不全、肌肉紧张和牵拉反应）的规律。"这一时期，医院档案中的上述记载也印证了这一点。1972年，《解放日报》刊载了一则关于上海第一医学院妇产科医院探索出针刺带脉麻醉的报道。1975年，医院从事针麻的医生有3人（2人兼职）、护士有2人，加入上海市针麻协作小组，进行部分理论研究工作。1979年医院工作总结中提到，论文《针麻下广泛性全子宫切除及盆腔清除140例临床观察》参加了全市科研成果鉴定。由于各种各样的原因，针麻热在20世纪80年代渐趋衰微。

1972年，《解放日报》关于上海第一医学院附属妇产科医院针刺带脉的报道

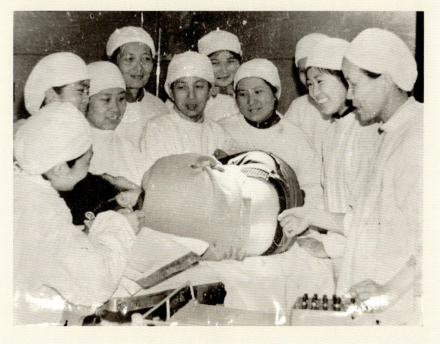

针刺麻醉前的准备

　　20 世纪 90 年代，医院麻醉还处于"底子薄，基础差"的状态。当时隶属于妇科的麻醉组总共 7—8 人，其中大部分是护士，专职医生只有 3 个。麻醉工作内容仅限于完成一般的住院手术麻醉和病人管理，一旦遇到重大手术或紧急抢救，定会请求外院专家会诊支援。由于硬件设施和技术水平等受限，麻醉方式几乎清一色为硬膜外阻滞，鲜有骶管阻滞和全身麻醉。科研成果更是一片空白。

　　世纪之交，恰逢三甲医院等级评审，要求配备独立建制的麻醉科。以此为契机，在上海市麻醉学会庄心良、蒋豪等前辈的关心支持下，红房子麻醉科于 2000 年 3 月正式独立建科！

　　鉴于麻醉医护中尚无满足副高及以上职称等条件的科室负责人人选，医院综合考虑后任命黄绍强为副主任，暂时主持工作。他于 1994 年以上海市优秀高校毕业生的身份从上海医科大学（今复旦大学上海医学院）来到医院工作，1999 年麻醉学硕士研究生毕业，这位 29 岁的主治医师成了红房子医院里最年轻的主任。

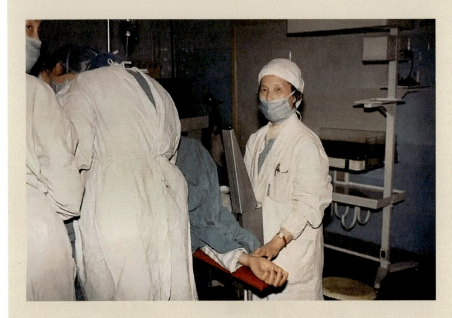

1996 年 5 月 26 日，妇科手术麻醉场景

万事开头难。在院领导、其他科室骨干、原麻醉负责人陆美老师等人的鼓励和倾力支持下，红房子麻醉科迈出了新的一步。

踏浪潮而行，追风赶月莫停留

初创的科室，新任的主任，夯基筑本的步伐一刻也不能停。

早期红房子的手术主要采用椎管内麻醉，俗称半身麻醉。那时，硬膜外麻醉是椎管内麻醉最重要的方式，通过硬膜外腔留置的导管注药，药物在硬膜外腔扩散作用于神经，起效慢，可维持较长时间。腰麻（蛛网膜下腔麻醉）也是椎管内麻醉的一种，但早期的腰麻穿刺针针头较粗，单次给药，药物直接与脊髓神经接触，起效较快，但持续时间短，硬脊膜穿刺后头痛发生率高。传统观念认为腰麻安全风险较高，在相当长一段时间内应用较少。腰硬联合麻醉则集两者之长，先将硬膜外针穿刺入硬膜外腔，再通过这根针引导插入较细的腰麻针进入蛛网膜下腔注麻药，退出腰麻针后在硬膜外腔置管，用于追加麻醉及术后镇痛。每台手术中，可为麻醉医生节约至少 15 分钟的评估麻药起效时间。

得益于腰硬联合麻醉穿刺工具包的先进性与可及性，2000 年，医院在上海的几家妇产科专科医院中率先开展腰硬联合麻醉。"这确实好啊，起效快，肌肉松弛好，维持时间又长。"妇科主任刘惜时对此表示肯定，希望麻醉科保持这一优势，多多开展。到 2002 年，腰硬联合麻醉已经取代硬膜外麻醉成为医院主要麻醉方式，这种变化降低了椎管内麻醉的失败率、硬脊膜穿刺后头痛的发生率，也加快了手术的周转，提高了手术室的使用率，适应了当时手术工作量明显增加的形势。

比起半身麻醉，以前上全身麻醉可是全科重视的大事。究其原因，无非是用得少、不熟练，1999 年医院气管内全麻的比例还不足 5%。彼时，妇科手术以开腹为主，一个点的硬膜外麻醉效力不够时就穿刺两个点，放置两根硬膜外导管。后来，在时任妇科主任杨来春的推动下，腹腔镜手术在院内逐步铺开。腹腔镜手术需要建立人工气腹以扩大手术视野，患者呈头低脚高位，在半麻清醒状态下比较难受。全麻则可解决这一问题，也给予了手术医生一定自由度，故而深受青睐。加之硬膜外麻醉为手术创造的条件较差，偶尔还会出现失败的情况，于是全麻在妇科开腹手术中也得到应用。现在，妇科手术基本上会在全身麻醉的状态下进行。

红房子麻醉科苦练中心静脉穿刺置管，为产后大出血、心脏骤停、过敏性休克等紧急病例争取生机；在全麻中应用喉罩等。临床麻醉工作步入良性循环，科研工作也不能落后。科室规范有序的学习制度逐渐建立起来，包括每位医生在晨会汇报 1 篇英文文献、开展病例讨论、邀请院外专家讲课、到外院进修等形式。科内学习氛围愈加浓厚，麻醉住院医师也可以自信地说了解本领域的最新知识了。2004 年，医院麻醉科"土生土长"的第一篇学术论文问世，内容为关于术后恶心呕吐的临床研究。2011 年，麻醉科 SCI 论文也实现了零的突破。

争湍流而上，轻舟行过数重山

一路走来，支持与质疑声参半。推广新的麻醉理念、麻醉技术，并非一帆风顺。

"感谢无痛分娩的发明者，让我从地狱重回天堂。"这是 2019 年在红房子医院生产的李女士在日记中对分娩镇痛的描述。在医学疼痛指数上，产痛仅次于烧灼伤痛，排在第二位。近年，迎接孩子降临的家庭，大多了解过分娩镇痛，不少会主动要求实施。殊不知，分娩镇痛的普及其实经历了一段漫漫长路。

早在 20 世纪 90 年代，无痛分娩就传入国内。红房子医院麻醉科自 2000 年起开展这项工作，十余年来不温不火。不仅产妇对此不熟悉，拒绝医生"推销"；部分医务工作者也持怀疑态度，担心分娩镇痛会影响产科结局，如拉长产程、增加剖宫产率等。2013 年，麻醉科引入麻醉医

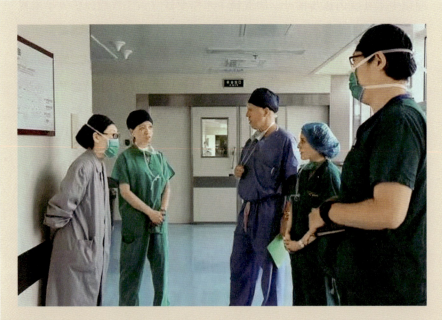

2016 年"无痛分娩中国行"活动中，哥伦比亚大学医学中心产科麻醉主任 Richard M. Smiley 教授（左三）就椎管内麻醉同红房子医院麻醉医生进行交流

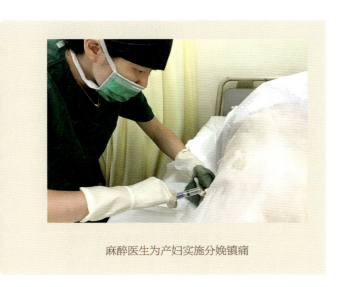

麻醉医生为产妇实施分娩镇痛

师24小时进驻产房服务，为全面推广无痛分娩、构筑母婴安全防线打下基础。2015年底，医院的分娩镇痛率从最初的10%提高至近50%，但与国外尚有差距。

转折点出现在2016年——由美国西北大学芬堡医学院胡灵群教授发起的"无痛分娩中国行"首次走进红房子。数位世界权威的多学科专家以母婴为中心，就麻醉、产科、护理、新生儿、产前教育等内容进行为期一周的全方位床边临床实践指导和交流，把先进的理念直接落实到母婴医疗实践中，着力促进无痛分娩先进诊疗技术的提高和进步。院部也从激励机制、人力资源安排等方面给予大力支持，分娩镇痛在院内走上了规模化发展道路。

放眼全国，2007年我国椎管内麻醉分娩镇痛率不到1%；2018年国家卫健委发布了《关于开展分娩镇痛试点工作的通知》；2022年数据显示，全国913家试点医院无痛分娩率达60.2%。红房子医院是首批国家分娩镇痛试点医院之一，2023年分娩镇痛率达到了90%。麻醉科主任黄绍强说道："试点推广无痛分娩，强调麻醉医生进入产房开展分娩镇痛工作，此举不仅仅是舒适化医疗范畴，更重要的意义在于增强产房急救力量，保障母婴安全。"

回收式自体输血，在国内外的其他外科领域开展已久，而在产科领域应用较晚。羊水栓塞、母胎免疫反应是早期的主要顾虑。红房子医院麻醉科团队查阅了大量相关文献，敏锐地意识到自体血回输是有必要开展的，有助于保障产妇安全，风险也是可控的，于是在2013年就申请购置了相关机器。医务科、产科、麻醉科一行还前往在国内率先开展自体血回输术的宁波市妇女儿童医院学习。2015 年 12 月，院内首例自体血回输应用于一例凶险性前置胎盘患者，手术由时任产科主任程海东主刀。后来在急诊剖宫产手术大出血等情况下，自体血回输发挥了出色的效用。反对、质疑的声音逐渐减弱，甚至出现 180 度大转弯，有人还向麻醉科建议"每个手术间都配一台自体血回输机器"。

在妇科手术中，自体血回输一开始也没有得到重用，因为很多人觉得妇科常规手术出血量少，用不上。2019 年，黄浦院区妇科搬迁至大林路，与输血科拉开了空间距离。一次妇科手术急需用血，麻醉医生推着自体血回输机器，抢救生命于"分秒之间"，得到了大家的认可。这项技术还应用于多发性子宫肌瘤、子宫内膜异位症侵犯膀胱等手术范围较大的情况，在 2020 年疫情期间有效缓解血库告急导致的用血难问题。医院分配政策的倾斜，也提高了推广该技术的积极性。截至 2021 年 12 月底，一共回输 6124 例，实际回输 2301 例，其中产科回输 1568 例，其间未发现存在安全问题。目前，自体血回输在妇科良性疾病手术中应用达到九成，不过在国内肿瘤手术中其仍是绝对禁忌，有待于突破。

原先的一项项创新之举成了如今的常规操作。2012 年，麻醉科承担

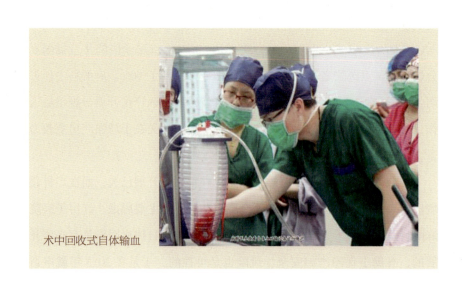

术中回收式自体输血

起组建和管理 ICU 的重任。手术室里的"扫地僧"、医院里的"120"……大众对麻醉的角色认知不再是"辅助"，而是"支柱"。

顺时势而为，从幕后走向台前

"梦中不知刀刃痛，清醒方知麻醉功。"在人们的印象里，麻醉医生是"无影灯下的幕后功臣"。其实，随着新理论、新技术、新设备的迭代更新，其工作范围并不局限于手术室这一方天地，关注的焦点也从"围麻醉期"延伸到"围术期""疼痛康复"等领域，与患者接触更加密切。麻醉学正朝着人文关怀、生命升华的主题演进。

日间手术进入国内后，以其"当天住院，当天手术，当天出院"的特点，在难度低的无痛人流等小手术中得到实施，为医患双方节省了一定的人力、财力和物力。手术有大小，麻醉无大小；在此模式下，麻醉术前评估仍是把控日间手术风险的必要之举。随着日间手术在国内流行，原先零星抽调麻醉人力到门诊或日间病房为患者做评估的方式，已然不能满足需求。2016 年，医院麻醉门诊正式上线，有力配合了日间手术的规模化发展。

"麻醉治疗学"这一新兴概念，也备受瞩目。从术前完善准备、术中精准麻醉到术后康复追踪，麻醉学科纵深发展的同时，产后腰背疼痛、慢性盆腔痛的这类患者也逐渐进入研究视野。如何帮助她们从急慢性疼痛中解脱呢？ 2018 年底 2019 年初，医院疼痛康复门诊开张。推开诊室的门，往往能看到麻醉医师给患者施针的场景。该门诊的特色在于采用针灸等疗法达到消除炎症、缓解疼痛、恢复功能的效果。其业务范围不仅仅是诊疗妇产科相关的疼痛，还涉及肌肉劳损、睡眠障碍等范畴。此外，麻醉科还派出人员到中山医院、岳阳医院等医院的疼痛科学习，常学常新，精益求精。

2018 年国家卫健委、发改委等七部门联合发布《关于印发加强和完善麻醉医疗服务意见的通知》，2019 年国家卫健委发布《关于印发麻醉科医疗服务能力建设指南（试行）的通知》。政策文件明确指出，麻醉科是反映医院综合水平的重要学科，需要加强与完善麻醉医疗服务能力。麻醉学可谓现代医疗诊疗链中的必要一环，推动"加速康复""无痛医院""舒适化诊疗""多学科联合"等理念变成现实，任重道远。

扬风帆远航，传承精神担使命

除了紧抓自身建设，形成核心优势，红房子麻醉人更有一份兼济天下的医者情怀。

2013年4月，第一届《妇产科麻醉进展》学习班顺利举行，旨在更新本领域最新进展，规范妇产科麻醉临床实践，提高基层麻醉医生对产科危重患者的麻醉处理能力，提高一线麻醉医生的临床科研能力。这是红房子麻醉科有史以来主办的第一个国家级继续教育项目，吸引了83位来自全国各地的外院学员。之后，学习班每年举办，其中有3年分别在浙江台州、江西南昌和福建福州等地与当地医院一同举办。这从侧面反映了同行对红房子医院麻醉科学术水平的认可。

医院麻醉科的精兵强将还积极响应政府号召，投身于基层帮扶，推动医疗资源辐射下沉。

自2021年迄今，红房子医院派出了五批帮扶云南省大理州永平县人民医院医疗队，每批都有麻醉骨干的身影。指导纠正麻醉操作细节，规范流程，有效降低剖宫产术后头痛发生率；引入超声引导下的腹横肌平面阻滞技术、分娩镇痛等麻醉新技术；组织科研写作沙龙，助力永平县人民医院麻醉科第1篇SCI见刊，实现科研破冰；积极参与筹建"上海—云南妇产科疾病临床协作中心"；在举办学习班、捐赠医疗仪器、组织下乡义诊等工作中贡献中坚力量……

医疗援建的脚步还踏进了宁夏。2023年，麻醉科孙申主动请缨，加入中央组织部第23批博士服务团，前往宁夏回族自治区人民医院参与为期一年的医疗援建工作。作为麻醉医生，他积极推广硬膜外分娩镇痛、全产程分娩镇痛等新技术，针对基层医院分娩镇痛实施现况与产妇认知现况开展调查研究，指导麻醉教学工作，组织学术交流。挂职为副院长，他协调保障红房子医院与宁夏回族自治区人民医院合作开展的华东首例国产机器人辅助下 5G+AI 超远程妇科腹腔镜手术，引入复旦大学青春期性教育品牌"红讲台"……

秉承红房子精神，服务中心大局，为麻醉发展添砖加瓦，红房子麻醉人一直在路上。

建科 24 载，从七八人到如今七八十人，红房子麻醉科医护队伍日益壮大。从无到有，从有到精，在业务领域不断拓展内涵，提升质量。每年麻醉工作量从三十年前的千余例，到 2012 年超 2 万例，2023 年超 5 万例。科室在 2012 年获批复旦大学麻醉学硕士点，在 2013 年成为全国产科麻醉培训基地之一。

作为中国麻醉学事业的一分子，红房子医院麻醉科的愿景是成为推动舒适化医疗发展的主导学科、保障医疗安全的关键学科、提高医院工作效率的枢纽学科、协调各科关系的中心学科、被社会所熟知和认可的重点学科。为了实现这样的目标，他们正在奋楫笃行。

"粉红希望"，
创造中国乳腺疾病救治典范

黄思宇　刘秉鑫

乳房哺育了生命，也是专属于女性的美丽象征。

然而，当乳腺癌来袭，这份独有的美丽可能"戛然而止"。患有乳腺癌的女性不仅要承受生理上的疼痛，还可能因为治疗留下心理上的创伤。在保命和保乳之间，一些人带着深深的无奈切除乳房，或终止妊娠和哺乳。还有一些年轻女性因治疗乳腺癌失去生育力，无法完成做母亲的愿望，留下终身遗憾。

能否在治愈乳腺癌的同时保住乳房，守护女性的美丽，也保留她们做母亲的权利？这个看似不可能完成的任务，曾经困扰着红房子医院一位年轻医生的心，促使他向外求索，带回最新的诊疗技术造福患者。通过乳腺科一代代人的接续传承，让乳腺癌从绝症变为可治之症，从必须切除乳房变为可以保留乳房、重建乳房。

与红房子医院 140 年的历史积淀相比，乳腺科是一个相对年轻的科室。但年轻并不代表稚嫩，而是意味着挥洒不尽的热忱与力量，以及令人向往的广阔未来。如今的乳腺科在吴克瑾教授的带领下已取得累累硕果，并且还在继续向更高更远处迈进。守护女性之美、保障做母亲的权利是乳腺科所有医者坚守的信念，让健康与美丽同行是他们每一个人毕生不变的追求。

一名年轻医生的求索

1996 年，邵雨还是红房子医院一名年轻的妇科医生。他在门诊遇到一些慕名而来的患者，她们的症状不在盆腔，而在乳房。

得益于医学知识的普及和临床科室设置的日益完善，今天的女性遇到乳房不适的情况时，通常都会直接到乳腺科就诊。但在过去，专门从事乳腺疾病诊疗的临床医生较为稀缺，哪怕放眼全国，擅长看乳腺病的医生也寥寥无几，而且绝大多数是妇科或普外科医生兼任。女性遇到乳房不适时往往辗转多个科室都看不到明显疗效，于是只能到妇科就诊。

出于对红房子医院妇科诊疗实力的信任，越来越多乳房不适的患者前来求治，这让邵雨感到焦虑。他一心想要改变这一局面。于是他申请到复旦大学附属华山医院普外科进修。7 个月后，他又到复旦大学附属肿瘤医院，跟随我国乳腺肿瘤外科开拓者之一沈镇宙教授学习乳腺癌根治手术。

1997 年，邵雨回到红房子医院，成为院内第一位专门学习过乳腺疾病诊疗的医生，也标志着红房子医院乳腺学科开始萌芽。

从此之后，红房子医院的乳腺病患者得以接受最前沿的诊疗技术。例如乳腺组织穿刺，通过穿刺获取病理标本，与传统活检手术相比创伤更小。当时乳腺组织穿刺技术在国内尚未得到普及，邵雨是国内最早掌握并在临床应用这项技术的医生之一。借助细小的穿刺针，在不损伤乳房外观的同时，他以更精准、更高效的方式为患者进一步明确诊断，使治疗更科学、规范。他也在院内开展乳腺癌根治手术，为当时求医无门的乳腺癌患者带来生存希望，吸引越来越多乳腺癌患者前来求治。

微创手术走在全国前列

2005年，丁昂接过接力棒，主持乳腺疾病诊疗工作。孙太明加入后，红房子医院乳腺科正式成立，孙太明担任科主任。红房子医院治疗乳腺疾病的知名度在上海逐渐打响，也吸引越来越多年轻医生陆续加入，茁壮成长，科室规模逐渐壮大。

科室成立的第一年就在国内率先开展乳腺微创旋切手术，同年将月均乳腺微创手术量提高至上海市第二位。乳腺微创旋切技术原本用于乳腺良性疾病的诊断与恶性肿瘤活检的补充，后经临床验证可用于乳腺良性病灶切除。这项技术的开展不仅代表红房子医院乳腺科"走在前沿"的诊疗技术与理念，更为科室后续开展更多微创手术奠定了深厚的技术与人才基础。

不仅如此，乳腺科也重视与放射科的沟通与合作，利用数字化钼靶机对患者更微小的钙化灶进行精确定位，让活检手术更加精准，创伤更小。同时，科室购置纤维乳管镜，填补了乳头溢液检查手段的空白，让更多导管内疾病"无处遁形"。

在治疗乳腺疾病的同时，乳腺科也开始接收有乳房整形需求的女性。2009年，成功完成2例巨乳缩小手术。2010年，科室开始进行不损伤乳管的乳头内陷矫形手术。守护女性之美的理念，开始在红房子医院乳腺科生根。

这一时期，妇科病房主任张绍芬教授主持并推广主任主治示范查房和疑难病例讨论。虽然乳腺科并不属于妇科体系，但由于部分患者从妇科转介而来，而且治疗需要妇科医生共同参与，张绍芬教授将乳腺科也纳入主任主治示范查房与疑难病例讨论，为患者制定更加完善、规范的治疗方案，也提升了乳腺科团队的综合诊治水平。

在人才扩充、设备更新、微创技术日益成熟等因素的共同支持下，乳腺科的诊疗手段不断丰富，带动门诊量与手术量大幅提升。2011年至2012年，乳腺科门诊总量达6万余人次，完成252例乳腺癌根治术与

1438 例门诊手术。完成越来越多的乳腺癌根治手术后，团队成员们开始思考——如何在挽救患者生命的同时减少手术并发症，改善患者的长期生存质量和就诊体验？

前哨淋巴结活检是明确乳腺癌腋窝淋巴结转移的重要手段，安全有效的示踪剂关乎手术的成功。宋晖历时 3 年研究配制的示踪剂，取得实用专利，并获得上海市医务职工科技创新"星光计划"二等奖，红房子医院医疗类选送项目首次摘得这一荣誉。

早期功能锻炼被证实是预防乳腺癌术后肩关节功能障碍、淋巴水肿、肌肉僵硬等并发症的一种安全、有效的措施。但是手术后患者常留置多根引流管，对患者早期功能锻炼造成了困扰。面对这一亟须解决的问题，医护团队特别设计制作了一种用于引流管留置和 PICC 留置患者的专用服装并成功申请了实用新型专利一项。

此外，为了挽救贫困乳腺癌患者的生命，2015 年 3 月，红房子医院贫困乳腺癌患者手术救助点正式成立。一个月后，"粉红之家，为爱同行"微信群诞生，由各治疗组医生、护士长等组成志愿团队，为乳腺癌患者解答术后康复与护理问题。

在乳腺科，患者的每一个微小需求都牵动着全体医护的心，他们尽心尽力服务、以患者需求为己任的信念，赢得了患者与社会的共同赞誉。

守护女性之美与做母亲的权利

2009 年至 2016 年，乳腺科每年完成 200 至 300 例乳腺癌手术。为了更好地引领学科发展，2016 年，红房子医院人才引进吴克瑾教授担任科主任，从此科室迎来飞跃进步与质的提升。

回忆起初到红房子医院乳腺科的那段日子，吴克瑾坦言，她曾为科室的发展方向陷入犹疑，而红房子医院在产科、妇科内分泌等学科上的雄厚积淀，让她看到了救治更多年轻乳腺癌患者的曙光，也给了她和团队强有力的信心与施展才能的舞台。

吴克瑾决定以育龄期乳腺癌为抓手，既是为了带领科室进行差异化发展，更是为了实现自己踏上乳腺科之路起就立下的信念——守护女性之美与做母亲的权利。

　　美国国家癌症研究所数据显示，在世界范围内，25%的新诊断乳腺癌患者为绝经前女性，约7%的女性乳腺癌发生在40岁以下育龄高峰期。在我国当下，育龄期乳腺癌患者的比例明显高于西方国家，乳腺癌患者群体中有巨大的保育需求。

　　然而，由于治疗周期长、难度大、缺少多学科合作机制等原因，国内乳腺癌患者保育治疗曾长期得不到重视，许多年轻的乳腺癌患者在治疗过程中丧失生育功能，也被剥夺了做母亲的权利，从此抱憾终身。

　　2018年7月，吴克瑾在国内率先建立育龄期乳腺癌生育力保存MDT门诊，依托红房子医院成熟的卵巢与胚胎冻存移植技术，汇集院内乳腺科、妇科、产科、生殖、遗传等众多学科力量，为年轻未育的乳腺癌患者带来"生"的希望。

　　2023年4月，一对意义非凡的龙凤胎在红房子医院降生。这对龙凤

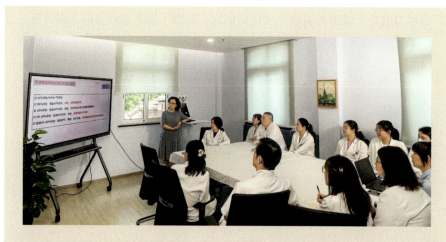

乳腺科每周三、周五为疑难患者进行MDT

胎的母亲陈女士患有乳腺癌，在红房子医院乳腺科接受了保乳根治术。术后化疗之前，乳腺科与辅助生殖科密切协作，为她冻存了 3 枚宝贵的胚胎，其中 2 枚移植后成功存活。这对龙凤胎宝宝的健康出生，标志着红房子医院首次有乳腺癌患者经保育治疗后诞下新的生命。

陈女士只是育龄期乳腺癌生育力保存 MDT 门诊惠及的众多乳腺癌患者之一。在吴克瑾带领下，育龄期乳腺癌生育力保存 MDT 团队自 2018 年开诊至 2024 年 7 月底已服务 4082 名患者，其中早期患者占85.28%，育龄期女性 898 例，未生育者占 20.72%，514 例患者进行生育咨询，采取各类生育力保存措施者占未生育患者的 11.29%，7 例成功分娩。该团队入选复旦大学研究型医院 MDT 培育项目，治疗模式辐射全国，为更多年轻乳腺癌患者保留生育希望的同时，也推动了国内乳腺癌保育治疗的理念普及与规范性提升。

在育龄期乳腺癌多学科治疗中，吴克瑾引入了中西医结合的理念，帮助患者抗击治疗过程中难以避免的副反应，提高治疗依从性。乳腺科医生积极参与上海市卫健委发起的"西医学中医在职班培训"，目前科室内已有 5 人圆满结业，用专业的中西医知识指导并陪伴患者共渡难关。

为了将这份"生"的希望播撒进更多未来年轻医生心中，吴克瑾带领乳腺科团队在复旦大学上海医学院开设了育龄期女性乳腺疾病本科生选修课，在医学生与其他教师中广受好评。

在妊娠期与哺乳期罹患乳腺癌，对妈妈们无疑是沉重的打击。而对于乳腺科医生而言，妊娠期与哺乳期乳腺癌治疗涉及妇科、产科、放化疗等多个学科，需要兼顾母婴安全，治疗难度很大，曾是乳腺科医生长期不敢涉足的"禁区"。

2018 年 7 月，吴克瑾在国内率先开设妊娠期与哺乳期乳腺癌全程管理 MDT 门诊，为妊娠期与哺乳期乳腺癌患者提供精准的个体化全程管理方案。在特殊生理时期被诊断出乳腺癌是不幸的，这些患者大都辗转多家医院，想要留住珍贵的宝宝，但得到的却是否定的答案。她们来红房子医院找吴克瑾主任做最后一搏，并最终获得了新的希望。

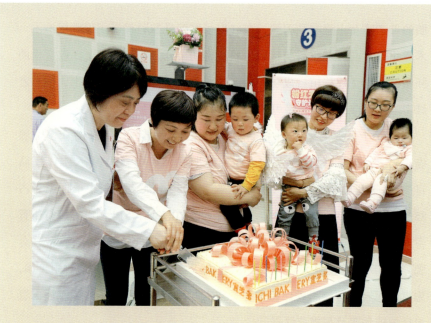

2019 年 5 月 12 日，"粉红宝宝回家了"，妊娠期乳腺癌患者带着自己的粉红宝宝回到红房子乳腺科，与乳腺科医护人员共庆母亲节

今年 2 月，乳腺科迎来第 39 位"粉红宝宝"。粉红丝带是乳腺癌防治行动公认的标志，这 39 位"粉红宝宝"的母亲都是曾在红房子医院乳腺科接受治疗的妊娠期或哺乳期乳腺癌患者。对吴克瑾而言，这名幸运宝宝的降生也有着特殊意义，这是她第 39 次成为"粉红外婆"。成为"粉红外婆"让吴克瑾欣慰，带领红房子乳腺团队为这类特殊生理时期的病人保驾护航，让更多的妊娠期与哺乳期乳腺癌患者得到科学规范的救治是对生命的郑重承诺和坚守。

多年来，吴克瑾一直在为实现这个愿望而不懈付出，致力于将妊娠期与哺乳期乳腺癌救治的临床经验汇集成文。2020 年，她以通讯作者的身份发布《妊娠相关性乳腺癌临床诊治专家共识》，获得国内乳腺科同道广泛关注与高度评价。在此基础上，吴克瑾于 2021 年牵头发布了国内首版妊娠相关性乳腺癌临床实践指南，2022 年进一步更新为《中国妊娠期与哺乳期乳腺癌临床实践指南（2022 版）》，填补了妊娠期与哺乳期乳腺癌诊治领域的重要空白。2023 年，吴克瑾再次牵头撰写并发表《中国育龄期女性乳腺癌病人生育力保持临床实践指南（2023 版）》。

吴克瑾带领团队，梳理育龄期女性乳腺癌病人治疗的难点和痛点，一步一个脚印，实现对生命郑重的承诺。2023 年 8 月 18 日，中华医学会杂志社指南与标准研究中心、世界卫生组织指南实施与知识转化合作中心以及 STAR 工作组公布了对 2022 年医学期刊发表的 334 篇中国指南和 1143 篇中国共识的综合评级结果。《中国妊娠期与哺乳期乳腺癌临床实践指南（2022 版）》从一众优秀指南与共识中脱颖而出，荣获普通外科学专科唯一的年度最佳指南 / 共识奖，标志着红房子医院乳腺科在妊娠期与哺乳期乳腺癌诊治领域实现了重大飞跃。

在妊娠期与哺乳期接受放化疗等抗癌治疗，是否会对宝宝的健康造成影响？这是医学界长期关注的研究课题，也是妊娠期与哺乳期乳腺癌患者共同的忧虑。2019 年，乳腺科成立"粉黛妈妈会"与"粉红宝宝会"，每年母亲节都会向"粉黛妈妈"和"粉红宝宝"发起绘画征集、趣味爬行、同台走秀等活动。参加活动的"粉红宝宝"们展现出充沛的活力和聪明才智，为"粉黛妈妈"们打消了心头的顾虑。

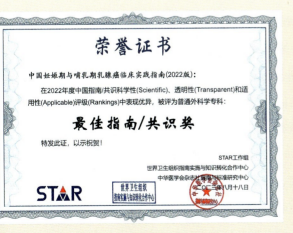

2023 年 8 月 18 日，《中国妊娠期与哺乳期乳腺癌临床实践指南（2022版）》荣获普通外科学专科唯一的年度最佳指南 / 共识奖

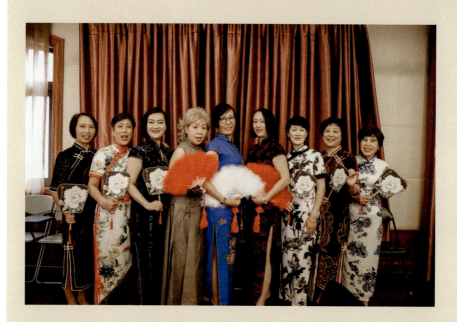

2018 年 10 月 28 日，"以爱之名"乳腺癌患者旗袍队正式成立

　　走下 T 台，"粉黛妈妈"们与曾在红房子医院治疗的乳腺癌患者共同加入同伴志愿组织，与乳腺科的全体医护和志愿者一起，为正在经历乳腺癌病痛的女性答疑解惑，疏解情绪，让她们在治愈乳腺癌的道路上不再孤单。

　　在红房子医院乳腺科，类似的志愿活动还有很多——病友微信群、粉黛旗袍队、云间音乐会、巧手编织聚爱心……近十年的志愿服务历程，即使在新冠疫情期间也没有中断，已为成百上千名乳腺癌患者送去早日康复的美好期望与祝福，帮助她们战胜病魔，迎接崭新人生。2024 年，"粉红屋檐下"志愿服务项目获得了第四届上海市卫生健康行业青年志愿服务项目大赛金奖。

　　挽救乳腺癌患者生命的同时，乳腺科团队也延续了为健康女性进行乳房整形的科室传统。科室医生学习整形外科技术，先后有 5 名乳腺科医生考取整形外科医师执照，持续开展乳房整形新技术的探索与实践。

红房子医院乳腺科不仅能为因乳腺癌等疾病导致乳房缺损的患者进行"一站式"术后修复重建，也为希望改造乳房外形的求美者提供乳房填充、缩乳上提、乳头整形、副乳切除等整形服务，让她们得以绽放专属于女性的自信与魅力。

创造乳腺癌救治"中国典范"

吴克瑾为乳腺科带来的改变是显著的，越来越多乳腺疾病患者慕名而来。吴克瑾担任乳腺科主任的次年，科室的年门诊量就大幅上升至 7.3 万人次，年住院手术量与日间手术量合计超过 3100 例，其中乳腺癌手术 372 例，较上一年增长了 30%。

2019 年，乳腺科迎来里程碑式突破——年门诊量首次突破 10 万人次，手术量超越 5000 例。其中，乳腺癌手术 619 例，与 2015 年相比翻了 2.5 倍。2023 年，科室在门诊量持续上升的基础上，完成乳腺癌手术 1018 例，当年申康数据显示，平均每床收治乳腺癌 50.9 例，科室平均每名医生完成乳腺癌手术 72.71 例，两项数据均位居上海市第一。上海申康医院发展中心最新公布的数据显示，科室乳腺恶性肿瘤手术患者的 5 年生存率已经达到 95.5%，不仅在全国名列前茅，更是超越发达国家水平，并树立了育龄期女性乳腺癌诊疗"中国典范"。

2018 年 12 月 14 日，中国妇幼保健协会正式授予复旦大学附属妇产科医院等 12 家单位为首批"乳腺癌筛查与防治培训基地"，复旦大学附属妇产科医院乳腺科也成为上海唯一入选的医疗单位。当日，首期乳腺癌筛查与防治培训班正式开始。

凭借科室运营、患者声誉、社会评价等多方面的优异成绩，2018 年乳腺科荣获院内"先进集体"称号。此后，相继获得 2019—2020 年度上海市卫生健康系统"三八红旗集体"、2021 年度上海市"巾帼文明岗"等荣誉称号。2022 年，乳腺科荣获复旦大学"十佳百优"（医务）"优秀医疗团队"，彰显了医疗卫生同行对红房子医院乳腺科的一致认可与

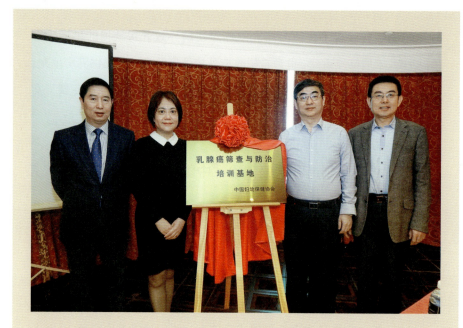

2018 年 12 月 14 日，复旦大学附属妇产科医院乳腺癌筛查与防治培训基地正式揭牌，左二为吴克瑾主任

高度评价。

　　身为顶尖三甲医院的科主任，吴克瑾的心里始终记得，要打造出一个"医、教、研"协同发展的科室。作为外科学与工程学两大学科的博士生导师，2016 年至今，培养博士研究生 8 名，硕士研究生 4 名，为国内乳腺科领域输送了一批卓越的青年人才，也吸引了毕业于国内外知名学府的青年才俊加入乳腺科，如瑞典卡罗林斯卡医学院刘亚璇博士、北京大学马浚仁博士等。

　　2020 年，张明迪入选上海市"医苑新星"青年医学人才培养计划，2024 年获评"医苑新星"优秀结业学员，导师吴克瑾获评"医苑新星"优秀结业导师。2024 年，刘亚璇也成功入选"医苑新星"青年医学人才培养计划，再次彰显了乳腺科强大的人才储备。

　　2020 年，陈宏亮入选院级"拔萃卓越"科研创新型人才培养计划，傅毅鹏医生入选院级"拔萃培优核心人才计划"。

2024年张明迪获得复旦大学"十佳百优""优秀青年医生"称号。

陈青获评2020年度院级"优秀个人奖"；张鹏获评2021—2022年度院级优秀主治医师、2022年度院级优秀共产党员；张明迪获评2024年度院级优秀共产党员。

2022年，张明迪在上海市卫健委主办的第二届妇幼全生命周期健康科普比赛中获得"精品科普奖"，另一项科普作品获得上海市卫健委颁发的"上海健康科普优秀作品优秀奖"。她的科普作品相继在复旦大学上海医学院、上海市医师协会科学普及医师分会、上海市健康促进中心等机构主办的健康科普活动中斩获奖项。2024年，张明迪在第二届上海市健康科普推优选树活动中获评"健康科普新锐人物"，申报的"远离'胸'险，'乳'此健康——育龄期女性乳腺恶性肿瘤防筛诊治系列科普公益项目"入选年度上海市健康科普专项计划。

2023年8月9日，乳腺支部正式成立，由张明迪同志担任乳腺支部

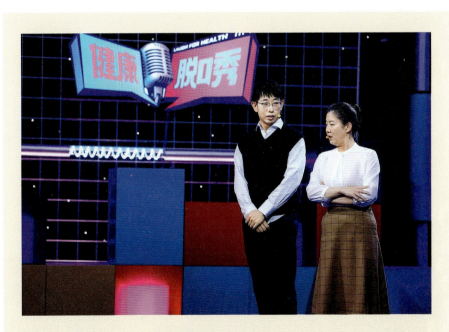

2023年11月，张明迪（右）和马浚仁参加上海市卫健委等单位发起的《健康脱口秀》第三季，闯入全国52强

书记，马浚仁同志担任组织委员，陈宏亮同志担任宣传委员和纪检委员。乳腺支部由 10 名党员组成，占科室总人数的 2/3，科室党员发挥先锋模范带头作用，科室凝聚力进一步提升。

孙建、王富文分别扛起了红房子医院杨浦分院和青浦分院的重任，宋晖在乳腺炎症的处理、金玉春在乳房整形领域均获得相当的成绩，不断提升红房子乳腺科品牌知名度。

作为国内乳腺科领域的领军人物，吴克瑾心中也牵挂着一项艰巨且漫长的事业——提高基层乳腺癌的防治水平，带动基层乳腺科医生临床水平提升，推动国内乳腺科诊疗规范化、同质化。

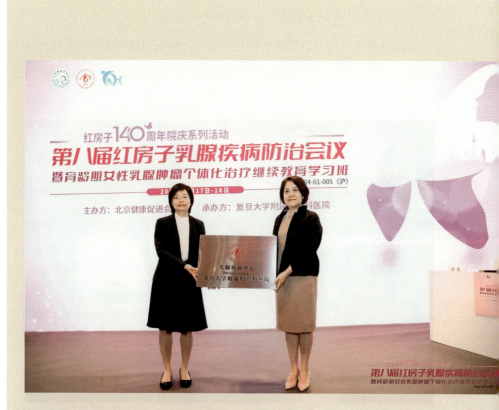

2024 年 5 月，乳腺疾病诊疗中心获批成立，顾蔚蓉副院长（左）为吴克瑾主任授牌

2018 年 4 月 20 日，"红房子乳腺疾病防治联盟"正式成立，通过医联体多学科讨论、远程会诊等方式，将先进的诊疗技术与治疗理念辐射全国。至今，吴克瑾团队已走过浙江舟山 / 象山、贵州遵义、安徽淮北、江苏南通 / 淮安 / 连云港、山东济宁 / 潍坊、甘肃兰州、福建龙岩、云南红河 / 大理、宁夏银川、新疆阿克苏等地区，为无数乳腺癌患者挽救生命，更为当地医院培训乳腺科医生，更好地服务于当地群众。

2018 年至 2019 年，乳腺科相继开展乳腺炎专病门诊、乳腺整形修复专病门诊、乳腺肿瘤多学科门诊、妊娠相关乳腺疾病门诊、乳头溢液专病门诊与乳腺肿瘤全程管理门诊等特色专科门诊，造福越来越多乳腺疾病患者的同时，也推动着红房子医院乳腺科的专病划分不断精细化。

2024 年 4 月，乳腺科门诊重新装修后焕然一新，调整诊室布局，实现门诊一站式服务与门诊住院一体化管理，患者就医体验明显提升。同时配备了远程会诊装置，用于同相隔遥远的对口帮扶医院进行 MDT 远程会诊讨论，实现医疗资源共享。

2024 年 5 月，乳腺疾病诊疗中心获批成立。中心将汇聚更多专科力量，提高乳腺科疑难疾病的诊治能力，为患者带来更加优质的医疗服务。守护女性之美与做母亲的权利，让健康与美丽同行。这句话早已镌刻进乳腺科团队所有医者的心里，成为他们每一个人行医的座右铭。

护航生命的灯塔，
谱写中国现代护理新篇章

梁　爽　汪蒙琪

岁月变迁，她们在砥砺前行中不忘初心，以无疆大爱护佑万千生命；时代进步，她们在日新月异中突破进取，以科研创新驱动临床发展；面向未来，她们在交流合作中打造品牌，以卓越理念辐射区域发展。

她们，以甘于奉献的崇高精神，以踔厉奋发的进取姿态，为无数家庭带去温暖和希望，在中国护理领域打造"复旦模式"，成为照亮万千生命的护航灯塔。

她们，有着共同的名字——红房子护理人。

无疆大爱薪火相传
中国现代护理在这里起航

人类繁衍发展的历史是一部与疾病抗衡搏斗的历史。在这场不见硝烟的战争中，人类对于需要帮助的同伴的护理也在逐步从幼稚走向成熟——从远古时代的同伴守护式护理、数千年的家庭照顾式护理、近代的社会组织式护理到现代医学规范化护理，护理活动始终追随着人类发展的脚步。

中国现代护理从这里起航

19世纪50年代，克里米亚战争爆发，大量英国士兵因未得到及时救治和护理而感染疾病，伤病员的死亡率高达42%。出生于英国贵族，却不顾家人劝阻成为护士的弗洛伦斯·南丁格尔率领38名护士抵达前线，为伤员提供细致的护理。每个夜晚，南丁格尔都手执风灯巡视，悉心守护伤病员，仅半年时间，患者死亡率就下降到2.2%，大家因此亲切地称她为"提灯女神"。

作为护理事业的开拓者、现代护理教育的奠基人，南丁格尔于1860年在伦敦圣托马斯医院创建了世界上第一所护士学校——南丁格尔护士训练学校，将护理作为一门科学的职业，并把护士提高到了"专门职业"的地位。从此，南丁格尔不仅以其救死扶伤、甘于奉献的人性光辉"照亮"了患者们的至暗时刻，也为现代护理事业的发展指明了方向。

也就是在南丁格尔护士训练学校成立的二十多年后，两位年轻的外国医护女传教士——伊丽莎白·罗夫施耐德、伊丽莎白·麦基奇尼，携手在黄浦江畔、西门外，也就是现今的方斜路419号，创建了

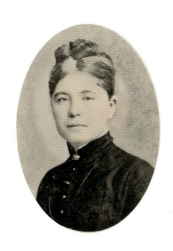

上海首家妇孺医院——上海西门妇孺医院，即现复旦大学附属妇产科医院的前身，人们口中的"红房子医院"。

作为第一位来华护士，伊丽莎白·麦基奇尼女士出生于苏格兰，毕业于美国宾夕法尼亚州医学院护理专业。当时，医院的护士委员会下设公共卫生部，负责医院的感染控制工作。为降低因水源不洁导致的感染问题，麦基奇尼潜心钻研，研制出了雨水制备蒸馏水的方法，用于手术和病

伊丽莎白·麦基奇尼

人的护理。在她的引领下，许多美国护士加入了中国护理事业，开始对中国护士进行专业培训。1887 年，麦基奇尼在西门妇孺医院开办了护士训练班，在中国首倡以南丁格尔方法开展护理工作并培训中国护士，由此西方现代护理思想逐步传入中国，使上海成为中国现代护理的发源地之一。

据复旦大学上海医学院档案馆所藏的上海西门妇孺医院院史资料记载："夫医院之对病人治护并重，且护病之重要尤不能忽视，必须训练专才，从事此十年如一日之忍劳忍怨之工作。"在当时的时代背景和医疗卫生状况下，如何培养一批高质量的护理人才成了迫在眉睫的问题。

打造专业护理人才的摇篮

20 世纪初，上海、广州、汉口、北京及重庆等地相继开办护理培训项目，但在当时的中国，受传统思想的影响，女性不能照看家庭成员之

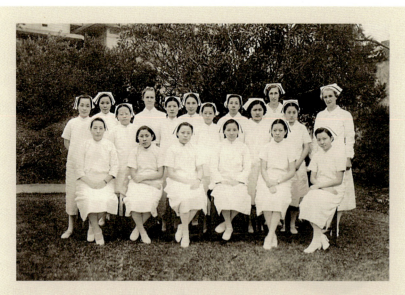

1939 年，上海协和高级护士学校学生毕业合影，后排左二为张祖华

外的男性患者。大多数教会所培训的护士基本是穷苦的华人男性，仅上海、广州个别教会医院同时招收男女护士。

1920年，上海西门妇孺医院创办了上海协和高级护士学校，注册于中国护理学会名下，学制三年半。此时，各地的护校也相继开始改招女护士。当时，能进入上海协和高级护士学校学习的，都是有身份有地位人家的小姐。这些端庄秀丽、思想进步的大家闺秀们，怀着对护士工作的热爱和照护帮助病患的崇高信仰入行，并在这里接受全面系统的教育。随着学生规模的不断扩大，护士学校于1922年建造了学生宿舍，是当时上海最好的宿舍楼。为提高护士教育的水平，学校开设护士师资训练班，以期推广护士教育，训练行政人才，并出版了中英文对照版的《实用护病法纲要》。全民族抗日战争爆发后，学校虽几易校舍，但仍蓬勃发展。上海协和高级护士学校的教育质量和培养模式受到了社会的广泛认可，毕业生们将现代护理理念播撒到全国各地。

位于枫林路305号的复旦大学护理学院内矗立着一尊特别的铜像。这位面容慈祥、神态庄严的女士就是我国护理教育奠基人之一、原上海协和高级护士学校校长——张祖华。

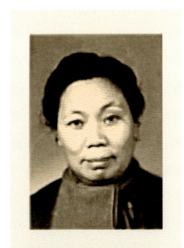

我国护理教育奠基人之一、原上海协和高级护士学校校长张祖华

1952年，经华东军政委员会卫生部批准，当时的上海协和高级护士学校、上海红十字第一医院附设高级护士学校和上海中山医院护士学校三校合并，成立了上海第一医学院（现复旦大学上海医学院）附设护士学校，张祖华作为第一任校长承担起了培养德、智、体全面发展的综合型护理人才的重任。她还曾任中华护理学会上海分会副理事长。她从事护理教育事业50余年，为培养护理人才作出了突出贡献。

"一个护士热爱护理专业，不

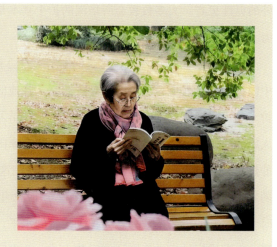

上海第一医学院附设护
士学校校长、1979年全
国劳动模范张济华

是生而具备的，是要通过教师的教学以及亲自的实践，无数客观的现
实教育，如病人的康复带来的喜悦，这桩桩件件的实例促使护士热爱
自己的工作。"张祖华主张理论与实践并重，她以优异的成绩和刻苦
钻研的精神，为中国护理教育改革、培养高素质护理队伍贡献了毕生
精力。

时光荏苒，初心不忘。1979年，48岁的张济华光荣地站在全国劳
动模范的颁奖台上。她曾是红房子医院的护士长，也是原上海第一医学
院附设护士学校校长。从事护理工作28年，张济华把护士这一职业作
为自己的使命担当，"我只是希望自己多做一些事情，可以让病人舒服
一点。"成为上海第一医学院附设护士学校校长后，张济华将更多护理
知识和操作融入了护校的课程设置，同时通过邀请戏剧学院、音乐学院
的教授来护理学院上课，陶冶护士们的情操，"让孩子们更开朗一些，
更热爱生活一些，这样才能热爱工作，热爱护理这份事业"。从护士
长到护士学校的校长，张济华称恩师张祖华对自己影响最大，"好的理
念就是需要一辈一辈地传承，对待病人要一视同仁，给予亲人一般的
关心"。

临床科研齐头并进
护航灯塔照亮生命之路

张祖华、屈琼芳、赵珺琇、夏靖芬、蒋玉珍、刘美玉、丁焱、王靖……红房子医院院史馆墙上，历任护理部主任的名字熠熠生辉。一代代红房子护理人薪火相传，始终秉承"在关爱服务中促进专业发展和个人成长"的红房子护理服务理念，擅长在临床护理中发现问题，并将科研发现反哺临床实践，全力铸就护佑患者健康、照亮生命之路的护航灯塔。

全方位全过程聚焦妇女健康

1992 年 12 月 26 日，红房子医院（当时名为上海医科大学附属妇产科医院）成为首批由世界卫生组织、联合国儿童基金会、中华人民共和国卫生部认证的"爱婴医院"。

那一年，医院开始实行母婴同室，紧跟国家政策推进母乳喂养工作。现任护理部主任王靖，当时刚刚结束在上海第一医学院附设护士学校的学习，被分配到红房子医院担任护士。因实习期间的优秀表现，她在爱婴医院评审阶段被选为产科病房的护士代表指导产妇哺乳，接受世界卫

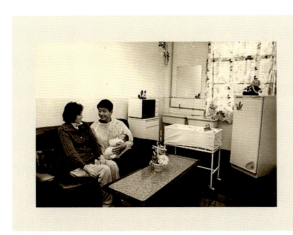

1992 年，上海医科大学妇产科医院成为首批爱婴医院后开展母婴同室的产科病房照片

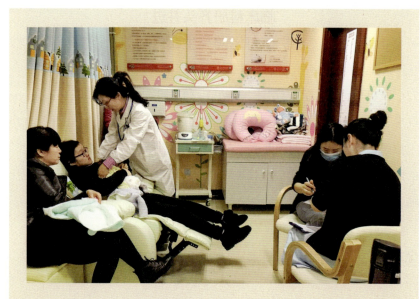

2015 年，红房子开设国内首个国际泌乳顾问（IBCLC）主导的母乳喂养咨询门诊。左三为王靖，右一为张俊平

生组织、联合国儿童基金会和国家卫生部代表的考核，"可能就是在那个时候和母乳喂养结下了不解之缘"。2015 年，红房子母乳喂养咨询门诊正式开设，这也是国内第一个由国际泌乳顾问（IBCLC）提供咨询服务的门诊，王靖与张俊平、盛佳、周菲菲四位护士作为国内首批国际泌乳顾问，始终致力于红房子母乳喂养咨询门诊服务。门诊开设以来，已为11000 多个哺乳家庭提供母乳喂养咨询服务，有效改善了产妇乳汁不足、乳汁过多、乳头疼痛、含接不良、乳腺管堵塞、乳腺炎及哺乳期用药等相关问题。为了让产妇掌握更多母乳喂养知识，团队还开设了原创科普公众号"红房子母乳喂养微资讯"，广受读者好评，截至 2024 年 6 月，推送科普文章 170 余篇，累计阅读量达 280 万余次。

2022 年 11 月，红房子母乳喂养咨询门诊在社区拓展方面也迈出了新一步。作为一位 2 月龄孩子的妈妈，杨女士因为乳汁不足非常焦虑。在前往社区医院给孩子接种疫苗时，她抱着试试看的心情来母乳喂养咨询门诊就诊，在专业哺乳顾问的指导下，杨女士在 5 次门诊后便实现了纯母乳喂养。通过建立"红房子母乳喂养全程支持系统"，红房子护理人聚焦母乳喂养，医院、社区联动，探索妇幼保健服务的分级管理、双向转诊机制，全力护航每一个母乳喂养家庭。

作为全国五所首批开设本科护理教育的院校之一，上海第一医学院附设护士学校于 1985 年开始招收护理学本科生，1995 年学校获批护理学硕士点，红房子医院也于同年获批三级甲等专科医院。

这一时期，护理本科毕业的丁焱来到红房子医院从事临床护理工作。在妇科肿瘤病房工作期间，她发现大多数肿瘤患者都不太了解手术及化疗后康复护理的知识，所以她会主动把自己的联系方式给到患者，利用业余时间帮助这些患者和家庭。如何更好地服务患者，给予她们更多的关爱和支持，是她一直在思考的问题。

头戴花围巾，身着一袭旗袍，张阿姨正和病友手牵手讲述自己生病的经历，鼓励她们积极面对生活和疾病。谁又能想到，几年前的她被查

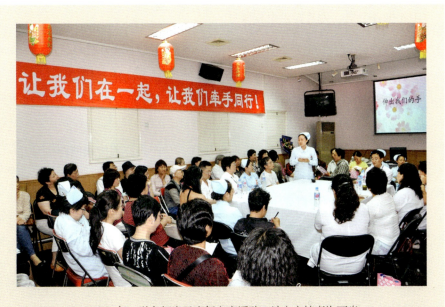

2009 年，举办红房子康复之家活动。站立主持者为丁焱

出卵巢恶性肿瘤，也曾坐在化疗病房的角落默默流泪。2009年，在丁焱的倡导下，公益性妇癌患者康复沙龙"红房子康复之家"成立，70多名医生护士加入康复之家的志愿服务的队伍。在病房护士的推荐下，张阿姨成了"红房子康复之家"的一员，通过参加各类专题讲座、座谈会、患者见面会、主题日活动，原本心情沉重的张阿姨，在医护的关心、同伴的鼓励下，逐渐卸下心中包袱，开始配合治疗，重燃对生活的希望。

"让妇癌患者在战胜疾病的过程中有依靠，发挥我们专业医疗护理团队的优势，让患者获得科学的引导，最终从治疗走向生活！"丁焱如是说。如今，康复之家志愿队成立15年以来，已为12000多个妇癌家庭提供了获取专业支持和帮助的平台，也让医生护士与患者、患者与患者之间有了更多的联系。

经过多年的探索，红房子医院形成了由专科护士主导的妊娠期糖尿病（GDM）孕妇的全程管理模式，除以门诊形式进行一对一看诊和多次随访观察外，还和医生团队一起为孕妇开展"妊娠期糖尿病一日体验活动"，帮助GDM孕妇建立自我管理，控制血糖的概念。对于少数血糖难以控制而收治入院的GDM孕妇，专科护士追踪至病房访视，建立GDM患者个案，为其提供全程服务。

孕妇小张就是这一全程管理模式的受益者。由于没有进行体重管理，胃口很好的小张怀孕不久就查出妊娠期糖尿病。在参加一日体验活动后，她通过了解食物模型与医院提供的餐食，掌握了合理饮食的原则，有效控制了自己的病情。

除了在孕产妇中常见的妊娠期糖尿病，孕产妇心理健康问题也日益受到关注，由助产士、产科医生、心理咨询师、精神科医生多学科合作构建围产期心理保健模式也在红房子医院应运而生。通过对全体孕妇—高危孕妇—发病孕妇开展三阶梯筛查，开展高危筛查—预防干预—正规治疗三步骤干预方案，团队形成了产科初诊心理筛查、初步心理疏导服务、助产士心理保健、产科医生心理保健、组织精神科参与的多科会诊、外院转诊等针对孕产妇的心理保健服务，全链条、全过程保障让每一位孕产妇感受到来自医院的专业守护。

近年来，以"在关爱服务中促进专业发展和个人成长"理念为导向，红房子医院结合病人临床需求，扎实推进优质护理工作。2010 年 1月，响应国家卫生部"优质护理服务示范工程"活动要求，红房子医院相继开展"贴心关爱，服务至诚""点滴关怀，照护母婴""爱心、耐心、细心、诚心、热心、责任心"等优质护理服务主题活动，为优质护理示范服务树立了努力的目标和方向，让病人感受到更多来自红房子护理人的专业服务和暖心关爱。

科研源于临床更反哺临床

从聚焦经外周静脉穿刺中心静脉置管（PICC）技术的提升，到关注妇科肿瘤患者的综合干预、整体照护、提高妇癌患者治疗后生存质量的康复项目，护士关注的不再是某个单独的小问题，而是从患者角度整

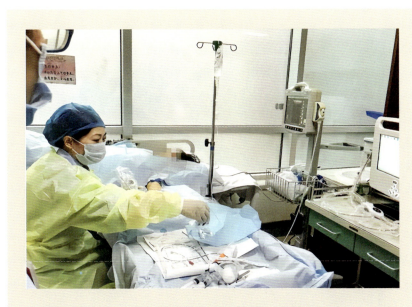

2010 年，专科护士蔡志芳进行 PICC 置管

体考量护士能做什么，涉及面涵盖患者的生理、心理以及社会功能各个维度。

以"整体生存质量"为核心，红房子护理人积极拓展妇科肿瘤实践范畴，开发妇癌患者支持性照护技术，组合形成临床适宜的综合干预方案，因地制宜地发展综合干预措施，提高应对癌症诊断、治疗和康复的自身能力，提高患者生存质量，帮助患者重返社会。同时，以开发护理新技术为抓手，护理部大力推动衍生形成系列护理新规范及专科评估工具，构建创新性全程、连续、专业、整合式专科护理服务新模式，开创护理服务新平台，不断满足临床需求。

助产士们也走出产房，拓展服务内容，打通围产期连续性服务路径，实现从助产士门诊到一体化管理，从陪伴分娩到家庭化产房，从拉玛泽呼吸指导到会阴按摩的全覆盖服务，形成以"高级实践助产士门诊"为起点，以"分娩计划"为纽带，贯通产前、产中和产后的全程连续性服务模式，衍生出18项助产实践项目，助产士门诊量呈递增态势，累计

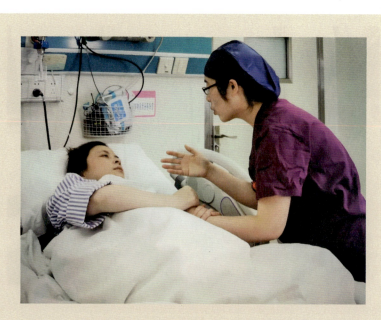

2019年，助产士陪伴分娩导乐。右为朱春香

达 15000 人次，有效改善孕妇分娩体验，提高自然分娩率。助产士团队还同时开设孕产妇心理门诊、营养门诊，与助产士门诊相互联动，共同守护孕产妇围产期身心健康。

一系列广受患者肯定的创新举措背后，是红房子护理人结合临床实际，探索科研解决方案的执着追求。

"护理科研一定不是脱离临床在象牙塔里做研究，护理科研一定是来源于临床，最终也能反哺临床。从妇产科专业出发，从临床着眼，思考如何做到更细致更实用，贴近孕产妇、患者需要。"分管护理科研工作的护理部副主任顾春怡说。

在复旦大学护理科研基金的资助下，顾春怡曾聚焦导乐陪伴制度开展课题研究，她的研究结果为红房子医院导乐陪伴制度改革提供了依据，最终推动 24 小时随叫随到的导乐陪伴制度调整为 12 小时固定制，解决了助产士工作状态不确定的问题，不仅提升了助产士对于导乐陪伴工作的热情，也从另一方面提升了孕产妇对于导乐陪伴分娩的体验。2007 年9 月，顾春怡被派往瑞典隆德大学医学院各附属医院访学，回国后，她将瑞典先进的助产服务理念应用到孕晚期的妈妈会课程讲授、产时导乐陪伴分娩以及产后访视护理中，从而进一步提升了孕产妇的分娩体验，将助产士的角色拓宽延伸至"以孕产妇及其家庭为中心"的整个围产期保健中。

在红房子护理部，像顾春怡这样擅长通过科研方法解决优化临床问题的护理人才还有很多。近年来，在夯实责任制整体护理的基础上，护理部以临床需求为导向，以临床科研为支撑，创新临床护理技术，开拓护理实践项目，解决临床护理问题。通过以点带面，护理部建立了一批双师型临床护理师资骨干队伍，注重高级实践专科护理人才的培养，形成了肿瘤护理、助产、母乳喂养、营养、孕产妇心理护理五大高级实践专科护理团队。护理部还鼓励临床护士在胜任临床工作的前提下，进一步提升学历，开展科研方面的系统学习。目前，已有 36 位临床护士取得了在职博士、硕士学位，她们通过申报科研项目，撰写科研文章，进一步深化专业能力素养。

红房子护理人以科研能力为驱动，积极推动妇产科专科护理高质量发展，在科研立项方面成果显著，取得了国际合作项目、国家级、委级和校级科研基金立项共计 109 项，发表 SCI 或权威及核心期刊论文共计381 篇，主编《实用助产学》《实用助产操作实践规范》《WHO 产时保健指南》等多本教材专著，多篇优秀护理论文分别在 ICN 国际护士大会、ICM 国际助产士联盟大会、中国—芬兰循证护理学术研讨会、中华护理学会全国妇产科护理新技术新理论新进展研讨会等国际、国内大会进行发言及壁报交流。团队在妇产科护理专科化探索和实践方面也积累了宝贵的经验，获批上海市卫健委首批重要薄弱学科建设项目，先后荣获中华护理学会科技奖一等奖、上海护理科技奖一等奖、上海市护理工作改进成果奖、上海市卫健委优质护理示范项目、上海市卫健委新冠肺炎防控优秀护理项目、上海市卫健委"优质护理资源向基层辐射区域联动"优秀项目等荣誉。

"护理还有很多可以发展的方向，我们应该向医生学习，不再仅仅专注于自身学科的纵向发展，而是寻求多学科合作，开发更多由护士参与甚至护士主导的 MDT。"王靖认为，将 AI 更好地应用于医学领域已成为大家共同探索的方向，而如何依托互联网、大数据、人工智能、云计算、数字化、智能化推动临床实践与科研范式变革也将是护理领域的重要议题。

"复旦模式"声名远播
专业护理辐射国内外千万家

形成护理领域的"复旦模式"

近年来，随着红房子妇产科护理学科影响力逐步扩大，妇产科护理专业在全国妇产科护理领域享有较高声誉，全国各地的妇产科护士慕名前来进修学习。目前，红房子医院承担着对复旦大学、上海中医药大学、南方医科大学以及福建医科大学护理学院等高校的本科（含助产方向）、专业硕士及博士研究生的多层面教学任务，每年接收护理专业学位硕士研究生临床实践，形成了助产本科教学的"复旦模式"，为中国的护理人才队伍建设注入新鲜血液。

"刚开始会担心自己能不能胜任助产士这个岗位，但是真正开始实习后，我反而不那么迷茫了。红房子医院的模式化培养和虚拟仿真助产教学让我更直观、更真实地感受到了顺产接产的过程。"复旦大学护理本科助产方向的毕业生小钟是"复旦模式"助产本科教学的受益者。通过在红房子医院实习，胎头衔接、下降、俯屈、旋转等一系列生产术语不再是一个个文字，而是一帧帧画面，一个个亲身体会的场景，让她对今后的工作有了更多的底气和信心。

与此同时，护理部注重学术交流及培训输出，从技术、服务、管理、多学科合作等方面传播红房子护理经验。作为中华护理学会助产专科、盆底康复专项临床教学基地、上海市护理学会产科专业护士适任实训基地，完成了来自全国 30 多家医院共 150 余人次的培训任务，围绕妇产科护理专科实践等多个主题，定期举办国家级继续教育学习班，累计招收来自全国各医院的学员 2000 余名。

红房子护理部积极与中国三级妇产科医院妇幼保健院联盟、泛长三角地区妇产科医院—妇幼保健院协作网、复旦大学妇产科医疗联合体、青浦全专结合医联体进行国内区域合作，拓展专业服务半径，扩大专业影响力。近年来，红房子护理人逐步迈向国际舞台，红房子国际论坛护理分论坛、中英全球促进项目为学员们提供了开拓视野的饕餮盛宴，与英国中央兰开夏大学、芬兰库奥皮奥大学、瑞典卡罗林斯卡学院等高校开展国际交流项目更是将红房子护理理念与经验传递到世界各地。2017年，第四届红房子国际妇产科高峰论坛第二次举行护理分论坛，邀请了来自瑞典卡罗林斯卡学院、隆德大学和加拿大多伦多大学等国外高校的专家教授就护理学领域的热点、难点和国内妇产科护理同仁们进行充分交流和深度剖析，这些交流分享也为红房子护理人研究实践非药物分娩镇痛，关注母婴心理问题，积极筛查、干预、转诊，进一步开拓专科护理发展方向给出了指引。

专业护理辐射国内外千万家

一直以来，红房子护理人积极致力于社会公益服务，不断将暖心服务辐射更多区域发展。在党建引领下，团队积极打造泛长三角妇产科党建共同体，延展服务辐射范围，与多家单位举行共建活动，开展多点全方位护理服务，不断提高妇产科临床护理的服务能力和扩大辐射范围，

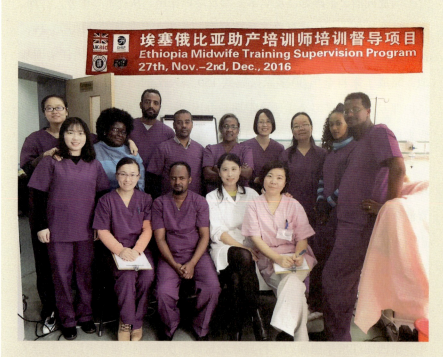

2016年11月，红房子助产团队在沪参与埃塞俄比亚助产培训师培训督导项目。前排左一为顾春怡，左四为闵辉

通过开展"医苑新星"线上义诊、宫颈癌科普宣讲、慢病健康教育咨询活动、母乳喂养咨询下社区、社区义诊活动、养老院送温暖等活动，多措并举不断推进党建融合工作，将"我为群众办实事"信念落到实处。

2016年5月，红房子护理人积极响应国家号召，主动报名投身帮扶贫困县县级医院工作，在云南省红河哈尼族彝族自治州金平苗族瑶族傣族自治县人民医院，开展了为期半年的帮扶工作。

作为红房子医院第五批援滇医疗队的成员，护士季芸芸和同行的队友们踏上了前往西南边陲的旅程。当地是一个多民族聚居区，文化多样，风景秀丽，但同时也面临着医疗资源的匮乏和孕产妇健康问题。"我接收过一个利凡诺引产的产妇，稚嫩的脸庞，让我有点心疼，19岁的年纪就要经历这些。"当地的一位年轻产妇让季芸芸印象深刻，"我问她当初为什么不做好避孕措施，她回答不太懂……"针对产妇低龄化、性保护意识差、医护救治力量薄弱这些当地的客观情况，季芸芸与队员们采取"大医院"牵手"小医院"的形式，下沉到当地基层卫生院进行宣讲和义诊，更广更快更直接地传播妇幼健康知识。

如今，一批又一批红房子护理人接过接力棒，奔跑在精准扶贫的道路上。2018年1月，闵辉作为红房子医院护理人员援非第一人，以国家卫生健康委国际交流与合作中心与联合国儿童基金会共同创建一带一路妇幼卫生合作示范培训基地讲师团队成员的身份，前往埃塞俄比亚首都亚的斯亚贝巴进行实地考察及授课，参与建立了Tirunesh北京医院"高级助产实践中心"，培训当地助产医疗队伍的临床识别和操作能力。沿着具有"中国白求恩"之称的援非中国医疗队足迹前行，促进埃塞医护人员的助产实践能力、在保障母婴健康和安全方面起到了积极推动作用。"能代表中国参与国际医疗援助是一件让我一辈子都感到自豪的事情。"闵辉将最新的助产服务理念、助产适宜技术、非药物镇痛方法教授给当地医护人员，在当地打造出一支"带不走的医疗队"，为非洲的孕产妇带去健康和希望，"在帮助他们的同时，我也实现了个人的成长和价值，感受到了作为一名助产士的成就感和自豪感"。

秉持着"在关爱服务中促进专业发展和个人成长"的服务理念，一代代朝气蓬勃、追求卓越的红房子护理人前赴后继，在千帆竞发的发展浪潮中永葆初心，为传承品质服务的理念不懈努力，为医院的高质量发展贡献力量，不断谱写出护理事业的崭新篇章。

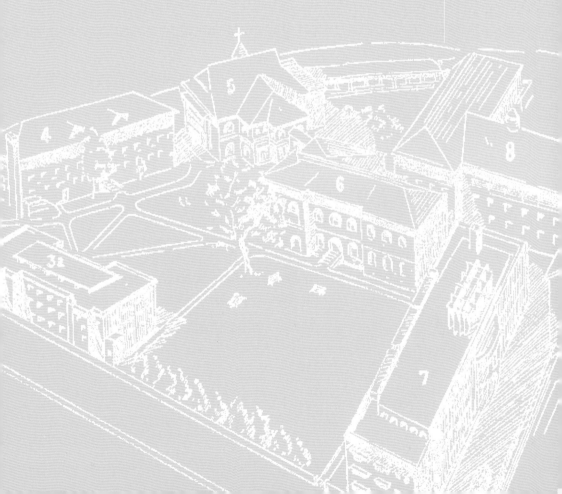

医技

与红房子同龄的生命"法官"

张　煊　楼岚岚

　　病理学科被认为是"医学之本"，病理科医生又被形象地比喻为"医生的医生"。但在医学发展的历史上，病理科很长一段时间被划归为医院中的辅助学科。随着现代医学的发展，一家医院的医疗质量，很大程度上取决于医院病理科的诊断质量。病理学成为临床诊断的金标准，是推动临床医学发展的重要支柱学科之一。

　　人类对妇科病的认识可以追溯到公元前，但真正的妇科病理学至19世纪末期才开始形成。从早期的探索开始，妇科病理学就极大地推动了妇科学的发展。国内妇科病理学起步较晚，从新中国成立后直至今日，除专科医院外，依然主要分布在综合医院的外科病理中。上海第一医学院附属妇产科医院（今复旦大学附属妇产科医院）作为国内首家妇产科专科医院，对我国妇科病理学的形成和发展，发挥了至关重要的作用。在妇产科病理领域，无论是妇科病理、产科病理、细胞病理还是分子病理，红房子医院病理科始终坚持精益求精，勇挑时代重任，通过不断钻研学习、开拓创新，积极探索前沿诊断技术，推动学科的发展和进步。

红房子妇科病理学高标准起步

红房子医院病理科的建科史几乎与建院史同步。当时医院的手术室于 1889 年建成，根据美国人的习惯，病理科通常与手术同步建立，因此推测病理科的成立时间为 1889 年。目前可以查到确切文字记载的是，1925 年上海女子医学院成立，并创办病理科。

新中国成立后，红房子医院病理科迎来了第一任华人主任——上海女子医学院毕业的第一个医学女博士邓裕兰。在此年之前，病理科主任一直由美国人担任。邓裕兰接受严格系统的医学培训，掌握了当时现代医学最新的理念和技术，这样的开端，为病理科日后的发展奠定了基础。短暂担任一年主任后，1950 年因为工作需要，邓主任调任二医，奉命组建二医附属多个医院的病理科，成为多家医院病理科的"开山"主任。

邓裕兰的继任者是陈忠年教授。陈教授来自医学世家，他是后续几任病理科主任包括杜心谷、赵充等人的老师，是红房子医院妇科病理的

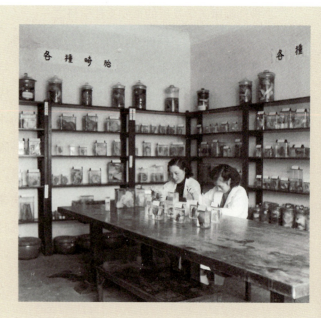

20 世纪 30 年代，病理实验室中陈列了各种畸胎供医师们观摩学习

开山式人物，在产科病理方面也有很深的造诣。在信息沟通不是很便捷的年代，他高度关注国内外医学前沿的发展。周先荣回忆，上医图书馆的妇产科病理的书，自己看的每本书，借阅记录里都有陈教授。往往新书来了，第一借阅人就是陈教授。即便偶尔第一时间被自己抢到了，图书管理员也会善意提醒："你不能拿走，陈老师已经预定了。"

第三任病理科主任是包启媛。1955 年，归国的妇科病理学家包启媛在当时的上海第一医学院附属妇产科医院创建了国内第一个妇产科专科病理科室。翻开 20 世纪 50 年代的病理报告档案，能看到包启媛主任对病例的详尽描述。她描述之细致，哪怕在当时这个疾病可能还没有被认识，后人通过她的描述还能看出是什么疾病。

包启媛对推动红房子医院病理科从综合型向"妇科病理""产科病理"和"细胞病理"等专科病理的转型起到关键作用，为病理专科建设作出了巨大的贡献。1951 年到 1955 年，红房子医院病理科仍然按照传统大病理的报告格式。包启媛接手科室工作后，将病理报告和整个工作流程系统逐渐转型为妇科专科病理。1994 年，红房子医院迎来国家三甲医院评审，病理科在整理工作流程和标准时，发现科室日常的质控标准已远远超过三级甲等医院的评审要求。面对三甲评审的规范要求，只需对一些流程进行进一步细化完善，就能轻松应对。可以说，红房子医院专科病理建设始于包启媛主任，她制订并实施的专业标准，为红房子医院病理科未来发展奠定了坚实的基础。

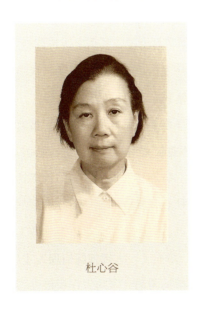

杜心谷

1949 年 7 月，杜心谷以优异成绩从上海医学院毕业，进入红十字会第一医院任助理住院医师。1952 年 5 月调入上海第一医学院附属妇产科医院从事妇产科临床工作，任住院医师、主治医师。1959 年起因工作需要调入病理科，历任主治医师、副教授、教授、病理科主任。她致力于妇产科病理研究、宫颈癌早期诊断和研究、妇科肿瘤的诊断及鉴别诊疗研究、女性内分泌失调引起的病理变化的实验和临床研究，病理专业水平高，看片准、细，赢得病理业内极高的口碑。在她的带领下，医院病理科始终处于全国领先水平。

20世纪50年代，国家开始推广妇科宫颈癌普查，普查工作需遵循"多快好省"的原则，对此，杜心谷教授发明了一种简化巴氏染色法，并大力发展这一技术。简化巴氏染色法省略了使用大量酒精作为固定液进行染色的程序，取而代之以苏木素染液进行一次染色。这种方法相对便宜，其成本仅为巴氏染色的1/10，且半小时内即可出结果，而巴氏染色则需两到三个小时。这样不仅节省了大量时间，还适用于大规模的普查工作。细胞学应用于大规模的人群筛查在她的推动下逐步建立起来。

在内分泌病理学领域，医院病理科最重要的成就之一是探索了中国最早的短效口服避孕药的剂量。当时，从欧洲和美国进口的避孕药，是为体型较大的欧美人设计的，对国人来说剂量往往过高，容易导致子宫内膜增生性病变。因此，通过实验研制符合国人剂量要求的避孕药，势在必行。这项国家级的实验研究涉及众多参与机构，包括红房子医院病理科和北京协和医院等许多其他国内医疗机构一起进行实验。招募志愿者，每个月经周期进行子宫内膜检查，根据子宫内膜生长情况进行调整，将剂量减半，并重新评估其有效性。最终研发出适合中国剂量的口服避孕药，使用副作用最低的有效剂量来达到避孕效果。

杜心谷教授认为，常规病理检验工作一定要与临床紧密联系。彼时病理科不仅及时交付临床读片结果，而且根据需要对疑难病例进行随访，并提示临床对某些病理作进一步检查诊断。病理科开设了专科门诊随访治疗功血病人。在教学工作中，病理科在杜心谷教授的主持下，开展妇产科病理学习班、全国妇产科内分泌学习班、围产医学学习班等示教工作。多年来，举办多次宫颈细胞学学习班，培养了一大批细胞病理人才。在科室工作中，她针对每个医生的特点和特长调动大家的工作积极性。

为了使中青年医生尽快提高外语水平，除了教大家外文外，她还每天早上抽一小时的时间为大家做个别辅导。为了帮助陈幼妹写好文章，有一段时间杜心谷每天利用下班前半小时与她一起读《Novak 妇产科病理学》。

在杜心谷教授的带领下，医院病理科为推动国内妇产科病理学发展起到关键作用。20 世纪 60 年代，为研发适合我国妇女剂量的简便的口服避孕药品，杜心谷教授参加了由北京协和医院发起的攻关小组，她根据病理形态学的方法观察子宫内膜在不同药物剂量时的形态改变，帮助攻关小组成功研制出中国首创的低剂量短效口服避孕药。20 世纪 70 年代末，杜心谷带领病理科开始了对外阴白色病变的研究，对卵巢病变的形态观察，指导研究生开展对子宫内膜及胎盘病理学的观察研究。她始终重视子宫颈癌的早期诊断，在 20 世纪 80 年代参加了有关宫颈癌早期诊断的研究和子宫内膜的研究，并与北京协和医院唐敏一教授和北京医

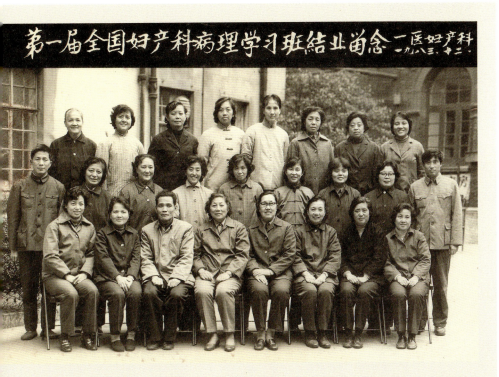

1983 年，第一届全国妇产科病理学习班合影

科大学唐素恩教授一起牵头在中华妇产科学会下成立妇产科病理学组，对推动妇产科病理学发展、培养妇产科专科病理医师以及开展与临床协作等，起到了积极作用。同期，杜心谷与陈忠年主编了《妇产科病理学》，书中的资料主要来自复旦大学附属妇产科医院病理科，它也是至今唯一本大量应用国内资料写成的专著，对国内妇产科病理学者以及许多的临床妇产科医师影响深远。

在杜心谷教授之后，赵充担任病理科主任，她一直专注于产科病理，直到 1990 年退休，她为医院产科病理建立了一套系统的分析方法和观察标准，这些方法和标准远远领先于她的时代，至今仍被认为是正确的。赵充特别重视对胎盘和围产期尸检的分析，她发现，如果产前检查正常，而婴儿在出生过程中突然死亡，主要原因常常是脐带问题，这些问题可能来自脐带自身病变，也可能是产科医生的误操作所致。因此，她提出在婴儿死亡原因解释中存在"脐带因素"，但这在当时未被充分理解，甚至被认为是故弄玄虚。

在那个年代，产科病房条件简陋，很多婴儿因脐带问题或其他原因死亡。赵充提出的脐带因素解释了许多未解的婴儿死亡案例。赵充对胎盘检查的方法也极为先进，她的研究深入胎盘病理的细节，对产科病理学的发展具有重要意义。赵充对产科病理的贡献是巨大的，她的研究和方法对今天的产科病理学仍有重要的指导意义。

邓裕兰、陈忠年、包启媛、杜心谷、赵充、陆惠娟，一位位病理科主任以初心坚守使命、以奋斗彰显担当，始终坚持传承专业精神，与国内同行携手开创了妇产病理学科一个个的"首次"。

病理科亚专科建设欣欣向荣

与发达国家妇科病理学科的形成和发展相比，我国妇科病理学起步晚、水平参差不齐，这在某种程度上限制了对应临床学科的发展与进步。然而妇产科的送检标本数量处于各系统的前列，除了专科医院，即使在综合医院中，妇产科病理所占数量常常占到病理总量的 1/3 左右。红房子医院是我们国家最大的一个妇产科专科医院，其病理科更是在相关领域有着举足轻重的地位。1980 年，红房子病理科已成为国内最具规模的妇产科专科病理学科，对中国的妇产科专科病理的形成和发展起到了重要的推动和引导作用。

从 20 世纪 50 年代后的很长一段时间里，肿瘤诊断并未受到病理医生的高度关注，原因在于，当时对妇科肿瘤的治疗手段有限，即使发现肿瘤，也无法做到手术切除。对于切下肿瘤的病理处理技术也很落后，使用火棉胶包埋切片，速度慢且难度大，病理报告周期长达一个月。

80 年代起，随着手术技术、化疗和放疗技术不断成熟，肿瘤研究和治疗逐渐受到重视，疾病的精准治疗越来越依赖现代病理学所做出的精准诊断。与其他辅助检查报告不同的是，病理科报告不仅为临床医生在诊治病人时提供参考，更重要的是病理报告，特别是肿瘤的病理报告，是临床对病人进行治疗的直接依据。通俗地说，病人得的是不是肿瘤，是良性的肿瘤还是恶性的，需要多大的手术范围，是否需要放化疗这些本身对身体产生严重伤害的治疗，这个裁决通常由病理医生做出。红房子医院病理科的重点方向也开始从内分泌病变转向妇科肿瘤。

1995 年周先荣接过病理科主任一职后，着手推动肿瘤病理快步跟上世界先进水平。为了弥补巨大的差距，他依靠阅读和研究大量文献，了解国际最新研究成果和诊断方法。例如，他发现临床上有一名病人进行了 7 次检查，始终未能正确诊断，但通过查阅文献发现这一病人的病理类型在美国早在 1969 年就有报告，最终诊断为宫颈微偏腺癌。在没有网络的时代，由于复印费用高昂，杜心谷教授和周先荣教授只能通过手写和记忆记住文献的关键信息。这种勤奋的学习和记忆，使周先荣在面对罕见病例时，能够迅速回忆起类似病例，从而做出准确诊断。

病理科的核心任务是对病变进行准确判断，并向临床医生提供诊断建议，指导治疗方向。病理科医生需要广博的知识和丰富的经验，以便在面对复杂病例时做出正确判断。一个病理科医生需要经过长期训练才能成熟，一般需要十年以上时间。病理医生需具备的最重要的素质是严谨和求实，每个病理诊断都必须基于真实病理事实，而且要用凝练而准确的语言来描述。做出的病理报告应是增一字则显多余，少一字则会不足，这是职业道德的要求，也是对患者生命的尊重。

另一方面，产科病理的发展也遇到了一些问题。曾经红房子医院在产科病理领域独步天下，但由于伦理、人才断档等原因，产科病理方面同样面临"失去的30年"。为此，周先荣在病理科逐步恢复力量后，开始了人才梯队建设，培养一支由陶祥负责的产科病理团队，重建产科病理学科。陶祥带领的团队在产科病理方面取得了显著成果，目前在国内处于领先地位。先后主译和主编了2本胎盘病理专著，并多次举办胎盘产科的学习班，因会场容纳不下，甚至另借教室同步转播。胎盘病理的目的并不是寻找胎盘的疾病，而是通过胎盘来发现孕期和围产期母、胎两方面的潜在健康问题，帮助监督和改善产科临床质量。例如，当婴

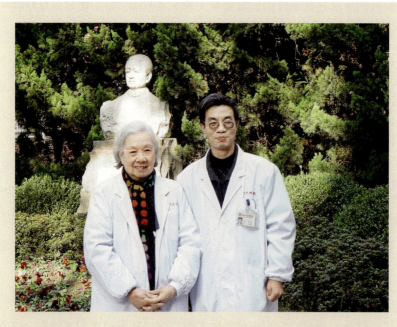

2003年12月12日，杜心谷教授与时任病理科主任周先荣教授合影

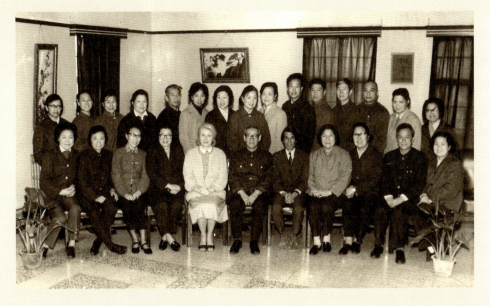

1985 年 12 月，举办母—胎免疫病理学习班。前排左五为帕蒂洛教授，后排右八为杜心谷教授

儿死亡时，产科病理通过寻找婴儿死亡的原因，总结从怀孕到产前监护过程中的问题，提供建议和改进措施，以便产科改进工作，防止错误再次发生。这种工作不仅对产妇有帮助，也对国家的优生优育政策和提升出生质量具有重要意义。

细胞病理方面也需要革新。90 年代前，为了响应国家"多快好省"的号召而开展的简化巴氏染色方法和 90 年代后使用的传统巴氏染色方法都有其特定的时代背景和适用范围，但这些传统的细胞病理已经无法满足人民群众对健康日益提高的需求。为了更准确地明确病变性质、提升报告规范和方便与临床沟通，病理科基本与国际同步，于 20 世纪初完成了巴氏五级诊断系统到 TBS 诊断系统的升级，进一步提高了细胞制片过程的质控管理，据悉，这也是国内最早引进 TBS 的病理科之一。不仅如此，由于传统涂片质量差，病理科在国内率先引进液基细胞制片技术，提高制片质量，显著提高了细胞诊断的质量。除了技术方面的改进，细胞病理的人才培养也放在了科室的长期规划的重要方面，只有具备高度专业技能的细胞学医生才能达到稳定和可靠的诊断水平。细胞病理诊断在大多数医院并不受重视，从事诊断的医生获得的培训机会少，因此病理科成立了由张浩带头的细胞学团队，通过十年磨一剑的学习和实践，显著提高了细胞学诊断的准确性。值得一提的是，从1950年至今，红房子医院所有职工中没有一例宫颈癌病例，这主要得益于病理科宫颈细胞学检测的精准判读，细胞学的早期筛查和干预对预防宫颈癌起到了决定性作用，能够早期发现和处理宫颈癌前病变，使得病变在演变为宫颈癌之前就被提前发现和治疗。

分子病理的发展经历了从电镜、免疫组化到90年代进入分子层面的过程。90年代，欧美国家已经开始广泛应用分子病理。红房子在分子病理领域的探索始于丰有吉担任院长。丰有吉作为妇科肿瘤专家，敏锐地意识到分子病理的重要性，积极推动这一领域的发展，他希望通过引入分子病理来提升诊疗的精确性和医院的学术水平。然而受限于人员、场地和先进仪器，分子病理的建设并不顺利，在周先荣主任的不断呼吁下，直到2018年分子病理学科才正式成立。这一学科的成立，确保了红房子在妇科肿瘤领域的领先地位，并为医院的发展提供了坚实的基础。分子病理学科的建立，不仅包括硬件设施的完善，还涵盖了人员培训和制度建设。通过这些努力，成功将分子病理引入日常诊断流程，为妇科肿瘤的诊断和治疗提供了有力支持。这一成果标志着红房子在病理学领域实现了从追赶到并肩国际先进水平的跨越。红房子先后开展了人乳头瘤病毒（HPV）的检测、荧光原位杂交（FISH）检测、内膜癌分子分型、肿瘤突变位点检测、滋养细胞病变STR检测等等。

在周先荣担任科主任期间，尽管面临时间、资金和人员的限制，无法像国际顶尖机构那样进行大规模研究，但他给自己设定的三个目标"弥补过去的不足""建立完整的学科框架"和"赶上国际病理学步伐，达到同步水平"均一一实现，病理专科建设呈现出欣欣向荣的景象。

精益求精：病理科的未来发展

红房子医院病理科目前有工作人员 54 名，其中主任医师 5 名，副主任医师 6 名，开展妇科病理、围产儿尸检、胎盘病理学检查、分子病理和子宫颈细胞学诊断等。2023 年，科室共完成 10 万余例常规病理诊断、2 万例疑难病理会诊、近 20 万细胞学病理诊断。

在以周先荣教授为代表的红房子病理科队伍的辛勤努力下，在妇产科病理学领域，红房子医院病理科的工作已经赢得了国内同行的高度赞誉和信任，每年会诊病例的稳定增长从侧面反映了这个事实。病理科目前还承担上海市病理分会的细胞学组和上海市病理质控的细胞学培训任务。

此外，病理科也参与中华医学会病理学分会、抗癌协会、地方医学会上海医疗事故鉴定和全国重大医疗事故鉴定、上海市病理质控等各

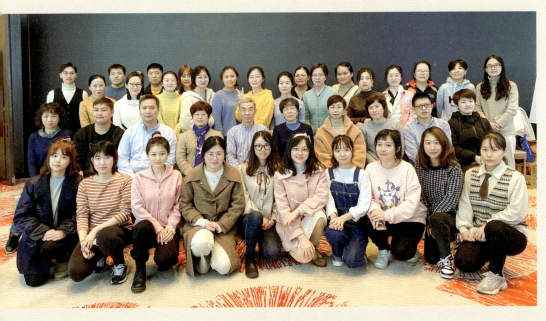

病理科团队合影

283

级有影响的组织。同时，红房子医院病理科参与重要的国际标准的制定，标志着病理科的诊断水平和工作达到了国际先进水平。

周先荣说，上面这些成绩，与病理科团队的稳定有着密不可分的关系。经历过"人才荒"，周先荣能够深切体会团队稳定的重要性，特别是在病理科这样一个特殊的岗位上，医生们安心工作的状态特别重要。"病理分析需要医生心如明镜止水，必须想到一切的可能性。所以病理科必须是一支稳定的队伍，这样才能做到尽可能少的失误。"

病理科医生需要超强的抗压能力。红房子医院病理科样本分析量居全市所有医院的第二位，排第一位的是大型综合性三甲医院中山医院；细胞学病理样本量排名全国所有医院第一位。光是工作量，红房子医院病理医生就超过其他医院。另外，红房子医院疑难杂症多，妇科肿瘤病人多，病理科的报告将决定病人的治疗方案。"任何错误的决定，都会让患者付出代价。"让周先荣感到骄傲的是，在巨大的工作量和压力之下，红房子医院病理科依靠多年的努力，成为妇产科病理学领域的领头羊，国内病理科梯队最完整、最稳定并且素质最高的团队之一。同行遇到难题，都会想到让红房子医院病理科"再看看"。"别人为什么信任我们？对于我们病理科来说，少出错就是水平高，谁犯的错误少，谁就值得信任。"

病理科在周先荣带领的三十年里，建立了"妇科病理、产科病理、细胞病理和分子病理"这一符合国际惯例和发展规律的完整专科框架。

大厦之成，非一木之材；大海之润，非一流之归。是几代人的接力赓续，造就了红房子病理科的不断发展精进。现在，病理科的未来已经交棒到新一任主任陶祥手中。对于病理学科的发展和展望，陶祥有着自己的打算和规划：

建立区域化妇产科病理质控中心。通过医生进修、学习班培训和质控监督，广泛传播红房子诊断经验，辐射更多患者。

形成医、教、研联动机制，加强临床问题研究，加强诊断记录保存管理。

加强数字化管理，建设现代病理科。以数字化技术提高日常诊断工作效率；建设形态学和肿瘤分子检测的数字化研究平台，助力医院整体科研发展；实现多院区联动及院际间数字化会诊。

加强细胞病理产学研合作，建立完善人工智能诊断模型，提升宫颈癌筛查能力。

继往开来，红房子病理科未来可期。

从手术室到实验室，
激活妇产生殖研究源头活水

陈　洁

　　上海老城厢，肇周小马路，一栋三层小楼在绿树掩映下红墙斑驳。相对于隔街相望、人来人往的红房子医院，这幢邬达克建筑安静得甚至有些不那么容易引起人们注意。从西门妇孺医院到复旦大学附属妇产科医院，从医院职工宿舍到人类精子库，它在近百年的悠长岁月里见证着红房子的变迁。而近45年来，一个特别的身份赋予它充沛的活力——"妇产科研究所"——一代代红房子人求索未知的家园，妇产科基础研究的沃土。

　　带着"保护妇女健康"的初心使命，面向不同时代的课题，从临床发现问题、提出问题，通过基础研究找到解决问题的路径，再服务于临床、引领临床发展，妇产科研究所搭建起开阔的科研平台，让医务工作者走出门诊室、手术室，便能走进实验室，一头扎进源头创新的根脉。

　　从对长期口服避孕药安全性、反复自然流产、子宫内膜异位症等一系列妇产科临床问题的研究和突破，到如今构建全生命周期全链条的研究框架体系，在历任所长和研究人员的共同努力下，妇产科研究所已发展成一个能满足现代妇产科科学研究、具有国际先进水平的研究机构。

"我院有一定的研究基础，因此希望研究所越早成立越好"

"近年来国际上妇产科学的进展比较迅速，对许多妇女疾病有了深入地了解和较好的防治方法。但是，更大的发展是应用其他学科的新知识和新技术进行基础理论的研究，不仅在理论上进一步阐明女性生理的神经内分泌调节机制，对临床实践也提供了不少新的观点和工具，促进了防治的进展。"

"鉴于我院有比较坚强的技术队伍，有较丰富的临床和病理资料，有一定水平的实验室基础，在国内有一定的威望，应在现有的基础上，

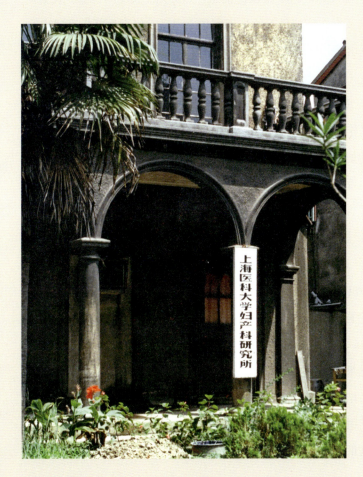

1979 年，成立之初的妇产科研究所

以只争朝夕的精神，向更高的标准前进。为此，迫切要求在年内建立妇产科研究所，以更好地为保护妇女健康多作贡献。"

这份《申请1978年内建立上海第一医学院妇产科研究所的报告》讲述着红房子人建设妇产科研究所的初心。

如果说，搞基础研究要有"前人栽树、后人乘凉"的长远眼光，也应有"自己栽树、别人乘凉"的广阔胸襟，那么打造综合的妇产科研究所平台，便是红房子为妇产科基础研究栽培的大树。而这棵大树的孕育绝非一日之功。

早在1954年，红房子医院就成立了内分泌实验室及病理室。时任红房子医院院长、中国妇产科学重要奠基人之一王淑贞教授，敏锐地捕捉着现代医学和现代妇产科学发展的信息。1965年，她将1954年成立的内分泌实验室及设在病理科下的病理室独立出来，经卫生部批准成立妇产科研究室。由此，这个被后人认为是研究所前身的"妇产科研究室"初具雏形。

1972年，完成下乡巡回医疗工作的陆湘云医生被召回医院主持妇产科研究室相关工作，从团队组建、实验室建设、仪器设备购置到项目探索，逐步壮大成熟的妇产科研究室设立病理室、病理细胞室、内分泌室、遗传学室、血液生理试验室、动物房、药理室、照相室。1973年，医院接受国务院计划生育小组关于"长效口服避孕药"的科研任务，重新拟订《妇产科医院附设妇产科研究室1973年—1980年科研发展规划（草案）》，并计划在1980年达到筹建研究所的水平。一张关于妇产科基础研究平台的广阔蓝图在红房子人心中徐徐展开。

"中医理论肾本质和活血化瘀的研究（无排卵功血及妊毒）""针麻效果，穴位和原理的研究""妇女肿瘤（子宫颈癌、卵巢癌、子宫内膜癌、绒毛膜上皮细胞癌等）的发病原因，早期诊断，中西结合治疗的研究""中草药天南星治疗子宫颈癌的机理研究""激光在妇产科疾病治疗中的应用及作用机理""月经调节机制的研究（闭经、更年期综合征）""新生儿溶血症的研究""妊娠中毒症的发病原因与机理的研究"……

成立 13 年间，妇产科研究室除开展女性长效口服避孕药的相关研究外，也针对当时条件下的常见妇产科疾病着力攻关，为保护妇女健康注入来自基础研究的强劲动能。

1978 年，时任妇产科医院副院长袁耀萼教授参加卫生部组织的人类生殖和计划生育考察团，先后前往英、美、法等发达国家参观学习。走出国门的她，看到了我国在基础研究上的落后。回国后，参考国外先进理念，结合医院的发展状况以及妇产科研究室的建设经验，她提出了必须加快妇产科研究所建设的建议。

设想一经提出，便得到了王淑贞的大力支持。彼时已年近耄耋的王院长说："红房子有一定的研究基础，因此希望研究所越早成立越好。我已经老了，脑子一年不如一年，但我们医院 50 多岁的人较多，要知人善任，不能浪费人力，要充分发挥他们的作用，尽快培养接班人，为祖国作贡献。"

当时作为医院副院长的袁耀萼接过了研究所建设的重任，从选址、添置实验设备、建立工作制度到起草申请建所报告书，她事必躬亲，为

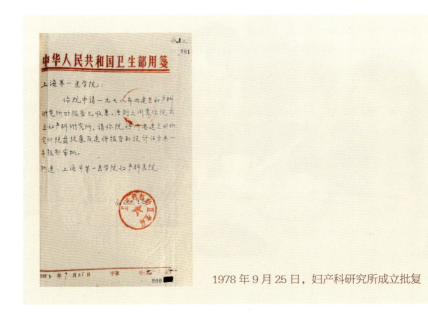

1978 年 9 月 25 日，妇产科研究所成立批复

组建团队更是不遗余力。据研究所原副所长李超荆教授回忆，她决定到研究所工作，离不开袁耀萼的多次动员。

越来越多的医院和医学院将目光聚焦于基础研究，开始筹建研究所。据《上海卫生志》显示，1978—1981 年的 4 年间，第二军医大学建立校属肝胆外科、创伤两个研究所，上海第一医学院先后在院本部及附属医院设立妇产科、儿科、眼科、耳鼻喉科、皮肤病学、神经病学、核医学、预防医学、基础医学研究所。

作为一家妇产科专科医院，想要从众多申报单位中脱颖而出绝非易事。提前的布局和筹划，妇产科研究所的获批占得了先机。

1978 年，国家卫生部批准成立"上海第一医学院妇产科研究所"。1979 年 5 月 2 日，经中共上海第一医学院委员会讨论，同意由王淑贞任研究所所长，袁耀萼、李超荆、陆湘云任副所长。"妇产科研究所"在肇周路小楼挂牌启用，成为国内最早一批成立的医学基础研究机构，也标志着红房子引领下的妇产科基础研究进入了新时期。

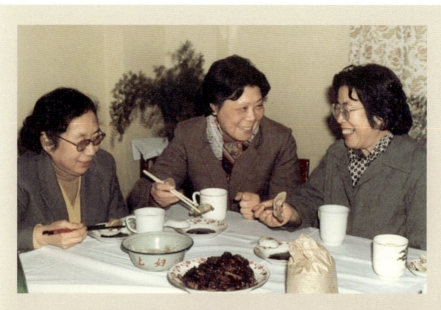

1979 年，妇产科研究所三位副所长同框出镜。左起陆湘云、李超荆、袁耀萼

研究所成立生化、内分泌、遗传、药理、免疫和病理六个研究室，明确生理、免疫、内分泌和遗传四大研究领域，研究所向世界性妇产科难题发出战书。

20世纪70年代，随着人口增长压力的逐渐显现，中国开始实施计划生育政策。国家生育政策的调整，需要妇产科医学的专业支持。全新成立的妇产科研究所，率先承担国家重点课题"女用长效口服避孕药远期安全性研究"。陆湘云带领内分泌实验室，牵头组织全国27个省市的研究单位联合攻关，相关研究成果获得国家科技攻关成果二等奖、国家计生委"六五"攻关二等奖、国家计生委科技展览铜杯奖。随着女用长效口服避孕药的研究取得初步成果，妇产科研究所的平台孵化作用逐步显现。

"既是临床医生，也是科研工作者"

精心栽培妇产科研究所这棵大树，一代代红房子人接力，在学科前沿不懈探索，为服务人群向下扎根。

科学研究必须经历无数次试验，试验结果的准确性、有效性如何保障？成立研究所的头等大事，便是实验室质控。

"中国的实验试剂不能依赖外援和进口。"1979年，研究所成立后的第一年，时任妇产科研究所内分泌室副主任的郁圣民从瑞典、英国参加世界卫生组织进修归来，意气风发。他首先将目标聚焦于生殖内分泌激素测定的质量控制，带领团队探索并建立了一套适合中国生殖内分泌激素测定的质量控制体系，先后完成绝经期妇女激素水平正常值、老年男子激素正常值和绝经后妇女恶性肿瘤激素水平关系、妊娠免疫试验、孕二醇气相色谱测定等多项工作。

在王淑贞的支持下，郁圣民不断改进甾体激素的测定方法，建立放射免疫测定激素的质量控制标准，对中期妊娠时男女胎儿羊水睾酮和促卵泡成熟激素的含量进行了比较，为探索孕期女性性激素的变化和规律、开展人群优生促进工作提供了有力依据；同时，他开展甾体激素放射免疫测定质量控制血清试剂，提纯了人绒毛膜促性腺激素，填补了国内的空白。

邶圣民的坚持推动了国内生殖内分泌激素测定工作的大步前进，得到了世界同行的认可和赞誉。由此，妇产科研究所实验室因突出的行业贡献被世界卫生组织指定为生殖内分泌试剂评估点，相关试剂只有通过该实验室关于有效性、安全性、效果、效度和标准等的权威评估后，世界卫生组织才会将其投入第三世界国家使用，该实验室也成为国内第一家具有自主检测性激素技术的实验室，更成为红房子服务全世界女性的平台和载体。

这厢是如火如荼的实验室质控，那厢成长于临床的医生们也在不断发出科学拷问。

"无论我们怎么想方设法开动脑筋，改变雌二醇与孕激素配伍方法与剂量，都无法最大限度地减少雌激素的副作用。"陆湘云领衔研究所内分泌研究，有一天"突发奇想"："能否让活性较小的雌二醇代谢产物——雌三醇取而代之呢？"带着这个新想法，她找到华联制药厂工程师。终于，在他们的支持和帮助下，新一代雌激素——E3 醚（后又命名为维尼安）问世了。

这种药最初在红房子医院作小规模试用，发现它对治疗更年期综合征有很好的疗效。1983 年至 1984 年在全市 12 家医院进行临床扩大试用，共治疗了 339 例更年期综合征病人。陆湘云汇总了各家医院的资料，证实了维尼安能明显缓解更年期的症状，比如潮热、出汗、情绪急躁，具有副作用小、降低血脂、提高骨密度、服用方便等多种优点，还可用来治疗妇女闭经和月经失调等疾病。该药推广后，深受广大妇女的欢迎，并且出口到东南亚等国家，于 2004 年被评为上海市名牌产品 100 强之一。由此，中国拥有了首个具有自主知识产权的雌激素制品。

聚焦绝育手术、卵巢切除术及月经失调患者、妊娠中毒症患者神经系统的变化，以及妊娠各期母体与胎儿的生理变化，研究所生理组展开科学研究，由袁耀萼领衔，其中"测定胎儿宫内生长迟缓诊断"研究成果，获国家卫生部甲级科技成果三等奖。

"当时觉得很棘手，因为我是搞中西医结合的，为什么又让我做实验室？后来才慢慢想明白，中西医既有宏观辨证、中医辨证，也需要微观辨证，搞实验室不就是微观辨证嘛。"来到研究所后，作为副所长的李超荆主攻生殖免疫领域。

当时的生殖免疫学科在国际上也刚刚起步，国内基本没有先例可以遵循和参考。缺乏基础理论知识，李超荆走出医院，到复旦上医的微生物、免疫和生化教研室，向林飞卿、顾天爵等老专家求教；实验技术知识是短板，她就去科学院细胞所、生化所，向专业人士求教，并提出学习实践的申请；人员团队不足，她挑选了几名护士，培养为技术员，成为研究所的第一批技术骨干；物资设备匮乏、资金支持断档，她通过国家自然科学基金的申报，获得弥足珍贵的 5 万元启动资金，购置灭菌细胞培养箱和倒置显微镜等设备……在李超荆及团队的不懈努力下，研究所的

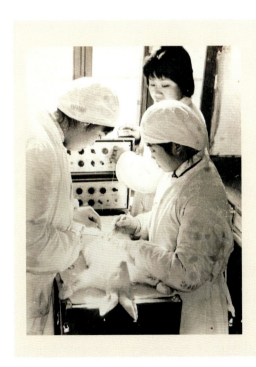

20 世纪 80 年代，研究所生理组开展动物试验

293

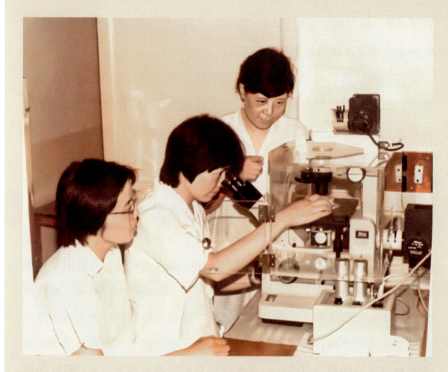

20 世纪 80 年代，李超荆教授指导学生进行猪卵透明带免疫避孕机制研究

生殖免疫研究逐步进入正轨。

　　1985 年，李超荆赴英国剑桥大学皇家学院免疫病理研究所做访问学者。在那里，她掌握了生殖免疫研究领域丰富的前沿信息，拓宽了科研思路。回国后，她将在剑桥的所学所感付诸实践，带领研究生开展卵透明带抗独特型抗体的研究及免疫性不孕与反复自然流产的免疫学研究，获得可喜的成果。

　　结合中医"肾主骨生髓"的理论，李超荆敏锐地将肾与免疫功能联系起来，从卵巢功能早衰着手探索，尝试采用滋阴降火、补肾滋血的疗法，使这类患者卵巢内仅存的滤泡得以复苏，从而催发月经来潮，挽救卵巢周期性内分泌功能。以补肾疗法对女性生殖生命周期疾病诊治有效性为依据，李超荆向"神经—生殖内分泌—免疫功能调节机理"的研究进军，发现了生殖内分泌系统与免疫系统间的相互作用主要是通过上调淋巴细胞上的雌激素受体水平完成，从而阐述了补肾中药调节神经生殖内分泌免疫系统的细胞与分子基础，这为"肾主生殖"观点在神经—生殖内分泌—免疫网络的调节作用提供了理论依据。

20 世纪 90 年代，随着中国生育政策的优化调整，提高人口素质、降低出生缺陷率、减少家庭和社会负担的优生优育理念逐渐深入人心。妇产科研究所的研究方向也随之发生变化。90 年代初期，研究所生化室探索"产前血清标志物筛查"，通过抽取孕妇外周血开展针对唐氏综合征等的筛查，评估胎儿染色体是否存在异常，从胚胎时期入手，降低出生缺陷。研究所也是国内最早一批开展该项检查的机构。

1994 年，研究所生化室开展试管婴儿研究，成立专门的试管婴儿研究小组，由时任副所长严敬明牵头。研究所木质结构的建筑，让精细的取卵试验变得更具挑战。因为"哪间办公室关门重一点，'余威'能震

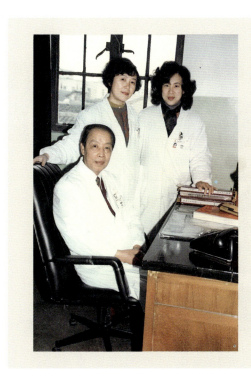

1994 年，严敬明教授与助手们在妇产科研究所实验室开展试管婴儿研究

慢整幢小楼", 常常是好不容易在显微镜下找到了一个卵子, 隔壁 "砰" 的一声关门声, 震得卵子不知所踪。于是, 在每次取卵工作进行时, 严敬明必须先做 "热身运动", 楼上楼下办公室挨个儿跑一圈, 逐一交代清楚, 万万不可有任何声响。考虑到彼时国外的试管婴儿技术已相对成熟, 医院请来香港专家进行现场演示, 为七位患者进行采卵、体外受精等工作, 帮助试管婴儿小组有了实战经验, 也带领妇产科研究所的试管婴儿研究工作正式迈入临床阶段。

1995 年 8 月, 华东地区第一例试管婴儿在红房子医院成功诞生。那个原本并不起眼的研究小组, 推开了沪上试管婴儿工作新纪元的大门。

"临床医生治疗的是独立的患者个体, 而科学家的目标则是消灭疾病, 服务人群健康。我们既是临床医生, 也是科研工作者, 看完门诊、做完手术, 就来实验室。" 师承李超荆, 逐步成长起来的李大金挑起了研究所生殖免疫研究的大梁。

1999 年, 42 岁的李大金出任妇产科研究所所长。此时年满 20 岁的

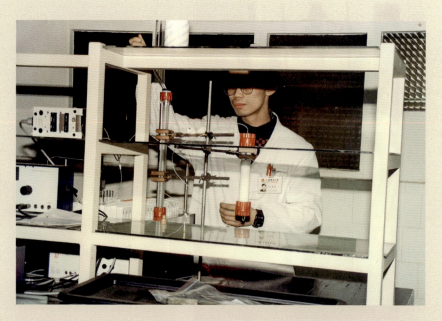

20 世纪 90 年代初, 研究所实验人员进行科研实验

妇产科研究所，面临实验室空间布局欠合理，设备利用率低、设备老化等问题。"好多实验室不做研究项目，那就没有意义了。"

改革迫在眉睫。李大金冲破阻力，从妇产科研究所的"实验室运行机制"入手，在全国率先提出研究所所有设备及实验空间向全院所有课题组开放的理念，推动研究所设备及空间实现"全共享"。经过一系列的人员及空间优化调整，原先容纳 20 名研究人员的研究所，可同时接纳 60 余位研究人员开展医学研究，实现资源共享，提高设备及人员运转效率，更为妇产科医院科研的飞速发展，提供了坚强的助力。

空间有了、设备有了，科研人员的积极性从哪里来？2000 年初，李大金探索研究所科研业绩量化评价体系，将研究所人员的论文发表情况、科研经费情况、科研成果情况逐一赋分，三年滚动累计，并与评优评先及绩效分配相挂钩。公开、透明的考评机制，极大地调动了人员的工作积极性，该评价体系也成为红房子沿用至今的科研绩效奖励机制的雏形。

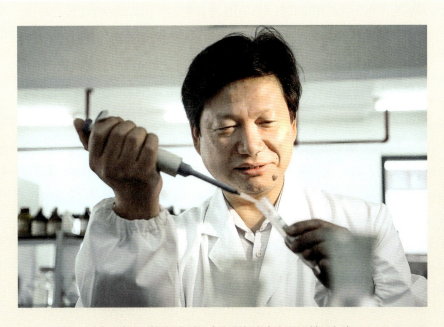

1999 年，时任妇产科研究所所长李大金开展科研实验

"让优秀的科研团队把项目做起来，产生学术业绩，对学科建设至关重要，更服务临床。"伴随着一项项管理机制的平稳落地和有效运行，研究所进入了前所未有的发展快车道。

担任研究所所长的李大金，是管理者，更是科学家。他带领生殖免疫团队瞄准妇产科临床亟待解决的"反复自然流产"难题，一举拿下国家自然科学基金，开展"协同刺激分子在母胎免疫调节中作用"研究，聚焦围着床期干预协同刺激信号，使母—胎界面呈现 Th2 型免疫偏移，外周呈现母—胎免疫耐受的现象，最终改善自然流产模型的妊娠预后，获教育部科技进步二等奖，由此开创生殖免疫治疗全新模式。他带领团队开展的"环孢素 A 在制备保胎药物中的用途"和"母—胎免疫调节机理的研究"为众多流产者带去福音。

"胎儿对于母体来说，是同种异体移植物，母体对其排斥，这符合免疫学原理。而为什么不会排斥呢？这就是母胎免疫调节的作用。所以针对'反复自然流产'的最根本治疗原则，就是诱导母体免疫系统耐受。"李大金回忆，自己曾看到一篇 Nature 刊登的文章揭示了环孢素 A 对肿瘤细胞的作用，并由此受到启发："胎盘滋养细胞有着类似肿瘤细胞的特性，那就意味着环孢素 A 也许可以对胎盘滋养细胞产生作用，刺激其生长和侵袭。"基于对病理机制的深入研究和理解，李大金成功发现并验证了环孢素 A "老药新用"的可能性，实现了改善滋养细胞功能和诱导母体免疫耐受"一箭双雕"。

2008 年和 2010 年，由李大金牵头，医院分别主办两届国际生殖免疫学大会；2010 年其在 Blood 发表学术论文，10.55 的影响因子实现了当时中国妇产科领域的突破；2015 年入选 973 首席科学家……妇产科研究所在生殖免疫领域蜚声海内外。学科的发展让李大金更加坚定，还要培养更多优秀年轻医生热爱基础研究、投身基础研究。

基于李大金的研究基础，其学生杜美蓉进一步研究发现了"免疫检查点信号"在早期妊娠失败中的作用，完善了"基于免疫检查点信号的母胎免疫调节机制及其临床转化研究"，该研究将解决反复自然流产再次妊娠的预后预测与防治，被 *Nature Reviews Immunology* 评为重要研究亮点并评价："母亲给孩子最伟大的礼物是 Tim-3。"同时，聚焦妊娠子痫相关疾病及风险，杜美蓉基于"胚胎种植决定了整个孕期的妊娠结局与母婴健康"的理念，带领研究所团队将观察窗后移到妊娠晚期，揭示了胎盘血管重塑的免疫学机制的同时解析了子痫前期的发病机制，由此通过检测孕早中期的血清标记物，预测妊娠子痫前期的发生风险，让早干预、早预防成为可能。其研究成果获中华医学科技奖二等奖、上海市医学科技进步二等奖、妇幼健康研究会妇幼健康科技二等奖等。

2017 年 1 月，作为医院引进人才的赵世民教授出任研究所所长，杜美蓉、王红艳任副所长。管理团队通力合作，在原有基础上进一步优化并明确人员分工，确保研究平台有序、高效运行。在研究所科研绩效方案的基础上，明确目标导向，聚焦代表性科研论文、高水平科研项目，逐步提高分值权重。多措并举，红房子医院的基础研究活力进一步被激活。

分子生物室、qPCR 室、精密仪器室、流式细胞分析与分选室、细胞培养室、激光共聚焦室、形态病理室、灭菌室、液氮室高效运行；实时细胞分析仪、芯片悬液系统、超灵敏细胞信号转导蛋白分析系统、Confocal 激光共聚焦显微镜、海马呼吸仪、液相色谱—质谱联用仪、各类电泳系统、超速离心机、光学及倒置荧光显微镜、凝胶图像分析系统等生育调节研究所必需的多种精密先进仪器繁忙运转；分子实验平台、细胞实验平台、显微成像平台、组织病理平台、代谢研究平台、免疫研究平台、实验动物平台等功能性技术平台对所有课题组实行无条件开放，实现了研究资源共享。

"我们不直接治病救人，但我们为可以治愈的病人带来更好的方法，为现在无法治愈的人带来希望"

2010 年，国家开展第六次人口普查：全国人口总数 13.4 亿，生育率仅为 1.18%。生育政策开始逐步调整，"双独二孩"政策、"单独二孩"

政策、"全面二孩"政策，直至 2021 年 7 月，《中共中央 国务院关于优化生育政策促进人口长期均衡发展的决定》公布，提出实施三孩生育政策及配套支持措施。

适龄生育人口下降，生育意愿不足。红房子医院开始思考，如何从医学角度助力国家人口生殖与发育健康？

长期以来，受传统学科分类的影响，诸如生殖与发育等妇产科医学的主要理论与技术分散于妇产科学、儿科学、泌尿外科学（或男性学）、组织胚胎学、遗传学、妇幼卫生学、人口学等近十个学科，纵横交错，又密切联系。医院着手尝试打破研究平台的空间区域限制，将各个学科和研究所"孤岛"串联起来，"大研究平台"蓝图初显。

2010 年 6 月，红房子医院获上海市科委批准建设"上海市女性生殖内分泌相关疾病重点实验室"；2011 年 12 月，实验室经验收合格投入使用。聚焦女性生殖内分泌相关的妇科与产科常见及重大疾病的基础和临床研究的重点实验室，拥有先进的分子生物学、动物实验、细胞分析、干细胞等先进的科学研究技术平台，瞄准生殖内分泌疾病与免疫调节、内分泌相关妇科肿瘤、子宫内膜异位性疾病、不孕不育与妊娠相关疾病四大研究方向，并配备一支结构合理、业务精良的科研队伍，是妇产科学科高水平的基础与临床研究基地、人才培养基地和学术交流中心。

女性生殖健康是一个综合的系统，"大研究平台"聚焦内分泌健康显然并不足够。经过多年酝酿筹备，不断争取社会资源，并与时俱进拓展研究范围。

2012 年，红房子医院、复旦大学附属儿科医院与上海市计划生育科学研究所共同签订了三方科研全面合作协议。2014 年 3 月，被业内誉为申城生殖健康医学研究"航母"的复旦大学生殖与发育研究院正式揭牌成立。研究院以开展生殖与发育基础研究、技术开发和临床转化为宗旨，与基础医学、生命科学、公共卫生学、临床医学交叉融合，目标是建成一流的国家级生殖与发育基础研究平台和转化基地，实现发育源性 / 遗传性疾病的机制突破和出生缺陷的源头防控。

2020 年 11 月，黄荷凤院士出任研究院院长，她带领团队在国际上创新性地开展配子／胚胎源性疾病的代间／跨代遗传／表观遗传机制，成绩斐然。近三年，研究院拥有国家"四青"人才 5 人，研究院成员作为首席承担科技部、十三五及重点研发计划共计 4 项，承担重点专项课题 4 项，承担海外优青、中组部青年拔尖人才项目 4 项，在国际顶级科研期刊发表科研成果超过 20 篇。这艘生殖健康医学研究"航母"正乘风破浪。

高龄妊娠率升高、生育力下降、各类疾病治疗手段对生育力造成损伤的问题日益凸显。要成功孕育健康的下一代，除了女性生殖健康，男性生殖健康同样不可忽视。妇产科"大研究平台"的构建关注到了精子健康、精子和卵子的互作以及精卵结合后的胚胎健康发育问题。

2018 年，作为全国首家以基因组筛查和心理精神健康来指导优生优育的特色人类精子库，复旦大学人类精子库在妇产科研究所试运行，2019 年 6 月正式揭牌运行。截至 2024 年 4 月，共接受合格冷冻精子样本 12000 余管，为生殖中心供精 700 多次，成功分娩健康新生儿 200 余个。聚焦"男性生育力表型分析体系的建立及群体间生育力表型差异形成的分子机制"，人类精子库承担上海市科技重大专项"国际人类表型组计划"（一期）子课题，发表在国际期刊和国内核心期刊 30 余篇，申请专利 2 项，其中"新冠期间疫苗与男性生育力的影响"论文被亚洲男科学杂志封面报道。

2018 年 11 月，红房子医院获批设立上海市人类生育力保存中心。2019 年 9 月，该中心在研究所挂牌成立，开展程序性冻存、玻璃化冻存、卵巢组织活性检测等工作。截至 2024 年 5 月，依托临床研究共入组卵巢组织冻存 70 例，涉及宫颈癌、内膜癌、外阴癌等妇科恶性肿瘤，乳腺癌、直肠癌等外科肿瘤、淋巴瘤、免疫缺陷等多种疾病，为助力国家优化生育，促进人口长期均衡发展，提供来自医学领域的强大支持。

将出生前、围产期、儿童青少年、育龄女性到老年等生命周期重要环节联结起来，全链条的研究框架体系建立起来，以妇产科研究所为中心，辐射带动上海市生殖内分泌重点实验室、人类生育力保存中心、生殖发育研究院、复旦大学人类精子库等，构成"一中心，四平台"的红房子基础研究新格局。

研究方向不断拓展，研究成果持续突破，而物理空间的扩大与优化同样如火如荼。历经3年建设，总建筑面积达15214平方米的红房子科教综合楼将于2024年10月全面启用，其中建筑面积5850平方米的6层楼面将用于妇产科基础科研。

"我们不直接治病救人，但我们为可以治愈的病人带来更好的方法，为现在无法治愈的人带来希望，甘为人梯，使命感驱动我们砥砺前行。"赵世民在荣获基础医学领域"吴杨奖"时这样说道。

时光流转，岁月更迭。从一个条件简陋的实验室发展成能满足现代生命科学研究、具有国际先进水平的妇产科科学研究机构，小红楼始终静静伫立，而妇产科研究所在服务国家人口战略、服务妇女健康事业的道路上步履不停。

透视生命，探索无形

师　萌　张菲垭

　　放射科，是一座通往事物本质的神秘殿堂，它承担着视野以外的"看见"，洞穿着那些未浮于表面的"内情"。和超声一样，射线被应用于医疗，最初只有一个功能——影像诊断，它如同智者的眼睛，以其精准而独特的视角，为医生们揭示了人体内那些无法用肉眼察觉的病变和异常。

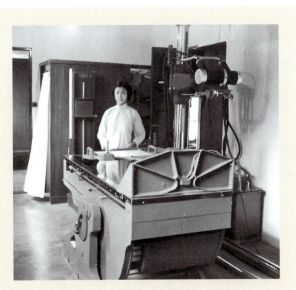

20 世纪 30 年代，红房子医院使用的 X 光机

　　将放射影像应用于妇女儿童疾病中时，需要医生有着更强大的耐心和精湛的技巧。细小的输卵管、脆弱的宫颈口都是女性生殖器官造影检查中需要器械通过的、相对蜿蜒的小径，如何让射线得以安全地穿过这些蜿蜒的"小径"，准确反映人体微小变化，离不开放射医

生轻柔灵巧的操作手法。这样的"绝活"，已在红房子医院放射科日复一日地上演了 90 个年头。

20 世纪 30 年代，医疗卫生资源十分短缺。1934 年，在美国的物资捐赠中，上海西门妇孺医院获得了第一台珍贵的 X 光机，大家如获至宝，它的到来无疑为放射诊断技术带来了质的飞跃。不久后，医院也开展了放射性治疗，以治疗宫颈癌，后因放射线环境评估要求，暂时搁置了放疗项目，但放射检查仍在进行。

不懈求索："从没路的地方闯出路来"

1954 年 9 月，出生于医学世家的陆佩华入职红房子医院并担任临床医生。那时，放射科主要由技术员负责拍摄，放射科医生都需要在临床轮转。在医院的安排下，陆佩华不仅熟悉门诊、手术等临床技能，还学会了使用医疗辅助仪器——X 光机。经过三年的实操锻炼，她对放射诊疗工作越来越娴熟。王淑贞老院长将她的优秀表现看在眼里，决定安排陆佩华专门负责放射科工作。于是，红房子的第一位专职放射科医师诞生了。

身处医学检查手段匮乏的时代，陆佩华这一辈的放射科人最显著的特点是"不懈求索"，力求"从没路的地方闯出路来"。

为了提供更加准确的诊断，他们不断创新和探索。放射科在陆佩华带领下首创了氧气气腹造影，为了同时清晰地展现子宫、双侧附件在盆腔内的形态，又进一步更新技术，再次创新地将气腹造影发展为碘油、气腹双重造影，使得子宫内外状态被同时呈现出来。

为了更好地服务患者，放射科医生们不断优化诊疗手段。在放射实践中，陆佩华发现传统造影方法容易带给女性患者疼痛感，为了减轻患者的不适，她遍访全国名医同行，研究出用橡胶材料制成宫颈造影头，这种输卵管造影器械至今还在子宫输卵管造影检查中发挥作用，造福千万不孕患者。

1979 年，在院领导的安排下，陆佩华出任红房子医院放射科首位主任，她牵头开展骨盆摄影测量、子宫输卵管碘油造影、气腹造影、盆腔淋巴造影等多项先进放射技术，更好地为临床服务。

从事放射工作的 30 余年中，陆佩华不仅带领红房子医院的放射科稳步发展，还协助上海市国际和平妇幼保健院、第一妇婴保健院建立妇产科放射科的工作。作为妇产科放射学专家，她还承担中华医学会放射学会妇产科 X 线方面的教学工作，在卫生局放射科培训班办讲座，传递知识、培育人才。

陆佩华退休后，孙玲珠接过了放射科的担子。孙玲珠主任任职期间，正值社会人口增长迅速、生育需求逐步提高的时期，妇科患者数量日益增加，许多输卵管阻塞的患者前来求医，但国外器械价格昂贵，国内又缺少合适的治疗导管，就在大家一筹莫展之时，具有丰富临床经验的孙玲珠联想到：在心内科介入手术中会使用导管、导丝之类的器械，而心血管可比输卵管精细得多，她大胆推测，既然心血管能用，那么输卵管是不是也可使用类似的导管、导丝进行疏通呢？说干就干！她开始带领放射科摸索这一条"输卵管疏通之路"。

怎样才能设计出可以顺利通过宫颈内口，又能在宫腔内转弯到达输卵管内口的子宫专用导管呢？孙玲珠带领放射科的医生们借来刚切下来的子宫标本进行解剖研究，弄清所需导管的长度、弯曲角度等细节；又在胶管厂老师傅的帮助下，将管子逐步弯成想要的导管单弯形状，经过多次尝试，终于在 1996 年，放射科设计出了首个可用于疏通输卵管的导管，通过这一特制导管放置导丝进行疏通，输卵管堵塞的难题便得以解决了。这一发明大大推进了女性输卵管疏通技术，为很多因输卵管阻塞而不孕的女性患者增加了有效的治疗手段。

在有了量身定制的"武器"之后，放射科在输卵管堵塞这一难题的攻克中更加得心应手起来，随后，红房子医院放射科研发了选择性输卵管造影（SSG）及输卵管再通术（FTR）的新技术，终于实现输卵管疏通手术"零"的突破。

更加让人兴奋的是，输卵管导管临床应用效果显著，提升选择性造影和再通成功率至90%以上，患者在术后的妊娠率达到了44%，这一惊人成绩也推动我院放射诊疗技术水平达到了国内先进水平。

随着医院突飞猛进地发展，多项技术开始在妇产放射中崭露头角。20世纪80年代初，当时的放射科迎来每年2000余人次检查、4000余人射片和2万多人透视，工作量位于全国妇产科医院放射科的首位。许多在外院不能解决的疑难杂症，在这里得到精准的诊断：曾有患者在外院诊断为卵巢癌，经孙玲珠检查后判断仅为炎症；还曾有位被误诊患有先天性尿瘘的患者，放射科查明漏尿的通道，重新做了准确诊断。在技术上，放射科开始尝试为特殊患者设计适应她们身体的造影导管，使一些出现宫颈管扭曲等特殊解剖变异的患者得到准确诊断。对卵巢发育不良的患者，放射科增加了多个测定指标，进一步提高了诊断准确性。

放射科永远把患者的就医感受放在首位。1993年，一位患者称自己阴道有异物感，并伴有排尿疼痛。我院放射科医师在摄片后发现盆腔存在金属异物，经与患者沟通，是一个发卡卡在了尿道附近。考虑到转院去泌尿科治疗势必增加病人的经济负担和身体痛苦，放射科众人决定即刻为这名病人取盆腔异物。大家承受着放射线照射的危害、经历曲折的手术过程，历经两个半小时，终于将这枚在病人体内卡住了18天的发夹取出！

20世纪90年代，医疗技术蓬勃发展，红房子医院放射科不断探索着妇产科各类影像诊疗的多重路径。那时，SSG和FTR手术的进口设备价格昂贵，放射科采用自制的国产器械，凭借自身过硬的技术手法，在诊疗过程中取得与进口设备同样出色的效果。1996年，红房子医院新设乳腺专科，引进国外最新的钼靶摄片设备，开展乳腺癌的诊治工作。早诊断、早治疗是提高乳腺癌患者生存率的关键，红房子医院开设乳腺癌专科门诊，在放射科技术的帮助下，为保卫妇女乳腺健康搭好第一道防线。子宫内膜异位症也成为当时妇科常见疾病之一，其临床症状不典型，在早期诊断阶段存在许多困难。放射科迎难而上，不断探索这一疾病的

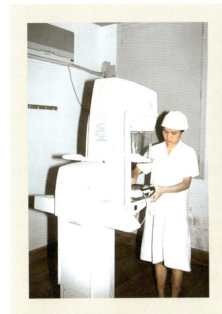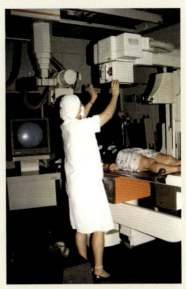

20世纪90年代，医院放射科医生使用X光机拍摄标本（左）及为患者拍片（右）

影像特点，利用放射技术辅助临床进行早期诊断，提高诊治效率。

在孙玲珠的带领下，放射科不断发展壮大。她与放射科的同事们利用多年来的经验，完成《放射诊断在计划生育中的应用》一书放射部分的撰写，将这些宝贵的知识财富传授给更多同道。

创新图强：身膺荣耀，奋进于行业前沿

时光更迭初心如磐，代代传承使命在肩。2005年，放射科的接力棒交到张国福手中。在他的带领下，放射科成长为发展方向明确、亚学科分工齐全、整体实力雄厚、临床经验丰富、综合诊断能力扎实的一流妇产科放射专科，在学术任职、论文发表、主编书籍、临床研究、教学培训等方面激流勇进，开创了科室历史上的多个"第一次"。新时代的放射科人，用"创新图强"书写着新的传奇。

随着妇产科放射学发展壮大，红房子医院放射科开始担任多个国家

级权威学术委员会职务：中国妇幼保健协会放射介入专委会荣誉主委、中国妇幼保健协会放射专委会副主任委员、中国优生优育协会胎儿医学专委会副主任委员、中国医师协会介入医师分会妇儿介入专委会副主任委员、中国妇儿介入联盟副理事长……

随着女性生育诊治需求增加及输卵管造影设备材料的不断更新，对于输卵管造影技术进行深入研究显得尤为重要。为了进一步规范妇产科放射技术操作，也为了给临床诊疗提供更为具体的实践指导，放射科执笔及参与制订一系列如《子宫输卵管造影中国专家共识》《输卵管介入治疗中国专家共识》《妇科恶性肿瘤多学科诊疗中国专家共识（2022 年版）》等专家共识 10 余部。面向国际，放射科人也曾多次参加欧洲放射学年会等国际会议并发言，不断用专业能力诠释着红房子医院放射科在国内外的专业学术地位。

同时，放射科主任张国福还担任介入放射学杂志、中华介入放射学电子杂志等多个专业杂志编委，担任中国继续医学教育杂志血管介入编委会指导专家及常务主编，并受邀担任 *European Journal of Obstetrics & Gynecology and Reproductive Biology*、*Archives of Gynecology and Obstetrics* 和《中华医学杂志（英文版）》《中华围产医学杂志》《中华生殖与避孕杂志》等权威专业杂志审稿专家。在医院的支持下，放射科获批子宫输卵管造影国家级规范化培训基地、子宫输卵管造影及介入治疗国家级规范化培训基地、妇产介入标准化培训基地等多项国家级培训基地，并连续主办 13 届国家级继教班"东方妇产科影像新进展研讨会"，该会议主要推广和普及妇产科影像及介入新技术，现在已然成为专业的品牌会议。

与此同时，放射科主持的学术成果也不断涌现。迄今，放射科共发表专业论文 160 余篇，承担上海市科委自然基金、上海市卫健委重点项目等多项课题；参与国家自然科学基金、上海市经信委等多项重点项目；主持及参与器械及药物的临床研究等临床研究项目近 10 项；获批"无创子宫输卵管造影通液器"等实用新型专利 5 项。"交界性卵巢肿瘤的磁共振成像诊断关键技术创新及其在妇科中的应用"这一成果更荣获 2018 年度上海医学科技奖二等奖。

为了将一代代放射科人传承积淀的知识成果更好地传播，惠及更多同道及医学生，十几年的时间里，放射科主编、主译了《现代体部磁共振诊断学：泌尿生殖系统分册》、*MRI of Gynaecological Diseases: Illustrations and Cases*、《腹部影像学》等 7 部专著；副主编、副主译了《妇科影像学》《胎儿疾病多科会诊指导手册》等 5 部论著。这些学术成果与著作如同一块块砖石汇成的"台阶"，通向放射学科更明媚的未来。

作为集检查、诊断、治疗于一体的放射科，其发展与先进的医疗仪器更新相生相成。现如今，放射科为病人服务的影像设备已远远超过当年的 X 光机。自 2005 年以来，科室进行设备全面数字化更新，配备有 2 台三维全数字乳腺机、4 台数字化小 C 臂机，在妇产科医院中率先拥有 1.5T 磁共振（MRI），还装备先进的 3.0T MRI、平板数字血管减影机、2 台 64 排 128 层高端 CT 机。2024 年，科室准备增加 1 台 MRI，购置 PET/CT，以满足临床的需求。

多次设备及技术更新后，放射科已经可以全面开展与国际水平同步的各项放射、介入诊疗技术，走在同行的前列。现代放射介入诊疗技术是与内科治疗、外科治疗并列的第三大诊治技术，目前已经广泛地应用于各种疾病的诊疗。这项技术改变了微创、精准诊疗疾病的历史，挽救了无数人的生命。早在 20 世纪 80 年代，放射科就已经尝试实施输卵管介入技术治疗输卵管性不孕症，后续先后率先开展凶险性前置胎盘／胎盘植入产妇球囊预置技术、输卵管积水栓塞技术等多项新技术，现已全面发展到介入诊疗一体化阶段。

2011 年，张国福牵头编写了上海市子宫输卵管造影（HSG）质控标准。高峰时期，红房子医院放射科每年无痛检查 HSG 达 15000 例次，检查选择性输卵管造影（SSG）及输卵管再通术（FTR）、输卵管积水栓塞达 5000 余例次，接受院外疑难病例的读片／会诊量达 5000 余例，在业内遥遥领先，稳居全国首位。张国福表示："不孕症 20%—30% 的病因是输卵管堵塞，介入治疗技术在输卵管疏通治疗上效果明显，也越来越受到患者的欢迎。"为了减轻子宫输卵管造影过程中的不适感，红房子放射科自主研制器械，申请了实用新型专利，实现无痛无创子宫输卵管造影。

"介入治疗在妇科疾病的治疗上有着广阔的前景。"张国福提到。血管介入在剖宫产瘢痕妊娠、胎盘植入、产后出血中得到广泛应用。放射科在国内较早开展腹主动脉球囊预置，在减少凶险性前置胎盘的术中出血、尽量保留子宫等方面发挥了重要作用。在医院的大力支持下，放射科设立了介入病房和日间病房，收治症状性子宫肌瘤、子宫腺肌病、输卵管积水栓塞的病人，促进了介入治疗的健康发展，介入治疗步入良性发展的快车道。

一直以来，放射科在自我进步的同时，不忘将妇产科影像诊断的新技术、新进展推广，让更多患者受益。进入新时代以来，科室培养出多名研究生、带教妇产科规培、专培医生、进修医生，组织成员参加全国高校介入放射学教材编写、参加国家卫健委继续教育能力建设培训课程的录制、参加上海市医师协会影像与核医学专科分会的培训教材和题库

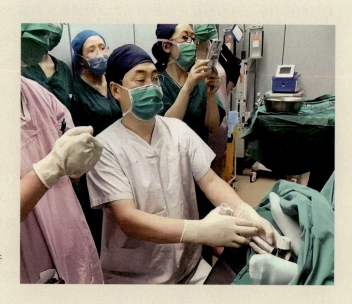

张国福主任进行
介入治疗示范

的编写，用点滴积累与辛勤耕耘获得良好的声誉。

传递微光：走山区上雪原，无私传授技术

"山不让尘，川不辞盈。"放射科不仅自身持续突破、迸发光彩，更努力照亮着上海以外那些医疗资源较为薄弱的地区，他们用不改的初心持续发挥着光和热。自 2020 年从放射科走出去第一位援建干部后，放射科持续坚持响应国家号召，先后派出金文韬等援建干部共 5 名，他们的足迹遍布云南金平、云南永平、西藏日喀则等地，传授先进的诊疗方法与前沿技术。

从山区县城到雪域高原，20 多年来，红房子放射科人走向祖国各个角落，他们脚踏实地为当地医院做实事，对自己当初的选择无怨无悔。

在西藏，把温暖带去离天空最近的地方。红房子医院两批放射援建干部先后前往雪域，帮助日喀则医院开展规范化、系统化的放射工作，手把手带教多名放射科医师，指导当地放射科提高临床、科研水平。在援建干部的帮助下，当地妇科开展了 HSG、MRI、CT 等多项影像学检查，并通过在血管造影（DSA）下行子宫输卵管碘水造影，成功筛选输卵管不通畅的患者。放射科还捐赠了一批子宫输卵管造影器械及输卵管疏通术导管导丝，为藏区输卵管性不孕患者带来福音。

在放射援建干部的推动下，西藏日喀则市人民医院不仅开展了当地首例血管造影（DSA）下选择性输卵管造影及再通术，还顺利开展产科 MRI 项目。这些怀着初心热血走向高原的放射人，为日喀则培养出专业妇产科影像团队，帮助其申请《基于 MRI 的高原脑改变的机器学习》的市级课题，打造出当地医院"带不走"的技术力量。

2024 年，趁第九届西藏自治区日喀则医学珠峰论坛放射医学分论坛之机，援建队着手引入 AI 助力高原疾病诊疗。张国福亲自带队，就"子宫肌瘤的介入治疗"进行分享，通过翔实的病例，增进了在场学员对子宫肌瘤血管内治疗方法的了解，传播了这一诊疗方法的临床实用性和诊

断价值。

同时，放射科还将其翻译及出版的专著无偿捐赠给日喀则市人民医院及定日县人民医院，提高当地放射团队的专业知识储备，进一步加强沪藏两地院科之间的沟通联系。

在云南，把光的希望播撒在群山间的静谧处。在永平县与金平县，许多医院放射科诊断医师的妇科疾病诊断能力有限，实践水平亟须提高，有些虽已初步开展 HSG 检查，但操作流程仍不规范，造影过程中会造成患者身体不适和情绪紧张，造影结果的判断也不准确，也缺乏全面的后续治疗方案。

放射科团队就从妇科疾病的诊断思路和疾病认识上着手指导，为当地医院策划了提升计划，统一规范对特定疾病的具体描述，更组织科内业务学习，详细讲解输卵管造影及介入适应证、禁忌证、手术流程、具体操作方法及手术相关并发症的预防处置方案，为基层医院相关医生普及女性不孕症的知识，推动该类诊疗项目顺利在基层医院推广，提升当地医院在输卵管因素所致女性不孕症的诊断和治疗水平。

在援建队的帮助下，当地医院放射科不仅对易漏诊且表现复杂的子宫内膜异位症的 MRI 表现有了更清晰地把握，还逐步具备对新生儿常见胸腹部疾病的 X 线诊断和鉴别能力，更进一步优化了女性盆腔扫描序列，为今后进一步与临床科室深入合作打下坚实基础。在帮扶后，当地医院女性盆腔 MRI 检查数量较前明显增长。

在援建干部临走时，还为永平县捐赠红房子医院放射科主编的《妇科疑难病例 MRI 解析》一书，书中针对常见病、多发病的少见表现，少见病、罕见病的典型表现，从影像学诊断角度进行分析，并提出这类疾病的诊断思路，其中凝聚着红房子医院放射科多年来的心血汗水与实践经验。这本书寄予着对当地医院的祝福，也希望能成为帮助永平对妇科疾病进行临床诊断的工具。

经过多方努力，当地医院的放射工作逐步进入正轨，一系列有关磁

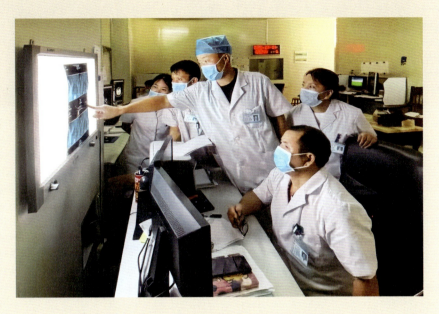

援建干部帮助金平县人民医院放射科医生完成首例输卵管介入再通术

共振、子宫输卵管造影、子宫内膜异位症诊疗的规范培训与实践教学，为当地医院后续妇产科放射工作持续性开展打好了坚实的基础。

"一滴水只有融入大海才不会干涸"，从踏出上海开始，放射科人脚下的路就多了一份"以帮扶为己任"的奉献，除了利用自身专业所长为当地患者摄片、阅片、诊断，更要思考如何倾尽全力帮助到更多的患者。

显然，他们做到了，从为不孕患者带来"生"的可能，到给新生儿做精准 X 光诊断，他们从未辜负红房子人的使命。在有限的援建工作结束后，他们抵达过的每块版图也凝聚成记忆中高悬的月光，照亮着红房子放射科人的远方。

"纤纤不绝林薄成，涓涓不止江河生。"从百年前那座红色小楼中迸发出的一点点微光，徐徐闪烁，那正是红房子放射科人启航的火把，一代代放射科人，驾驭着如炬的射线，披荆斩棘，穿越时光，以其不懈的脚步丈量着妇产科放射学中幽暗曲折的路径，尽其一身的本领筑就广大妇女儿童与病痛抗争的眼睛。

手持探头的侦察兵，
为母婴健康把关

边欣月

创立 37 年，拿下 6 项"国内第一"、4 项"华东第一"。在中国妇产科超声学界，复旦大学附属妇产科医院超声科的精湛技艺一直为人称道。

从 1987 年至 2024 年，红房子超声科经历了从专注各类妇科疾病到全面提升妇产科超声服务的转变，特别是超声技术在产科领域的专业化发展及进步突飞猛进，领先国内。2004 年，医院率先开展规范化胎儿畸

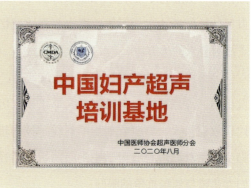

2020 年 8 月，红房子超声科成为华东地区首家中国妇产超声培训基地

形超声筛查；2005 年，完成华东地区第一例胎儿宫内输血；2007 年，完成国内首例子宫外产时处理，……红房子超声科还在 2020 年 8 月，获颁华东地区首家中国妇产超声培训基地（第一批全国 5 家之一），2023 年 7 月，成为华东地区唯一一家"产科超声智能化远程会诊与质控多中心研究——胎儿心脏专项检查研究中心"（华东中心）。

37 年来，随着超声技术在妇科、产科诊断领域的发展，红房子超声科稳步推进超声人才培养、设备更新、技术迭代、科教升级，正阔步迈入学科融合发展的浪潮中。

超声科医疗团队，被称为母婴健康的"侦察兵"。37 年来，这些"侦察兵"，用闪耀的专业之光和有温度的人文关怀，擦亮红房子超声科的品牌。

春水初生：超声技术在红房子的早期应用与特点

红房子超声科的诞生是"天时地利人和"的结果。

起步早、起点高、质量好。1987 年至 2004 年，处于起步阶段的红房子超声科顺利完成了人才储备、硬件更新，在妇产科临床领域拿下多个国内"第一"。

人才是学科建设与发展的根本，硬件与技术是重要保障，凝聚力是第一驱动

20 世纪 70 年代末，红房子开始拥有超声技术，配备了最早期的 A 型超声机，与理疗室一道，称为"超声理疗室"。最初，由于设备简陋、技术水平有限，超声技术在妇产科领域的应用范围很窄，未能显著提升临床辅助诊断能力。

临床思维辅以超声技术，第一批红房子超声人多由经验丰富的临床医生转型而来。

对此，由红房子超声科走出、现任复旦大学附属肿瘤医院超声诊断科主任常才表示，妇产科超声一定要与临床紧密结合，否则就会沦为"看图识字"！

　　"比方说子宫内膜的厚度，在月经的不同时期，它代表的意义完全不一样。一名女性，绝经后内膜厚度12毫米，肯定有问题，但如果她正处于生育年龄，就没问题。"同样的数字，在不同生命周期所代表的意义不一样，这要求超声医生必须有丰富的临床知识，才能给到临床正确的建议。妇产科的超声检查相比肿瘤而言更为复杂。常才表示，超声检查在肿瘤医院主要用于诊断各类良恶性肿瘤，依据的是肿瘤的形态学特征，而在妇产科医院，超声检查关注的不仅仅是形态，还要评估其功能状态，尤其是处理妇科内分泌相关疾病时，需要考虑到孕激素变化对形态的影响、注意同一指标在女性不同生命周期所代表的意义、辨别形态的变化是否属于正常的生理范围。

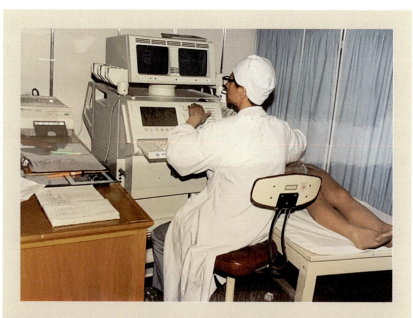

20世纪八九十年代，超声医生为患者进行检查

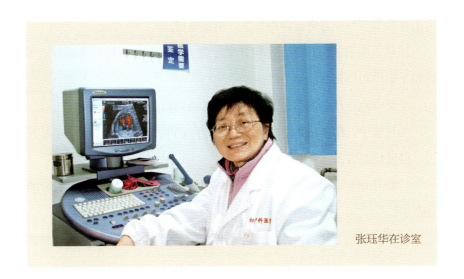

张珏华在诊室

1987 年，在医院的整体布局下，超声科独立建科，一批已经熟练掌握妇产科中小手术主刀技术，并能够担任大手术一助的临床医生人才被充实到超声科，张珏华出任首位科主任，超声科由此正式登上红房子的历史舞台。一批基本功扎实的专业临床医生进入早期妇产科超声领域，完成了红房子超声科最初的人才储备。

早期的超声检查只有经腹壁超声，需要通过饮水充盈膀胱，以提高图像质量，操作繁琐且有部分患者无法接受。随着科技水平进步和医疗需求的增长，在张珏华的带领下，超声科设备逐渐升级换代，引入了经阴道超声探头、高清显示器和高分辨力彩色多普勒超声，不仅图像更清晰，还可以准确判断脏器的血供状态，使得超声检查的精确度大大提高。

人力、物力是根本保障，凝聚力则是驱动集体前进的发动机。

面对医疗挑战和患者增加，红房子超声科在科室内外均保持着密切的合作和互助传统，体现出强烈的团队精神与凝聚力。

"1998 年左右，我住的地方离医院很近，晚上有急诊，基本就会叫我，那个时候，科室里的小朋友就说，'不能晚上总叫您，您一个人把这些活都干了也太累了，我们要排个夜班！'"同事间的相互体贴让常才十分感动。他回忆，门诊和住院部超声的同事也会彼此关怀，若是一方患者太多，另一方便会伸出援手，相互分担。

团结、和谐的科内工作环境让常才颇为感怀，超声科与其他科室间的相互协作同样充满默契与信任。

凌晨2点，产科急诊，孕7个月的准妈妈胎盘早剥，怎么办？

胎死腹中，没有其他特殊情况，理论上来讲，正常引产即可，不必开刀。但他检查后，却得出了不同看法。

"胎儿死亡，腹壁较硬，胎盘较厚，腹痛出血……糟糕了，有可能是卒中！"

如今回想起当年的险状，常才仍旧后怕，若是卒中，产妇将时刻处于危险之中，必须尽快剖腹产处理，但任何检查都不会打包票百分百准确，若开出来发现不是，那就是误诊！电光石火间，他飞速致电产科主任进一步沟通确认。

最终，手术室的灯火不眠不休，产妇平安。

一次，一名孕妇被推到超声室，当时的科主任周毓青，发现孕妇表

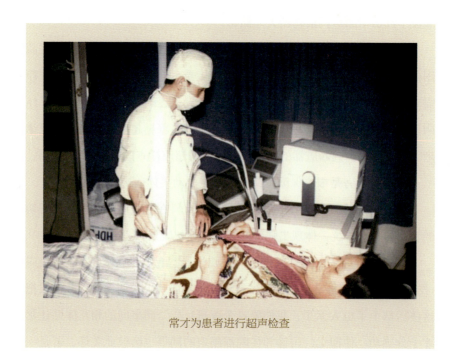

常才为患者进行超声检查

现烦躁，不寻常，马上提高警惕，进行超声检查，并向陪同的进修医生了解病史，询问子宫破裂的可能性。腹壁是软的，大抵不会子宫破裂吧？就在此时，周毓青发现右侧宫角处一片飘动的膜状结构，眼看着突然消失，胎儿突然滑出了子宫！周毓青赶紧报告产房上级医生，手术证实子宫破裂，同时也挽救了孕妇及胎儿的生命。

"红房子团队的专业与协作精神令人难忘，这样的精神让医生战胜了妊娠并发症、产科急症以及巨大的心理压力。"常才说。

超声技术在妇产科领域的广泛应用

超声技术极大提高了妇科诊断的准确率和效率，短短数年，超声便一跃而成妇科最重要的辅助诊断方式。

张珏华十分擅长妇产科疑难杂症的超声诊断，因能紧密联系临床症状，诊断正确率很高，许多临床及外院医生甚至认为，她的诊断可媲美CT、核磁共振。

建科伊始，张珏华带领团队，从无到有，探索由经腹部超声向阴道超声的转型，没有教科书、海外资料、网络信息，只好"摸着石头过河"。这时，临床上的一个成功案例，为整个超声学科注入了一针强心剂，红房子也由此成为国内第一批开展阴道超声介入治疗的医院。

青春期女孩，交友不慎，意外怀孕五个多月，本可以引产，但妊娠合并了卵巢内膜样囊肿，尺寸大到占满整个盆腔，将妊娠子宫推向上方，梗阻产道。

传统方法只好剖腹取胎，但会造成较大创口，且在腹壁留下疤痕。对此，张珏华果断提出新方案：超声引导下，经阴道穿刺抽吸囊肿。

经反复分析讨论，医生团队制定方案，做足准备，在三小时内将囊肿抽吸干净，囊肿塌陷，患者在几天后顺利引产。在当时，这一成功创举大大鼓舞了超声人的士气。

经血管妇科造影也让一位年轻病人及时发现了卵巢恶性肿瘤。本

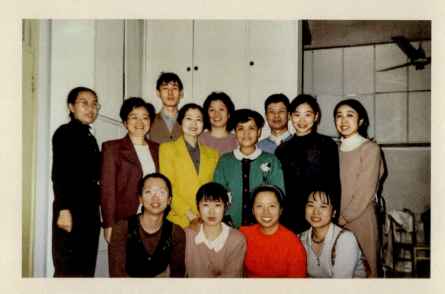

张珏华（第二排左二）与科室成员合影，左后三为常才

来，女孩在 16 岁时就已做过两次卵巢畸胎瘤剥除术，后复发。周毓青带领团队医生通过血管造影发现肿块内的实质性部分有丰富的造影剂灌注，"恶性畸胎瘤可能！"与临床医生沟通后，马上家属谈话，不再继续观察等待，立即制定手术方案。术后病理证实为不成熟性畸胎瘤。

在产科领域，早期的超声技术主要应用于简单的胎儿脑积水、腹水、肢体残缺、宫外孕、极其严重的心脏问题等诊断。

张珏华在红房子产科超声领域也发挥了重要作用，她与各科室密切结合，协助开展准确诊断，特别是在宫外孕和产前出血等紧急情况下，提供了关键支持。产科超声介入技术中的羊水穿刺，最初便由她主持并指导发展。

早期进行羊水穿刺时，各家医院并未使用超声引导。张珏华借助新技术，成功探索出更为精准且安全的超声引导下的羊水穿刺，更好地服务广大孕产妇。

作为国内最早开展试管婴儿卵泡监测超声的专家之一，她还协助妇科，参与华东地区第一例试管婴儿诞生的工作，推动妇科内分泌与超声的深度融合。

红房子超声技术长期引领国内妇产科超声发展

在医疗领域，红房子超声科在腹部超声、阴道超声、彩色超声、子宫宫腔声学造影、超声骨密度检测、三维彩超、超声血管造影、经腹部或阴道介入性超声、超声引导疑难宫腔手术等新技术的应用方面始终处于国内妇产科超声界前列，拿下多个"第一"。

1987年，在国内率先采用经阴道超声检查诊断妇科疾病及监测卵泡；1989年，在国内首创超声监视下妇科介入性诊断及治疗，包括经阴道超声引导下穿刺卵泡囊肿、妇科肿块、异位妊娠胚囊等；1995年，配合华东第一例试管婴儿母体取卵；2003年，严英榴编写我国第一部关于产前超声诊断的专著《产前超声诊断学》。2019年及2024年，任芸芸牵头编写《妇产科超声诊断学》《中国产科超声检查指南》及《中华产科超声学》。

《中国产科超声检查指南（第二版）》封面

在科研领域，超声科获得国家自然科学基金、国家"九五""十五""十一五"攻关、科技部863课题等一系列重要项目资助，发表了大量有影响力的论文。

从2002年起，张珏华申请开办了国家级妇产科超声新进展学习班，历任科主任坚持举办，使红房子超声科为全国各地医院培养了大量妇产科超声专业人才，成为国内妇产科介入性超声的首创单位和标杆，充分发挥在超声行业的引领示范作用。尤其是2007年周毓青申办的全国首届英国胎儿医学基金会（FMF）早孕期超声筛查 NT 资格认证培训班，在国内学术界引起轰动。对很多超声医生来说，这是第一次接触国外专家讲授先进的胎儿超声技术，也意味着红房子超声学科的发展进程始终与国际接轨。

早在 20 世纪 80 年代，红房子超声科就建立了随访制度，一开始由高年资医生承担，后来每位新进科室的医生都要承担专职随访三个月以上，将临床科室对超声质量等各方面的反馈信息一一带回，随访结果促使超声科开展了多项临床实践，如子宫卵巢血流观察、卵巢良恶性肿瘤鉴别诊断及卵巢癌早期诊断、子宫肌瘤与腺肌病的鉴别诊断、子宫内膜癌浸润深度的判断及辅助临床分期、宫颈妊娠与宫内妊娠流产的鉴别诊断、子宫胎盘和胎儿血流的观察、孕妇主要动脉的血流动力学改变等研究。这一优良传统也一直延续至今。

红房子超声科在医、教、研领域遍地开花，持续领跑国内妇产科超声应用，走在全国前列。然而，尽管超声技术取得了长足进步，但在产科领域，尤其是关于出生缺陷的诊断，相较国外依旧滞后。

早期产科超声技术的应用挑战

从特定疾病的诊断，扩展为众多临床科室的重要辅助检查手段，红房子超声科最初在产科领域究竟面临哪些应用挑战？

第一，胎儿疾病诊断过程相较妇科而言，不够直观迅速。红房子妇产科超声诊断专家严英榴表示，十月怀胎，从检查到确诊、处理，再到随访结果，中间需要经历很长时间，其间患者还有可能前往其他医院检查。有时即使随访到最后，但因引产、胎死宫内或新生儿死亡、出生后未明确诊断等，导致无法确认产前超声的准确性。这些因素都大大增加了信息传递的时间成本和不确定性，医生难以在短时间内，结合临床经验、超声结果和最终诊断，迅速提高对胎儿疾病进行准确判断的能力。

第二，胎儿医学的复杂性。在现任超声科主任任芸芸看来，胎儿医学作为超声领域最复杂的部分，难点之一在于缺乏直接的病症表现。

"许多儿科医生说自己是'哑'科，因为成人能清晰表达痛苦，但小孩子不能。事实上，小孩子看儿科，身体难受，就算不会说话，至少会哭闹，医生可以看到他有没有呼吸困难，有没有喘或者其他症状，医生还能依赖母亲对孩子'吃喝拉撒'的反馈，来判断其健康状况。"

她表示，胎儿的先天缺陷，孕妇往往没有异常症状，超声医生无法事先知道是否高危胎儿，更不知道哪个脏器、部位存在问题。胎儿会不会有异常，这是一个概率问题。"但哪怕只有万分之一、千分之一，发生在孕妇身上，就是百分之百，一旦漏诊，对个人、整个家庭而言都是痛苦。我们简直比'哑'科还'哑'。"她笑。

第三，缺乏相关医学知识和技术积累，且受限于仪器设备，导致无法清晰捕捉许多复杂的胎儿异常情况，无法识别诸多由基因、染色体导致的出生缺陷问题及罕见病。严英榴坦言，仪器设备不够先进是一方面，但更重要的是，国内产科超声是零起步，胎儿不同于小儿，医生们普遍缺乏出生缺陷的相关知识，对胎儿可能存在哪些畸形类型，均十分模糊，比如现在我们知道宫内感染、颅脑畸形的多种类型等等，以前可能就只知道胎儿脑积水，但我们都知道子宫肌瘤、子宫内膜异位症、卵巢囊肿、恶性肿瘤等的病理及临床表现……从理论到实践，理论是相当重要的，只有先认识疾病，才能在检查的时候快速对号入座。

专业知识和经验在产科超声中，扮演着不可或缺的作用，在国家政策、患者需求、学科发展规律等因素影响下，产前诊断、出生缺陷、优生优育这些专有名词，开始成为超声技术在产科领域应用的一大挑战。

春林初盛：降低出生缺陷，超声"哑"科的突破与严谨

2004—2024年是红房子超声科发展的黄金20年。这一阶段，一方面，超声技术被用于助力各类妇科疾病精准化诊断，另一方面，除了大量新生力量加盟，如硕士研究生、临床主治医生进入超声科，还得益于政策

导向与支持，红房子成功接触到国外前沿技术，引进高端仪器，培育专业人才，其超声技术在产科，尤其在降低出生缺陷领域大显身手，成为国内最早推动出生缺陷筛查及诊断规范化进程的单位之一。

出生缺陷与红房子产科超声

出生缺陷是指婴儿出生前发生的身体结构、功能或代谢异常，是导致早期流产、死胎、婴幼儿死亡和先天残疾的主要原因，我国每年实际发生的出生缺陷至少有 80 万—100 万，即每 30—40 秒就有一个出生缺陷儿降生。

20 世纪末，科技部组织实施的国家重点基础研究发展计划（亦称"973 计划"）对严重危害人民健康的重大疾病的发生与防治的基础研究进行了重点部署，其中就包括降低出生缺陷。2005 年 9 月，"第二届发展中国家出生缺陷和残疾国际大会"在北京召开。中国政府将会议正式召开日 9 月 12 日确定为"中国预防出生缺陷日"。

降低出生缺陷迫在眉睫，对此，中国政府不断加大投入力度，引育并举，着力打造高水平人才队伍。

1997 年，为支持在外尖子留学人员回国服务，教育部全面实施"春晖计划"，拨出专项经费资助留学人员短期回国工作。该计划实施以来，在留学人员中产生了广泛的积极影响，激发了广大在外留学人员的爱国热情。严英榴便是其中一员。

1993 年，严英榴远赴新加坡工作，有感于发达国家在出生缺陷产前诊断领域的先进理念及仪器设备，"将它们都带回国"的想法便犹如一颗种子在她心底深处萌芽。借助"春晖计划"，在红房子院领导的支持下，她一开始每年回国三个月，到后来每年回国两次，总共六个月，最后每年九个月，逐步培训红房子超声医生做规范化地大畸形筛查，制定胎儿超声规范，开展存图质控、定期业务学习，与临床等多部门联合开展多科会诊。

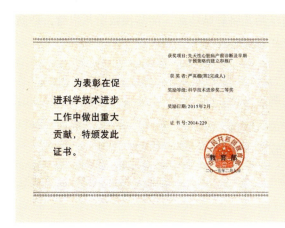

2015 年 2 月，"先天性心脏病产前诊断及早期干预策略的建立和推广"项目获教育部科学技术进步奖二等奖

　　"每次培训 2—3 名医生，下一次回国就直接考试，一点点慢慢培训。大家只要接触到正规知识，就提高很快，许多出生缺陷都能诊断出来。"严英榴回忆说，"但这项工程在初期阶段并不容易，首先是孕妇不接受，她们发现超声时间较长，况且看见我在旁边讲解，还手把手指导他人操作，就认为是拿她当教具，一气之下跳起来不做了，还投诉。"

　　在当时，大部分医院的超声仅能看到缺胳膊少腿等外观问题，但是红房子超声科却能关切到胎儿的内脏部分，尤其是心脏，如先天性心脏病。

　　2004 年起，红房子超声诊断在胎儿畸形方面的研究显著增强，并逐渐成为产科的重要辅助工具，与临床合作完成两项"国内首次"的技术突破。2014 年，与儿科医院共同完成的"先天性心脏病产前诊断及早期干预策略的建立和推广"项目，荣获教育部科学技术进步奖二等奖。

超声技术对胎儿水肿的早期识别及诊断：华东地区第一例 B 超引导下宫内胎儿脐静脉输血治疗

　　胎儿在发育的过程中可能因遗传、感染、先天性血管畸形、肿瘤等原因发生贫血。对此，宫内输血（IUT）术是目前改善严重贫血胎儿预后的有效治疗方案，首选经胎儿脐静脉输血，能够挽救胎儿生命，使胎儿存活至出生后或成活概率大的孕周。

作为宫内手术治疗的一种，胎儿宫内输血是在实时动态超声引导下，使用较细的穿刺针穿刺进入胎儿脐静脉给予输血，诊断和治疗同时进行。但宫内输血不同于成人输血，脐带漂浮、胎儿活动、输血速度、输血量等因素，均为操作带来较高难度。

2005年，华东地区第一例B超引导下，宫内胎儿脐静脉输血治疗在红房子进行。

同样是在产前诊断超声中发现了特殊情况。孕妇32周，B超医生发现胎儿大量腹水，心包积液、头皮水肿、心脏增大、肝脾肿大，母亲前两次妊娠均因胚胎发育不良，导致流产，因此对这个胎儿十分宝贝。

"胎儿水肿的原因有很多，有可能是贫血，也有可能是出生缺陷，心源性水肿，还有骨骼系统的畸形……"

严英榴坦言，发现水肿后，如何追根溯源、对症下药是关键。针对这位水肿胎儿，她复查了大脑中动脉峰值流速，努力将假阴性、假阳性的概率降到最低，而后从自身掌握的母胎医学、内科、外科、心脏科、儿科等领域知识出发，最终确诊可治类别胎儿贫血。

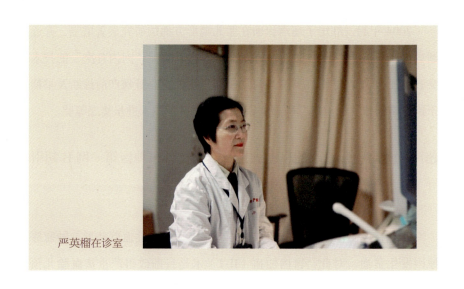

严英榴在诊室

"今天给胎儿输了血，但是孩子出来以后，这个贫血能不能治？会不会白输了？这些都要考虑好，不是说为了扎针而扎针，而要看达到了什么目的，这是一个医生的良心和道德。"

她以重型地中海贫血为反例，像这样的基因问题，是致死性贫血，即使完成输血，胎儿消耗得也快，预后十分糟糕，一经确诊，医生会劝说患者放弃输血。因此，合格的医生在发现胎儿贫血后，一定会综合评估贫血的类型，做好排除法，给出合理建议。

一手持针，一手持探头，严英榴扶了扶眼镜，瞄准位置，小心翼翼穿过母体的腹壁、子宫壁、羊水，超声引导下，在脐带上寻找合适的血管。这个过程并不容易。

"这类手术我在国外参与过很多次，输血的过程往往持续较久，有时候针一扎下去，胎儿就动了，针尖可能滑脱。"将血液注入后，还需等待血液循环几个周期，再抽一点出来看看血红蛋白是否达标。最终，她成功为胎儿输入 RH 阴性 "O" 型浓缩红细胞 100ml。

输血后患者 B 超随访，胎儿心衰明显好转，胎心监护反应良好，孕周延长至 34 周以上，剖宫产终止妊娠。

水肿的原因是不是贫血？贫血的原因是不是致死性问题？抽丝剥茧，层层递进，这次胎儿脐静脉宫内输血成功为在宫内治疗的禁区开辟了希望之路，使胎儿疾病得到了早期治愈，并延缓疾病至其出生后再进行治疗。

超声技术对胎儿呼吸道梗阻的早期识别：国内首次先天性颈部囊肿胎儿 "子宫外产时处理（EXIT）" 手术

子宫外产时处理（ex-utero intrapartum therapy，EXIT）手术，指剖宫产中，在胎儿尚未完全娩出时，在不剪断脐带的情况下，迅速为胎儿实施手术，手术完毕后再断脐。世界上首例 EXIT 手术 1993 年实施于美国宾州医院。

2007年，国内首例子宫外产时处理（EXIT）手术发生在红房子。

原来，红房子超声科在一次检查中，精准发现了一名胎儿的颈部有肿块，将气道和消化道堵塞得严严实实，胎儿无法吞咽羊水，因此胃泡非常小，羊水很多。超声医生综合推断，胎儿有呼吸道梗阻！

"接生时，医生总要听到'哇——'的哭声，如果孩子不哭，就要急坏了，因为这往往代表缺氧，缺氧两三分钟，就有脑瘫的风险。"

严英榴表示，胎儿在宫内，依靠脐带和胎盘传递氧气，出生之后，则会立刻建立自主呼吸，即肺部呼吸，但有呼吸道梗阻的胎儿，一旦按照正常流程分娩，便无法自主呼吸，这时母亲的子宫收缩，胎盘就会从子宫壁剥离脱落，脐带将无法继续供氧，如此一来，新生儿便会处于十分危险的境地。

对此，红房子给出了最佳的解决方案，集齐超声科、新生儿科、麻醉科和儿科医院的小儿外科、小儿麻醉科、新生儿科、五官科等8个科室的专家，在产妇分娩时，先由产科医生先娩出胎儿头部，确保胎盘循环未中断，由儿科医生快速完成气管插管，建立呼吸通路，再由产科医生娩出胎儿身体，最后由专业的儿科医生处理梗阻。

行云流水的背后，是专科医院的硬实力，更是成百上千次的演练付出的汗水。一次普通的产前超声诊断，挽救了一个家庭。在红房子，超声技术已具备对胎儿呼吸道梗阻的早期识别能力，且能够实现其他科室及医院联动，帮助患者解决难题。

红房子产科超声筛查中的质量控制

这一系列突破的背后，超声科有自己的坚持。

"30分钟铁律"避免漏诊，严把质控关。

"大排畸必须平均30分钟，这是保证质量的重要环节。因为绝大部分胎儿畸形，孕妇无症状、无病史、无家族史，不能提醒超声医生是否是高危胎儿。因此，仔细筛查每一个胎儿，是发现结构畸形的唯一途径。"

严英榴从自身经验出发进行分析，一旦大排畸漏诊，很可能就是产前漏诊，所以必须看清楚；另外，有时也会遇到胎儿位置姿势不恰当的情况，再有经验的超声医生也难以翻动胎儿，未获取理想平面，漏诊概率会增加，如此一来，需要等待胎儿变换体位，而这需要时间；再者，伴随学科发展，指南出台，对操作的要求越来越高，需要检查的内容和平面越来越多，需要观察的结构越来越细，外加存图质控，均对医生提出更高要求，需要足够的时间。

"我们每一次检查都要求质量，有一些异常可能是在大排畸之后的普通超声时发现的，一经发现，就可以转给高年资医生进一步确认。"严英榴认为，医生对于母胎医学的知识越丰富，发现一个问题后，就会深入思考越多，从而完成更到位的检查和咨询。在红房子超声科，问病史，多次查，人人都晓得其中要害，宁可多花时间问和查，也要达到该超声项目的要求，不放过漏诊的可能性。

在她看来，团队注重精益求精，但也提防"过犹不及"。假如畸形很小，心脏上有一个小洞，并未伤及要害，颈部软组织层增厚了些，需要引产吗？

有些这样的情况被她称为"软指标"，红房子超声医生尽全力不漏掉任何一个危险，但也绝不为了保全自己免担责任而轻易放弃生命。"超声信号究竟有无问题？软指标是不是胎儿畸形？以后可能带来哪些后果？有没有其他方面能证明这个问题？如果问题不大，是不是可以不要引产？我们不能代替患者做决定，但一定要和相关医生一起，做好沟通谈话，向患者陈明具体情况以及超声的含义，让患者在信息全面的情况下，衡量利弊做决策。"

严格的内部培训及考核是科室传统。

对患者，红房子超声科有一套严格的筛查流程，对内部，则定期进行月度质控检查，确保每张图的切面符合标准。任芸芸介绍，从2008年起，严英榴等高年资医生就在科里开始了大排畸存图质控，给其他人做切面图示范，"头看哪些？心脏看哪些？要看的内容比指南里写的还多"。

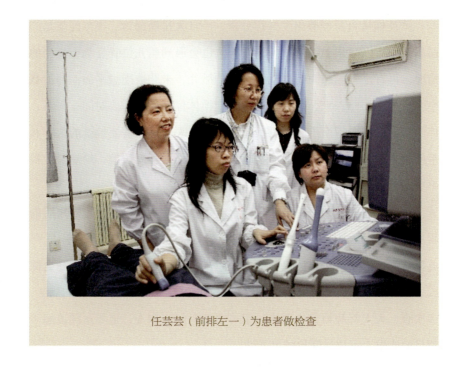

任芸芸（前排左一）为患者做检查

  团队强调理论与实践相结合，在平时的学习考核中，注重通过具体实例来展现如何在实际操作中应用知识。除常规理论测试外，超声特别突出实践技能的重要性，和对新情境下问题解决能力的培养。培训内容覆盖观察、操作、口头问答多个方面，以期全方位评价医生的理解和掌握程度。

  "切面打出来，你告诉我，心脏有几个部分？每个部分的结构有何特征？你打这个切面是想看什么？即使都正常也要讲出来，有哪些地方值得特别关注？"

  这些问题被任芸芸等高年资医生作为考核的量化指标，回答不对，考核不通过，回答的条目不够，也会不通过。高标准的评估体系，体现了对细节的高度关注，要求学生不仅能识别并描述复杂图形的关键信息，而且要精确无误，还要综合运用知识，解决实际问题。

  如今，超声技术在产前诊断中的应用日益广泛，能够有效帮助临床识多种出生缺陷问题，但随着遗传学的逐步发展，同时也面临着诸多遗传性疾病带来的新一轮挑战。

春山可望：是超声医生，也是"遗传科表型医生"

37 岁的孕妇，无创 DNA-Pro 检测低风险，颈项透明层检查（NT 检查）一切正常，大排畸发现胎儿心脏上有一个仅仅 2mm 的室缺，如果羊水穿刺结果良好，应当问题不大，但事实却没有表面看上去那么简单。

这是任芸芸不久前碰到的病例。在医院里偶遇这位患者的医生，竟主动聊起这位孕妇。

"任主任你知道吗？你让做羊水穿刺的那位 37 岁的孕妇已经引产了。"

"什么？"无创 PRO 低风险的准确率高达 99%，仅凭 2mm 的室缺就引产？

"1% 的概率发生了。"仿佛看出了任芸芸的想法，对方解释道，羊水穿刺报告提示 21—三体综合征（唐氏综合征）。

隔着妈妈肚子和宝宝肚子，2mm 的室缺并不容易被发现，此刻任芸芸无比庆幸却也后怕不已，"当时看到无创结果为阴性，虽然心里踏实了许多，但幸亏我们抓住了细节，仍按流程严格检查，不敢掉以轻心，而孕妇也听从建议做了羊水穿刺，否则后果不堪设想。"

无创 DNA 抽取的是母亲血液，内含胎盘绒毛代谢的成分，但也可能和胎儿的不完全一样，存在一定误差。即便当下的无创产前基因检测技术已经能显著降低常见染色体异常儿出生的风险，但仍有可能发生 1% 甚至更高的漏检情况，一旦发生漏检，势必对女性个人及其家庭造成严重影响。

无独有偶，在严英榴几十年的超声工作里，也有两位类似的患者。

邮箱频繁收到一位患者的来信，句句焦虑，言辞恳切，迫切想请严英榴为腹中胎儿做个检查。谁能想到竟真的查出了问题。

胎儿的头形短而圆，双侧额骨略平坦，心脏室间隔缺损，鼻骨缺失，腹壁缺损，肢体畸形……一个个超声表现都指向爱德华氏综合征，羊水穿刺报告更是印证了这一猜想。

爱德华氏综合征，即18—三体综合征，是次于先天愚型的第二种常见染色体三体征。"她大概从当地医院那里了解过，一定要来红房子做B超，结果出来也没有太惊讶，想必心里早有准备。"

令人欣慰的是，这位外地患者引产后，休养了一段时间，再次怀孕。她再次找到了严英榴检查，这一胎顺利分娩后，患者还将孩子的照片寄来上海，以表感谢。

但严英榴碰到的下一位患者，就没有如此顺利。

"我碰到她时，已是她第二次怀孕。"她回忆，第一次因多发畸形而引产，说是胎儿的腿短了一点，心脏有畸形，病人引产后还看过孩子，是否存在心脏畸形无法查明，当时也未关注手指。

问过病史，检查时便更谨慎。果不其然，心脏畸形、四肢短、胸廓小，还有多指……又一次糟糕的检查结果，指向了埃利伟氏综合征（Ellis-van Creveld Syndrome，EVC）。这是一种罕见遗传疾病，又称为软骨外胚层发育不良症（chondroectodermal dysplasia），也是骨骼发育不良的类型之一。

当两位亲代（父亲与母亲）皆带有一个相同突变基因时，他们的子代不论男女，皆有四分之一的概率患有疾病。当其中一位亲代不带有突变基因时，他们的子代将不会患此疾病。这个家庭将会做出怎样的选择？严英榴无从知晓，直到一个再平凡不过的工作日，拥挤的诊室门口出现一张似曾相识的面庞。第三次怀孕的她再次找到严英榴问诊。

好在结果有惊无险，第三次检查并无大碍，并反馈第二次引产后发现果然有多指。而她与严英榴的下一次联系，是2年后向她分享孩子的照片。

基因检测与超声之间的关系究竟是什么？超声技术在遗传病诊断中究竟发挥什么作用？

尽管基因检测技术快速发展，但仍存在极小概率的"假阴性"，仍需要大量样本研究以及全球数据库来确认基因与疾病之间的因果关系。面对一些还未被充分理解的新发现基因及其可能导致的出生缺陷，仍旧缺乏足够的样本量和明确的相关性证据。

"我们不是 B 超机器，而是超声医生，做了产前诊断，就是母胎医学医生，相当于'遗传科表型医生'。"严英榴说，超声与遗传二者相辅相成、相互配合。超声在检测胎儿结构异常方面有着重要作用，许多胎儿往往是在超声检查中发现异常，而后进行染色体分析或基因检测；反之，许多不明确的基因问题，要看超声表型，还有很多罕见病，需要根据临床表现来判定。

超声结果可以进一步辅助遗传问题的研究方向，而遗传研究结果又可以反哺超声筛查进行更精准的诊断，两者相互依赖且相互促进。

"遗传和超声的关系比以往更加密切，在未来，超声应当与遗传学进行更多交流与融合，方能取得突破，为患者解决更多问题。"严英榴说。

在疾病诊疗之外，医患之交绝非风吹铃铛响，响过就散场。红房子超声医生不仅能发现身体上的问题，还能帮助女性克服心理障碍。

"昨天就在外面晃了一整天，叫到号也不进去，今天又晃了一天，看上去还是没有要进诊室的意思。"

挂掉导医电话，任芸芸便大步出门，用力劝说这位因极度焦虑、"N 过诊室而不入"的孕妇按原计划做早孕期检查。

躺下来的女人抖若筛糠，"害怕孩子有三长两短"的念头一冒出来，便如洪水猛兽无法抑制。

"孩子很健康呀，怕什么呢？""你今天能被我拉进来，已经很厉害了。""以后做妈妈，还会遇到更多问题，你不坚强起来怎么办？"

对方只沉默。

看见这个样子就操心，任芸芸将她后面的大排畸也约在自己手里，好在一回生二回熟，大排畸时，她虽仍旧不大言语，身体却平静许多。

第三次相见，她又一次沉默地坐在诊室外的椅子上，30 岁的姑娘，搂着 38 周的大肚子。

"我能抱抱你吗？"她轻问。

在这之后，任芸芸再未见过她。一日，医生休息室的矮桌上，被端正摆放了一盒蓝色的喜饼，葫芦盒子里夹着一张卡片，感谢之余，她说："宝宝的名字里也有一个'芸'字，因为

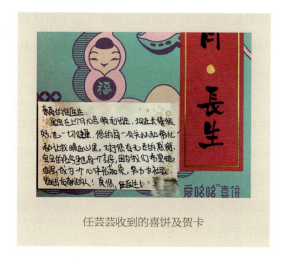

任芸芸收到的喜饼及贺卡

我们希望她也会成为一个心中充满爱，努力为社会作出贡献的人。"

以你之名，伴她一生。"所以真心对病人，病人是能感受到的。"任芸芸说。

凯歌而上，不以山海为远；乘势而为，不以日月为限。

自20世纪70年代末起，红房子超声科经历了显著发展。从最初的简单妇产科检查，到引入彩色多普勒超声等高级技术，极大提升诊断准确性和效率，再到技术革新、国际交流、引进人才，使得医院乃至全国，在产前诊断和治疗出生缺陷等方面，逐步缩小了与国际先进水平的差距。

如今，红房子超声科拥有41名医生，19名导医文秘，包括1名博士研究生导师、2名硕士研究生导师、主任医师4名、副主任医师10名，博士5名，硕士16名，配备有GE Voluson E10等多个高端彩色超声诊断仪，业务覆盖妇科、产科、新生儿科、乳腺、成人心超及盆底等亚专科。

在产科超声方向，超声科能够完成早孕期胎儿畸形筛查、颈后透明层、中孕期胎儿畸形筛查、胎儿超声心动图、产科彩超以及超声引导下羊膜腔穿刺及胎儿宫内手术；在妇科超声方向，能够完成经腹部及经

腔内彩色多普勒超声、妇科介入超声及盆底超声。此外，还能够完成包括肝胆胰脾肾在内的腹部超声，乳腺超声，血管超声，成人心脏超声，新生儿心脏、头颅、肝胆脾胰肾超声。

未来，针对中国出生缺陷防控的重大战略需求，红房子超声科将侧重妇产超声的规范及引领，积极配合妇产科临床，开展妇科介入及产科宫内治疗，开展高质量的临床研究，利用医研企联合体及国际领先的技术团队，开展多层次产、学、研融合的项目临床转化工作，辐射华东地区及全国，着力构建一套完整、规范的妇科及产科超声临床操作规范及质量控制模式，并积极推广超声与多学科合作的妇产疾病诊疗模式。

以精准之眼，洞察微界

周昱琪　张菲垭

有一个科室，它常年隐居幕后，但却是临床医生离不开的亲密战友；它往往不被社会公众所熟知，但却是每位患者健康的"守护神"——这就是检验科。走进红房子医院检验科，你将会发现这样一个科室几十年如一日的坚守和奋进。

"精准"是检验科明灯一般的关键词：他们每年面对着数十万管患者标本，交出一份份检验报告。这些全面翔实、分毫不差的数据，帮助临床医生及时探知患者病情的变化，做出最准确的诊断与治疗。

专业、准确、科学、严谨，通过一代代红房子检验人的不懈努力与拼搏，使得检验科发展成为支持红房子高质量发展的坚实保障。

艰难起步炼初心："学回来，巩固好，教出去"

20 世纪六七十年代，我国的检验学科还在起步阶段，每位检验人都面对着条件差、工作苦的现实，红房子检验科的老主任陈巧云教授正是那个时代的亲历者。

现如今，检验科拥有明亮宽敞的实验室，配备着全自动的检测仪，许多项目都能在几分钟内得出准确结果；可那时，陈巧云和同事们挤在一间狭窄的小屋里手工操作各项检测项目，就连检测用的试剂都需要自己配制，患者们往往需要等到第二天才能拿到检验报告。

但即便条件极为简陋，也阻挡不了红房子人的奋进与拼搏。

在陈巧云的带领下，当时的检验科就牢牢树立起以患者为中心的意识，在实际工作中根据临床经验主动加做针对性检验项目，以求为临床诊断节约时间，同时积极和患者进行沟通，为有需要的外地患者邮寄检验报告。

"学回来，巩固好，教出去"是红房子检验科一直以来秉持的学科发展理念。在国内检验学科蹒跚学步之际，红房子检验人在积极寻求自我成长的同时也将技术和经验向外传授出去。一方面，红房子检验科主动派员参加各类提高班，学习国内外先进检验技术，将先进的知识带回来，并在工作和实践中不断巩固与创新；另一方面，检验科进一步发挥好红房子的标杆引领作用，组织医院赴青浦医疗队、江西医疗队，推广最新的临床检验技术，造福更多患者。

1975 年，为了改善我国整体医疗水平不足、发展不均的现状，红房子医院承担起医疗技术推广的担子，组织医师前往云南、江西等地开办学习班，同时在江西分宜创办了分宜妇产科大学，立志培养更多的妇产科相关专业人才。

在这个关键时间点上，检验科积极响应医院号召，陈巧云更是亲赴江西，成为江西分宜妇产科大学临床检验专业教师，将自己的临床经验和专业知识毫无保留地分享给全国学子。

任教期间，有件事让陈巧云至今印象深刻，她接诊了一位来自偏远山区的小学教师。这位远道而来的患者从数年前开始长期腹泻、便中带血，当地的乡村医生因种种条件限制，无法给出确切诊断，导致患者病情一拖再拖。好不容易辗转来到当地较大的医院，可地区医院检验能力很受限制，临床医生只能凭借经验怀疑是癌症，这一消息无疑给患者带来了沉重打击。

可陈巧云知道，只有准确的检验结果才能带来准确的诊断，她立马开展了相应的检测，经过专业的分析和判断，陈巧云为这位患者找准了病因，排除了癌症的可能性，并通过对症治疗，帮助患者顺利康复。这件事再次证明了检验在临床治疗过程中的重要性，也坚定了红房子检验人不断向上探索、力求检验结果精准可靠的决心。

在学科起步阶段，红房子检验科克服种种艰苦条件，积极学习、无私传播，为检验学科的发展贡献自己的智慧和力量。

时代发展弄潮儿：拥抱技术，不断向前

时间来到20世纪八九十年代，对于中国检验学科来说，这是一个"技术的时代"，检验实验室开始从手工操作向自动化发展，各种检验新技术层出不穷。

"新技术"有时意味着"大压力"，如何紧跟时代发展，保持红房子检验能力的先进性，成为摆在红房子检验人面前的紧迫问题。

在医院领导的大力支持下，检验科依据妇产科医院的专科特性，针对性地购入各类先进检验设备，并通过科室集体业务学习，了解熟悉并最终掌握各类先进仪器设备的使用。

值得激动的是，新设备的运用实打实地提升了工作的效率和准确性。从最初的纯手工检测，到现在拥有1700平方米的实验用房，配有日立LABOSPCET 008α生化分析仪、贝克曼DXI800、罗氏cobas e801、雅培I2000化学发光仪、Sysmex UF-1000尿细胞分析仪、Sysmex XN-1000血细胞分析仪、BACT/ALERT 3D血培养仪、VITEK-2全自动微生物鉴定/药敏分析仪、WASP全自动细菌接种仪、荧光定量PCR扩增仪、微生物质谱分析仪和高通量基因测序分析仪等一系列全自动化检测仪器设备，检验科努力实现检验工作自动化与现代化，高效地为临床治疗和患者提供服务。

随着检验新技术不断涌现、仪器设备更新换代，全新的检测项目开

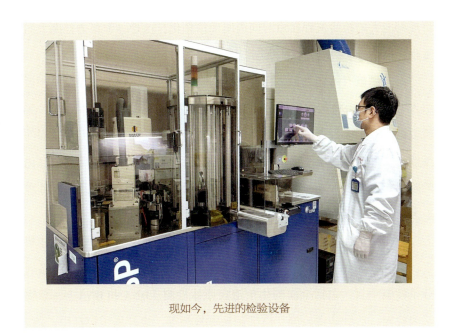

现如今，先进的检验设备

始井喷式出现，愈加全面和完善的检测项目也帮助诊治过程不断精细化与个体化。

面对新设备、新技术、新项目，检验科老主任宋美芳教授在兴奋的同时也深感责任重大。她意识到，如果不能尽快推进新检验项目落地，红房子医院的临床诊疗水平就有可能落后。这个想法鞭策着检验科不断前进，甚至总想着"跑得更快点儿"。1996 年，在已经推动 4 个新项目落地的情况下，宋美芳依旧在工作总结中反思"新技术、新项目开展较少"。

在宋美芳教授带领下，红房子检验科努力加强新技术的学习，根据临床需要不断完善检验项目，几乎每年都有新的检验项目落地，这不仅为患者的诊断与治疗提供了更加有力的实验室依据，也产生了良好的社会效益。

当时代的车头再次转向，来到信息化时代，检验系统的电子化与信息化成为检验科新时代所面临的新挑战——检验科需要做到将曾经人工读取数据，提供纸质报告的方式转变为仪器联网，自动生成电子报告——

将规模庞大的检验流程在短时间内实现信息化，这是一个繁杂且庞大的工程，也是一个必须突破的难题。

有难题就有解题之道，在前主任刘晓艳教授的带领下，检验科积极引入 LIS 系统，将实验仪器与计算机组成网络，实现病人样本登录、实验数据存取、报告审核、打印分发以及实验数据统计分析等操作过程的智能化、自动化和规范化管理。自此，检验科实现了由自动化到信息化的跨越，人力成本进一步降低，科室工作管理水平进一步提升，服务水平大大提高，患者满意度不断提高。

近年来，在全球分子生物学技术飞速发展的形势下，检验科抓住契机，由应春妹主任带领，在 2014 年成立了 PCR 实验室并开展了一系列分子检测项目，包括全面的生殖道病原体检测（DNA 和 RNA）、药物基因检测、乙肝病毒检测、巨细胞病毒检测等，也开展了包括甲乙流 / 呼吸道合胞病毒及碳青霉烯类耐药基因的微生物检测项目。同时根据妇产科的专科特性，科室开展了一系列生殖内分泌检测和免疫相关的细胞因子检测等项目，满足临床诊疗需求。红房子医院作为上海地区的区域性产前诊断中心，检验科致力于提高出生人口素质，承担了 9 家医院的孕中期唐氏筛查工作。

回顾红房子检验科的发展之路：从 20 世纪 90 年代初仅开展了十几项检测项目，经过历届科主任的带领，检验科现如今可以承担 260 多项检测项目，科室所提供的检验结果为临床预防疾病、精准诊断和监测预后提供了重要科学依据。

精雕细琢见匠心：把关质量，精准至上

时光流转间，检验科不断发展进化，但不管处于哪个阶段，"准确性"永远是红房子检验人不变的追求。检验结果的准确性是检验科立足的根本，它决定着临床医生能否为患者做出正确的诊断。随着仪器设备的不断丰富以及检验项目的增多，确保检验结果尽可能"精准"是每一代红

房子检验人务必坚守的，而这需要通过质量标准化进行监督和管控。

1985 年是检验项目质量标准化划分的分水岭。在此之前，检验项目的质量评判并没有规范的标准，只能依赖于每一位检验人员的认真与细致，随着检验工作的科学化发展，成体系的标准化质控建设势在必行。而就在这一年，上海市医学化验所更名为上海市临床检验中心，临床检验的标准化质量控制工作的规范展开被正式提上日程。

在上海市临床检验中心的指导下，红房子检验科不断完善内部质控体系，积极参加室间质评，多次取得优秀成绩；认真完成室内质控，受到上海市临检中心的表彰。

进入 21 世纪，红房子检验科对质量控制工作的重视程度更上一层楼，主动将检验项目质量的衡量标准对标国际要求，参照 ISO 15189 实验室认可要求建立质量控制管理体系，该体系包含 25 个管理体系要素的质量手册，纳入了质量方针和质量目标；设立了 39 个程序文件，规定了实验室的管理和技术运作过程；统一规范了包含临床血液 / 体液学检验、临床生化检验、临床免疫学检验、临床微生物检验、临床内分泌检验、临床分子生物学检验在内的检验标准操作，并明确列出作业指导书。

通过对质控流程与质控体系的不断完善，红房子检验科于 2010 年 4 月通过中国合格评定国家认可委员会评审，成为上海市首批获得 CNAS 认可的实验室之一，并且在之后的数次监督评审与复评审中表现优秀。

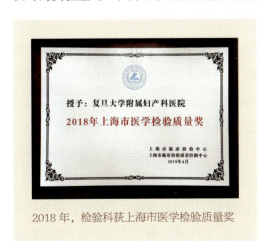

2018 年，检验科获上海市医学检验质量奖

质量控制不是突击任务，要细水长流地汇入每天的工作日常，一天也不可松懈。一直以来，检验科始终将质控作为核心工作内容，每年制定质量控制年度工作计划，对 25 个管理要素进行审核，对重点要素进行 PDCA，即

341

计划（Plan）、执行（Do）、检查（Check）、处理（Act），持续改进。多年的标准化质控让红房子检验科广受赞誉：多年来在上海市临检中心年度督查中名列前茅，2018 年获得上海市医学检验质量奖，2019 年、2022 年和 2023 年获得上海市耐药监测网优秀成员单位荣誉称号，2023 年获得全国真菌病监测网优秀单位，也是全国细菌真菌耐药监测网的核心成员单位之一。

社会责任挑在肩：不忘初心，再创辉煌

作为红房子医院必不可少的一分子，检验科勇担社会责任，永远做好准备在国家需要之时挺身而出，为社会不断输送优秀的医疗人才。

2019 年 12 月，新冠病毒突然出现在华夏大地。这种陌生的新型病毒，激起了人们心中面对未知威胁的恐惧：这个病毒从何而来？它的致病机制是什么？对人体会造成什么样的伤害？怎样有效治疗？排山倒海而来的疫情无疑是无情的，许多人因此而倒下，而更多群众被笼罩在恐惧中。

此时，坐等研究人员摸清疾病的机制再进行科学治疗是不行的，要主动出击！要进行大面积筛查，及时控制传染源，切断传播途径！

红房子检验科挺身而出。2020 年 6 月，为了遏制疫情蔓延，检验科仇英、王菲菲、陆娄恺奕三位同志临危受命赴京支援。她们加班加点，仅用短短 4 天就完成了日常实验室半个月乃至一个月的工作量。闷热的夏日，厚重的防护服如同蒸笼，全神贯注完成了一天的工作后，她们全身早已被汗水浸透。

"只要国家有需要，我们检验人随时挺身而出、责无旁贷！"王菲菲坚定地说。这短短的一句话，书写着红房子人心怀天下的家国情怀。后续检验科分批派出人员支援新疆、四川的核酸检测工作。

这份担当与勇气得到了广泛赞誉，上海市医师协会检验医师分会授予仇英同志"抗疫检验模范"称号，授予检验科"抗疫检验特别贡献团

队"荣誉称号。仉英、王菲菲获得上海市卫生健康系统"三八红旗手"，应春妹获得复旦大学抗击新冠疫情先进个人。

从当年艰难初创一步步走来，红房子检验科是陪伴我国检验学科成长起来的一个科室。现如今，检验科已然成为一个集医、教、研于一体的临床医学实验室，成为一个组织机构健全，人才结构合理的高素质服务团队。

近几年，科室更是成长迅速，成员在学历、学位、职务、职称方面均有明显提升，中高级职称的人数增长了四倍，目前科室有临床检验诊断学博士生导师 1 名，硕士生导师 2 名，高级职称 9 名；科研方面取得显著进步，科室累计发表论著 60 余篇，承担国家自然科学基金课题 3 项和上海市课题多项，课题经费累计超过 200 万元。在发展自身实力的同时，科室不忘积极承担对外援助帮扶责任，近年来，科室派出人员对口支援云南金平和西藏日喀则，将红房子精神带到西南边陲与雪域高原。

优秀的学科不仅要注重传承，更应该着眼于未来。作为现任主任，应春妹对检验科未来的发展有着明确的方向："检验科还需要根据临床需

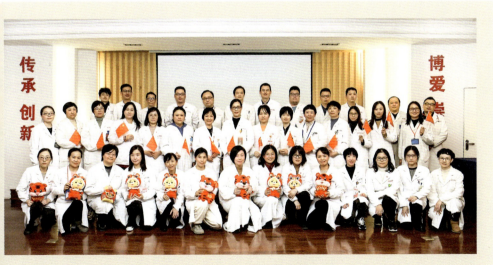

检验科团队合影

求，继续开展新技术新项目，后续我们将开展质谱技术，用于小分子蛋白质等检测，提升科室检测能力；另外，还要加强学科人才建设，目前我科有博士两名，在读博士 4 名，高学历人才队伍建设将进一步提升科室知名度和学术影响力。"

检验科从艰难初创，到现如今的蓬勃发展，用自己的实际行动，传承红房子 140 年的光荣与担当。一台台检测仪器发出的准确报告，穿越了百年，见证着红房子检验科深厚的底蕴；一代代检验人洒下的辛勤汗水，跨越了万里，书写出新时代红房子精神不屈的荣耀。

心跳之间，
筑起女性健康"心"防线

陈嫣然　张菲垭

　　1973年，红房子医院心电图室正式成立，以"新生儿"的姿态降生在了20世纪70年代。同一时期，围产医学作为一个新兴学科开始飞速发展，主要研究胚胎的发育、胎儿的生理病理以及新生儿和孕产妇疾病的诊断与防治，孕期监护逐渐在产科范围内引起重视。

　　心电图该如何助力孕期监护？1980年起，妇产科医生、妇幼保健专家卓晶如教授依托心电图室提供的数据，开展经腹壁胎儿心电图的临床研究。1984年，该技术获得上海医科大学校级科研成果三等奖，也成为红房子心电图室历史上的第一座丰碑。

　　往后，红房子医院心电图室的每位成员皆以此为"灯塔"，不断向前，守护心电仪前，倾听红房子医院每位患者的"心音"。

半世纪风雨兼程，为每台手术保驾护航

　　半个世纪以来，心电图室在摸索中不断成长。遥想成立之初，科室里仅有两名由高年护士转岗培训的心电图室技术员，主要负责常规心电

图检查。随着国家卫生部相关规定不断完善，20世纪90年代起，红房子医院心电图室开始由临床医师管理科室工作。

万宗苗主任刚接手心电图室时，科室只是一个小房间，总共只有4位工作人员。不过，那时整个红房子医院一天的门诊量都不超过500人次，心电图室整体业务量同样不大，人力和空间等资源足以支撑。

但这样的现状并不能让人满足。万宗苗主任和孙平伟主任先后主持引入了当时在综合医院早已普及的动态心电图和动态血压设备，由此奠定常规心电图、动态心电图和动态血压这三项红房子心电图室的基础业务。同时，随着医院不断发展，心电图室的人员、设备和空间规模逐渐扩大，成为一个"麻雀虽小，五脏俱全"的成熟科室。

"在妇产科医院病房看到脖子上挂着听诊器的，就是我们心内科医生。"孙平伟笑道。事实上，以妇科为主，包含产科和计划生育科在内的科室都少不了心内科提供的有力保障，这个看似不起眼的辅助科室几乎和所有科室都关系密切，每台手术都少不了它的保驾护航。

想要了解心电图室医技人员的一天，你可以想象这样一番景象：他们上午做检查、出报告，下午马不停蹄地参与全院会诊，几乎要忙碌一整天。

全院会诊也在他们的职责范围中吗？答案无疑是肯定的。为了将患者调整到适宜手术的最佳状态，妇科医生在术前需要向心内科送会诊申请单，由心内科医生来评估手术风险，处置早搏、高血压等内科疾病；若患者术后出现心律失常、心衰、高血压等内科合并症，也需要心内科医生协助临床进行治疗。因此，心电图室肩负起了红房子医院全院心内科会诊的职责。"如果我们心内科判断可以手术，他们马上就安排手术；如果判断情况不好，病人就得出院，去其他医院调好再来做手术。"孙平伟骄傲地说："只要病人顺利手术、出院了，我们就觉得尽到了自己的本分。"

2009年，红房子医院杨浦新院区落成，黄浦老院区计划调动已有人员投入新院区的建设发展。离开沉淀着百余年历史根基的黄浦院区，投身新院区"白手起家"，并不是一个容易的决定，对于心电图室来说更是如此。就在这时，孙平伟果断对心电图技术员张国美说："我们是党员，我们主动去！"

于是，心电图室的新篇章就从一间连墙壁都是水泥的新房间开始了。孙平伟牵头，将科室从布局到工作流程从头规划。孙平伟记得分明：科室开张的第一个月，杨浦院区心电图室的两张诊疗床仅躺过八位患者。当时，红房子医院心电图室的每一位成员都很难想象，15 年后的今天，单是杨浦院区心电图室每月就完成普通心电图检查 6000 余例，动态心电图 400 余例；两院区心电图室每年更是共计完成常规心电图检查近 10 万例，24 小时动态心电图 5000 余例，动态血压 5000 余例，肺功能 4000 余例。

一间小小的心电图室所经历的风雨，恰恰是红房子医院百年成长历程的缩影。正是在无数像孙平伟和张国美一样敢为人先、甘于奉献的一代代红房子人的共同努力下，红房子医院才能从最初方斜路的两间房成长为今天黄浦、杨浦两院区总占地面积 65 亩、核定床位 820 张的大型妇产科专科医院。

不放过任何一点疑问，修炼"两手抓"绝技

由于红房子医院的特殊性，科室划分并不像综合医院那样细致，心电图室的医生们于是便修炼出医技和临床"两手抓"的绝技，既要出具心电图报告，又负责心内科会诊。

一肩挑起重任与压力的心电图科室医生们的最大特点是什么？在张国美看来，是"不放过工作中的任何一点疑问"。

这首先体现出心电图室的医生们高超的业务水平和精益求精的医者精神。张国美清楚地记得：一次，万宗苗主任在一位术后患者的八秒心电图中发现了一项细微的异常，借助自己的行医经验和专业知识，她判断患者可能突发恶性心律失常。虽然当时患者并没有产生晕厥等相关症

状，但这种致死率极高的疾病随时可能威胁生命。

事态十万火急！万主任立马拨通了复旦大学附属中山医院心内科医生的电话，申请会诊！联系的医生刚到病房不久，患者就发生了抽搐和晕厥，万幸万主任专业过硬、诊断细致、反应及时，中山医院的心内科医生同样积极响应，他们齐力将这位走在死亡边界线上的患者拉了回来。

"不放过工作中的任何一点疑问"也意味着"学无止境"。在积累日常业务经验的同时，心电图室的医技人员还会积极主动地去完善知识体系，提高业务水平。

红房子医院心电图室的医技人员在工作中接触的心电图以"正常图"为主，很难积累有关"疑难图"的诊断经验，这一潜在"薄弱点"很快受到科室的重视，张国美在内的几名技术员被派至复旦大学附属中山医院进修。

因为格外珍惜平台所提供的资源和智慧，张国美等人一旦遇到疑难问题，哪怕出现在细枝末节之处，也会不辞辛苦地乘公交车前往中山医院咨询相关医师，在专业上力求"打破砂锅问到底"。

与此同时，心电图室也会积极组织内部的培训和学习活动。妇产科医院极少碰到佩戴起搏器的患者，因此，起搏心电图的审读曾经是心电图室技术员的一大知识盲区：一旦遇到佩戴起搏器患者，只能让其去外

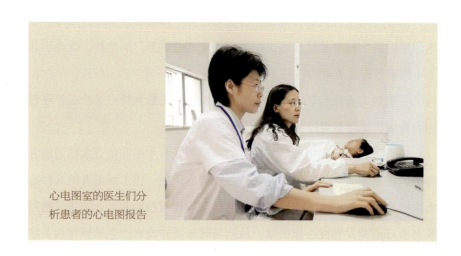

心电图室的医生们分析患者的心电图报告

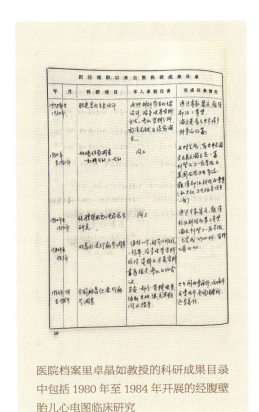

医院档案里卓晶如教授的科研成果目录中包括 1980 年至 1984 年开展的经腹壁胎儿心电图临床研究

院就诊。观察到这种情况，科室副主任汪雪梅利用丰富的网络资源，为科室人员找来大量相关课件，组织业务学习，逐渐形成了每月一次的"心电图讲课"惯例。而张国美掌握了起搏器心电图知识后，便积极承担起了诊治佩戴起搏器患者的任务，将知识运用于工作实践中，持续精进专业技能。

至今，心电图室仍遵循"心电图审核制度"，每月定期抽查心电图，对不合格的心电图报告深入剖析，坚持提高职工读图水平。

张国美自信地说："我觉得我们的技术水平一点不亚于综合医院的技师，这都得益于我们红房子心电图室良好的学习氛围，这是最值得骄傲的。"汪雪梅也不无欣慰道："业务培训这方面我们是常抓不懈的，上海市心血管内科临床质量控制中心开展的心电质控督查工作，我们科室每年都是满分。"

现在，红房子医院心电图室共有 1 名副主任医生，4 名主治医生，1 名住院医生，心电学技术中级技师职称 2 人，初级技师 2 人，共 10 人。在业务量级接近大型综合医院的情况下，科室工作已接近饱和。然而，心电图室仍勇于担责，还负责着心内科门诊、参与围手术期会诊和 MDT 等临床工作。"螺蛳壳里做道场"，规模不大的心电图室承担了大大小小的纷杂业务，不断提升服务效率，以求更好满足临床的需求。

服务临床、关心患者，做当之无愧"临床助手"

在红房子医院，心电图室被认为是"最重要的辅助科室之一"，时刻都做好准备，服务其他科室和每一位患者。

心电图检查是临床最常用的检查之一，看似只有几张纸，却不能省略——它能给临床医生提供很多参考信息，如果没有心电图，医生是不可能动手术的。

因此，心电图室与其他临床科室一直保持着良性沟通。科室的每一位医生和技术人员从不掉以轻心，坚持认真对待每一份心电图，仔细捕捉心电图上出现细微的异常，一旦发现他们就会立马联系临床医生，及时交流患者情况。有时，患者急需手术，哪怕在休息时间，临床医生一个电话也能及时找到心电图室的医生出具所需报告，以免贻误病情。

随着近年来医院的整体业务量的发展，心电图室的会诊量进一步增加，前来就诊的人群也扩大了。尤其是高龄手术及化疗患者占比增加明显，此类患者常合并冠心病、高血压、糖尿病等基础疾病，无疑为手术及化疗增加了难度，以白海涛主任为主的内科医师团队积极参与术前的会诊评估，术后内科合并症的处理，化疗后骨髓抑制、感染、出血等危重情况的治疗，为临床相关科室提供了有力的支持。

红房子医院的患者群体主要以孕产妇、老年人、女性为主，因此，医院要求全院职工在面对患者时更加注重服务细节，关注患者体验。

心电图室在这一方面格外上心，常规心电图检查大多需要患者露出胸口，检测结果又极度受患者情绪影响，因此，持续改善患者就医体验、营造舒适就医环境是心电图室长期以来的重要课题。为此，科室人员结合工作实际，各抒己见、群策群力，提出了许多关爱患者的人性化服务举措——

从口头规范的"'请'字当先"到诊疗床旁的借力扶手，从保护隐私的胸口遮布到精心规划的科室动线，心电图室的就诊环境处处体现着科室人员的细致入微、关怀体察。

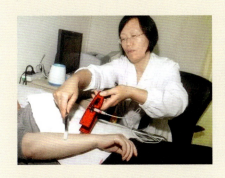
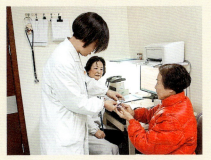

心电图室医生用恒温棉球为患者擦拭　　心电图室医生将亲手制作的千纸鹤送给患者

有一个细节格外动人：做常规心电图检查需要贴电极，而在此之前需要用酒精棉球清洁皮肤。在这项步骤的实际操作中，心电图室的医技人员敏锐观察到冰冷的酒精棉球常常给患者造成不适。为了提升这一小小的酒精棉球的温度，大伙挠破了头，有人提出用温水给棉球保温，但温水久放仍易冷，保温效果不佳；得益于妇产科医院医生们独特的视角，很快便有人提出用温奶器来制作适宜人体温度的"恒温棉球"。这个提议被投入实际使用后，虽然整个操作流程并没有发生什么"翻天覆地"的变化，但心电图室的医生们都惊喜地发现，此后再没有发生过患者被棉球冰得一激灵的情况。

同样，在做动态心电图时，为了减少皮肤的阻抗，使图像更稳定，常要用到零号砂皮除去皮肤角质。然而，如果无视患者角质层薄厚差异，以同样标准清理角质，就容易伤到真皮层，导致破皮。若在患者皮肤破皮后再贴电极，起泡、过敏、感染等风险将会提升，可能会给患者带去不必要的伤害。心电图室的医生们从实际工作情况出发，认为在夏季人体皮肤的角质层普遍较薄，只需用酒精棉球擦拭，必要时才用砂皮。通过具体情况具体分析，最大程度减少检查过程中给患者造成的不便和痛苦。这看起来是在细节处钻牛角尖，可就像汪雪梅主任所说："服务患者一直是我们工作中的痛点。我们不敢说自己做到了一百分，但还是要尽力让每位患者体验好些。"

随着红房子医院规模日益壮大，心电图室正面临许多新挑战，首当其冲的就是该如何将有限的资源发挥出最大的效果？白海涛主任认为，转向综合内科或许是一个解法。

对心电图室来说，"综合性"并不仅仅用来描述医生的个人能力，更是关系到整个科室未来的发展方向。事实上，近年来心电图室新增的肺功能检测、呼出气一氧化氮检测、体成分检测、体脂检测等项目正是这一理念的初步实践。这些检测项目不仅契合了临床的需求，而且为院内的相关临床研究提供了有力支持，例如"更年期和老年期妇女健康管理模式探索"就少不了心电图室提供体成分检测报告作为研究中的重要参数。

未来，随着我国新医改的深入发展，新时代数字经济的到来，医疗数字化建设的高质量发展，红房子医院心电图室也绝不故步自封，持续关注可穿戴心电设备、远程医疗、人工智能等新兴技术，为更好地赋能临床、服务患者贡献"最强辅助"的力量。

大音希声，大象无形，在每日平凡而重复的工作中，心电图室以一张张薄薄的记录纸筑起了手术安全的第一道防线，这道防线保卫着妇科、产科等各个临床科室，更以一代代红房子人的智慧和汗水浇筑，从过去向未来不断延伸。

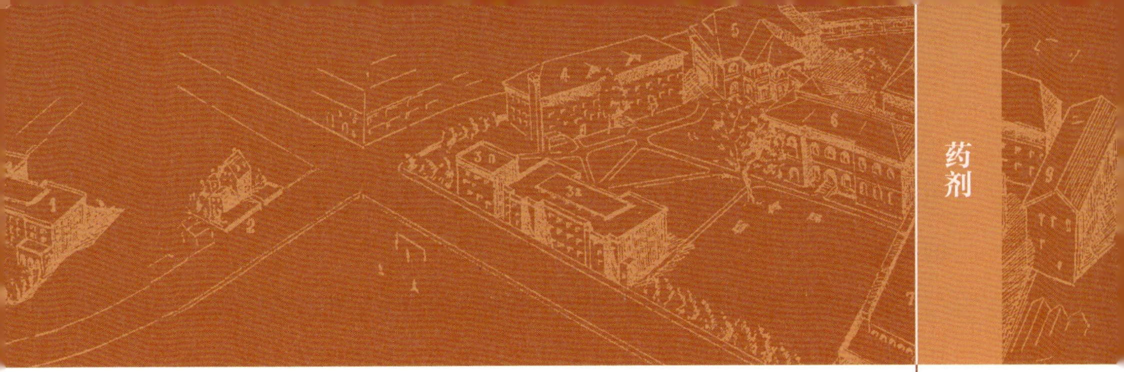

中医药剂炫华彩　临床药学焕新光

孙　慧

药，医之根本。在红房子医院 140 年的发展史上，药学部是一个特殊而重要的存在。

它几乎与医院同时诞生，在烽火连天的岁月里，一剂剂良药从红房子医院发出，救难民于水火；在缺医少药的特殊年代，大力发展中药和中西医结合成为破局的关键，医院制剂成了红房子医院的一张张名片；进入新世纪后，它又一举成为中国妇产专科临床药学科研和实践的前沿……

如果把红房子医院比作一艘乘风破浪的航船，药学部不仅是保障其永续前行的燃料仓，它更像是一座宝库。在红房子精神的传承下，新一代药学部人以其对药学知识的追求、对困难的不屈、对工作的敬业、对患者的仁爱，以及独特而又深厚的红房子文化，让药学部不断站上一个个中国妇产科药学专业发展的新高地。

发端：历史悠久，几乎与红房子医院同时诞生

一切伟大的行动和思想，都有一个微不足道的开始。就像谁都没有

想到，140多年前那间小小的医务室会发展成为如今中国妇产专科医院的高地。

1883年，黄浦江畔，西门外，一间狭小的村舍里开出了一个医务室，让周边贫困的渔民有了看病的去处。一年后，玛格丽特·威廉逊捐款5000美元，由罗夫施耐德在上海西门外开出了一家门诊部。而后，门诊部改建成医院，命名为玛格丽特·威廉逊医院，中文名为"上海西门妇孺医院"。

这是中国历史上第一家妇产科专科医院。因为当时医院的屋顶为红色，老百姓们通俗地称其为"红房子医院"，今天的复旦大学附属妇产科医院便由此发源。

在红房子医院，金发碧眼的医护人员以其高超的技术、和蔼的态度和价格低廉的医疗服务，赢得了中国百姓的爱戴，医院的口碑在短时间内得以扩大。罗夫施耐德在一封致董事会的信函中写道："1884年，挂号病人共计1289名。出诊287次。所开药方共3000张。每星期内余进城三次，几成定例……综计一日之中，人数最多达60号。"

正是在红房子医院成立的头两年，便设立了医院的药房，成为今天复旦大学附属妇产科医院药学部的雏形。

在一份医师文件中，罗夫施耐德写道："1885年春，工作忙碌达于极点。不仅病人激增而且每晚配药众多。"1887年4月，罗夫施耐德在上海医学会医学传教士交流会的一篇演讲稿中又提及，在此前的两年半时间里，医院为来诊患者提供国外进口药物进行治疗，对经济尚可的患者收取一定费用，对经济困难看不起病的病患一视同仁，同样给予药品治疗。

在红房子医院初创后的那段快速发展的时间里，医院药房作为医院的一个重要组成部门也迅速发展起来。一方面，它依托医院发展带来的丰富资源得以成长；另一方面，它所提供的药品供应和药学服务，为医院的发展提供了不竭动力。据史料显示，仅在1905年，红房子医院的医药费收入就高达8105.27美元。

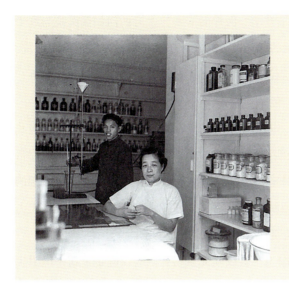

20世纪30年代，医院药房

据医院特别出版的纪念册记载，及至1934年红房子医院成立50周年时，它已成为当时"中国最大之妇女医院"，诊治病人逾150万人，"为请求医学上的帮助而亲来本院之妇女遍及中国各处"。在这一时期，院务委员会下设药剂室，其作为医院的一个职能部门已经初见规模。

此外，医学院和护士学校的创办也在同时进行。1920年红房子医院创办的协和高级护士学校和1924年由红房子医院提供校舍设施的上海女子医学院（也称上海基督教女子医学院），不仅为医院源源不断地提供新鲜血液，更为中国培养了一大批本土医护人才，其中，就包括药理方面的人才。

据资料记载，女子医学院拥有化学、病理、细菌、生理、药理和胚胎等6个设备完善的实验室，让更多中国的医学生走上了规范的医学道路。

新生：新中国成立之初，大力发展中医药

1949年，中华人民共和国成立，历史翻开了新的篇章。

1952年1月，为满足教学、医疗的需要，上海西门妇孺医院与红十字会第一医院、中山医院的妇产科合并，改组为上海医学院妇产科学院，由王淑贞担任院长。在这位医院历史上最重要的"掌门人"的领导下，医院各项事业不断突破，包括药剂科在内的各科室发展方兴未艾。

在新中国成立之初，中国人的人均寿命只有35岁，每100名新生儿中就有20名死亡，传染病横行，约有80%的病人得不到正规的医疗帮助。面对过去留下的满目疮痍，如何迅速找到解决百姓医疗卫生问题的办法，成为党和政府亟须解决的问题。经过一段时间的探索研究，大力发展中医药成为破局的关键。

1950年，第一届全国卫生会议在北京召开。会议确定了新中国卫生工作的三大原则："面向工农兵""预防为主""团结中西医"。毛泽东主席亲自为会议题词：团结新老中西各部分医药卫生工作人员，组成巩固的统一战线，为开展伟大的人民卫生工作而奋斗！

1955年，中医研究院成立。周恩来总理为中医研究院成立题词：发扬祖国医药遗产，为社会主义建设服务。

在这样的背景下，上海第一医学院附属妇产科医院药剂科在加强药品调剂、制剂和药剂抽检等服务和技术，保证药品质量的同时，积极响应党和国家的号召，从提供西医药学服务为主转变为大力发展中医药和中西医结合的药学服务。

当时，面对中药供应难的问题，医院创建了药圃和药厂。

药剂科分批次派驻人员下乡种药，无论烈日暴晒还是狂风骤雨，药圃的田间地头都能看到药师们的身影。据资料记载，当时医院生产的药品中，有多种药花、药草都是由医院的药圃自己种植出来的。

药剂科还组织科室里原本不懂中药的青年同志，学习《本草纲目》《丸散膏丹集成》等中医药书籍，并让他们到各大中药铺去求师访贤，学习制药方法。

同时，医院拨出厂房建立了药厂，量产了中药暖宫膏等十四五种中药成品，用于治疗盆腔炎、宫颈炎、滴虫病等。这些药品不仅供应本院使用，还大量供应其他医院，形成了自己的中医药品优势。

中兴：中西药制剂研发及临床应用大放异彩

20 世纪 70 年代后期，红房子医院药剂科面临着人员断层、硬件陈旧的困境。

"当时医院药剂科的工作量已经慢慢上来了，为了应对'文革'造成的人员青黄不接，医院从崇明 1970 届的中学毕业生中招了一批人，入院培训上岗，以弥补缺人的情况。后来又招了我和另一位中专毕业生，我们是'文革'后医院招进来的第一批正规医学院校的毕业生。"1975 年，日后成为药剂科主任的谷根妹从上海医科大学药学系毕业，进入红房子医院药剂科工作，直到 2008 年退休。

在谷根妹的记忆中，她刚进医院时，药剂科硬件条件十分简陋。"当时可能是为了方便病人，就在住院部的大门旁边搭了一排平房，药剂科和财务科共用，房子也破破烂烂的。"

当时，药剂科由门诊发药、住院发药、药库、药剂室、分析室等几个部分组成，已有十余位工作人员。"掌舵"药剂科的，是主任蔡银霞、副主任樊效琦和徐亚铭，他们三位被称为药剂科的"三驾马车"，在红房子医院药剂科起到了承前启后的关键性作用。

20 世纪 70 年代到 90 年代，药剂科进一步在保证药品供应和质量、药品制剂和检验、药学教学等方面下功夫。其间曾数度遭遇市场上复方磺胺甲噁唑片、麦角注射液、凝血酸铵注射液、制霉菌素阴道片等临床用药奇缺的情况，药剂科通过采购站购买、联系药厂生产，甚至自己设法制造药品等方式，化解危机，保障了临床用药的安全有效供应。

这一时期内，药剂科在原本的专业理论优势和经年累积的药剂制剂技术的基础上，与中医科合作，将红房子医院妇产科特色名中医验方制成院内制剂，研发了一批工艺成熟、安全有效的妇产科中西药制剂，如新桉叶注射剂、葆癸胶囊、平安胶囊、消瘤丸、子宫内膜异位丸、补肾促孕丸、外阴白斑洗方、保胎方、灌肠方、氯霉素鱼肝油栓、甲硝唑栓等。

这些"红房子特色"的中西药制剂在当时的妇产科临床应用中大放异彩，不仅造福了万千患者，更成为当时红房子医院的一张张闪亮的名片。

"就拿新桉叶注射剂来说，这是当时治疗盆腔炎最主要的药物。在此之前，得了盆腔炎的妇女，如果只是用抗菌素来治疗，当下可能会有一些效果，可是过了一段时间后很容易复发，还会造成粘连，病人非常痛苦。后来我们就想办法，和中医科合作研发了新桉叶注射剂，非常有效。"谷根妹说，"减轻病人的痛苦本来就是我们的责任。新桉叶注射剂在临床上的大量应用，造福了病患。当时我们几乎天天都要不断地发出这个药，包装也很简易，十支药用牛皮纸一包，按照处方发给患者，可想而知它的需求有多大。"

后来，红房子医院为新桉叶注射剂申请了专利，相关论文于1995年发表。"新桉叶注射剂的有效性和市场需求太大了，当时医院已经有这个意识了，觉得要快点申请专利把它保护起来，如果没有专利保护，别人很容易就能模仿，那就不是红房子自己的药了。"谷根妹说。

由于专利申请的复杂性和此后国家对医疗机构制剂规范标准的提高，新桉叶注射剂成为红房子医院唯一一个申请了专利的制剂。

对于临床需求大、生产条件不允许的制剂，当时红房子医院还和其他市级三甲医院共同探索出了一种新的生产方式——请院外药厂代加工。

"比如我们的天葵胶囊（后更名为葆癸胶囊）功效很好，但我们没有量产的条件。我们就向上海市药品监督管理局申请制剂批准文号，再联系有相关资质的药厂代为生产，药的名称还是我们医院的。这样的例子不胜枚举，消瘤丸、子宫内膜异位丸等都是这样。"

后来，国家对医疗机构制剂提出了更高的标准，这些曾经在妇产科临床治疗中留下不可磨灭的印记的制剂渐渐退出了历史舞台，永远留在了患者和红房子人的记忆中。

转型：从"以药为中心"到"以病人为中心"，
大力发展临床药学

20世纪90年代后，红房子医院迎来发展的新春天。凭借雄厚的综合实力和优质的医疗服务，红房子在医、教、研等各方面都走在了中国妇产科学界的前沿。

"1994年，医院'上等级'的时候药剂科迎来了一个质的飞跃。"谷根妹说。她所说的"上等级"是红房子医院历史上一个重要的里程碑，那一年，医院通过了上海市卫生局三级甲等医院的评审。"我们按照三甲医院和《药品管理法》的标准，更新了科室的硬件、制度和管理，改革细化到每一个步骤，一条一条地走，没日没夜地做，最后通过了评审。这次全面的改革和提升，不仅是为了'上等级'，更为今后药剂科的长足发展打下了坚实的基础。"

走进21世纪，红房子已然成为中国妇产科学界的人才摇篮，一个妇产科人心驰神往的事业发展基地。随着杨浦院区的落成，硬件设施的改善和更新，医院发展的空间进一步加大，新一代的红房子人有了施展才华更大的舞台，他们站在巨人的肩膀上延续百年的坚韧不拔和不懈追求。

在推进医药高质量发展的语境下，药学服务模式的转型大幕正徐徐拉开。推动临床药学发展是这场变革的核心，其关键是"两个转变"：从"以药品为中心"转变为"以病人为中心"，从"以保障药品供应为中心"转变为"在保障药品的基础上，以重点加强药学专业技术服务、参与临床用药为中心"。

"推动临床药学发展，是我们走到那个阶段的必然选择，是药剂科服务模式和服务理念的创新改变。"现任主任曾涛说，"药剂科原本是一个以保障药品供应为主的部门，医生需要什么药，我们就采购和供应什么药。而临床药学要求我们跟医生组成一个团队，功能前置，为医生的治疗方案提供用药建议，比如用药的剂量、药物间的相互作用等等，真

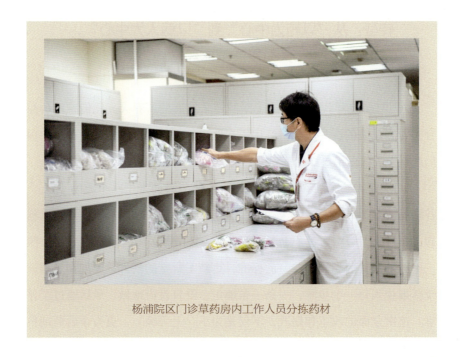

杨浦院区门诊草药房内工作人员分拣药材

正用我们的药学知识去为患者服务。"

2007 年，药剂科成立临床药学室，并以此为起点不断推动临床药学的发展，成绩斐然：2015 年成为全国首批妇产科专业临床药师培训基地，2017 年获批上海市临床药学重点专科建设项目，此后陆续获得国家自然科学基金，和多个市级、局级科研基金资助，并发表了多篇 SCI 和核心期刊论文以及获批实用新型专利 1 项。

2018 年，药剂科正式更名为复旦大学附属妇产科医院药学部。

保障医院日常药品供应的工作量巨大，目前红房子医院每年的门诊配方数达到了 60 余万张、住院调配医嘱达 150 余万条、PIVAS 冲配量 22 余万袋；草药房的配方贴数达 40 余万条，出入库药次约 6 万次。在此基础上实现的转型与创新更显不易：

药学部建立了成熟的妇产科药学服务模式；开展抗菌药物临床合理用药的管理与点评；监测并呈报药物不良反应；药学会诊与多学科门诊；2019 年上线前置审方合理用药系统，并建立具有妇产科特色的审方知识

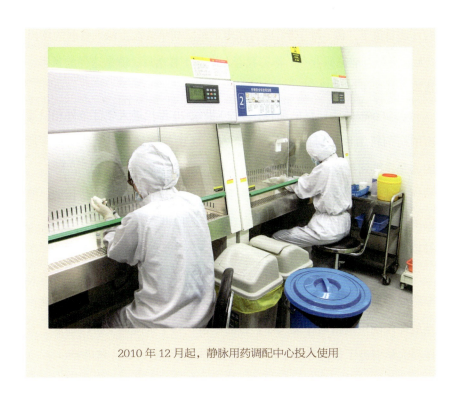

2010 年 12 月起，静脉用药调配中心投入使用

库；开展互联网药学门诊线上服务；新媒体药学科普……一步一个脚印，是药学部一路走来的缩影。

生命线：人才培养为发展提供不竭动力

纵观药学部近 140 余年的发展史，有个准则是一以贯之的，并且成为药学部发展的根本，那就是重视人才的培养。

早在王淑贞任院长时，她就把学科建设、人才培养作为生命线。王淑贞院长不但注重临床技能的培养和锻炼，更善于根据不同医生的兴趣爱好引导其在亚专科上的发展。

复旦大学附属妇产科医院原副院长、我国生殖免疫学研究先驱袁耀萼教授曾回忆：早年，医院的硬件条件不好，但年轻医生都愿意到红房子来，为什么？因为这里有最好的教学传统和学习氛围。在王淑贞院长的耳濡目染下，"传、帮、带"成为红房子医院高年资医生深入骨髓的意识。"大家都努力地钻研业务，你追我赶，谁都不甘落后，就是这样的氛围，造就了红房子的辉煌。"

正如谷根妹所回忆的那样，从 20 世纪 70 年代进入硬件条件相对简陋的药剂科工作，到 90 年代"上等级"（医院获评三甲医院）迎来质的改变，再到新世纪后临床药学的发展，无不围绕着一个核心：人才。

"我们始终有一个观念，就是要用好'红房子医院'这块招牌，要传承下去，要努力、要拼搏，要走在科学的前沿，要一代更比一代强。"谷根妹说。

1997 年，作为药剂科主任的谷根妹敏锐地意识到，临床药学将会是今后的发展的主流。可是当时药剂科并没有这方面的人才，怎么办呢？她就向医院申请招聘相关人才。她的申请获得了医院的支持，她从上海医科大学引进了曾涛等药学人才，并给予最大程度地支持和培养。

"我刚进药剂科的时候，原来的人员构成从文化层次上来讲还是有所欠缺的，全日制本科生及更高学历人员为数不多。"曾涛说，"这种局面差不多到 2008 年至 2009 年左右开始转变，就是我们要招更多的高层次药学人才。"

2009 年，33 岁的曾涛接过了药剂科主任的接力棒。她做的第一件事就是在人员结构上进行改变，不但招入本科药学人才，也招入了一批硕士研究生，为后来的转型和临床药学的发展储备了力量。

"如果问我，红房子药学部是怎么一步步发展为国内妇产科药学的头部科室的？我感触最深的就是储备人才。"曾涛说，"药学部的前辈们在他们的年代，把医院制剂做得有声有色，那么现在药学部交到了我们的手上，应该怎么走接下来的路，是我们当时着重思考的。当时我们正赶上药学转型的好时机，又有这么一个人才引进和培育的过程，最后'突出了重围'。"

在培养人才时，曾涛一直强调，要先修炼好内功，然后走出去跟别人交流，"不然你做了什么别人也不知道，你做得好不好别人也不知道"。

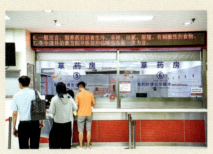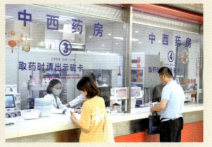

杨浦院区门诊药房为患者配方发药

在近 140 年的发展长河中，红房子医院药学部在历任主任李全、蔡银霞、徐亚铭、樊效琪、谷根妹、澹台贵菁、姚树人、曾涛、杨振宇（主持工作）、吴越（负责工作）、汤静以及现任主任曾涛的带领下，逐渐成长为国内一流的妇产科药学服务平台。

现在，药学部设有门诊中西药房、草药房、住院药房、急诊药房、静脉用药调配中心、药库和临床药学室等部门，并建立起一套科学的人才培养和晋升体系。72 名药学人员在相关岗位上服务于患者和临床，其中高级职称 3 人，中级职称 31 人。学科队伍中多人获得上海市优秀临床药师、上海市优秀青年药师、上海市优秀临床药师带教老师等称号，3 人获上海市"医苑新星"人才计划，1 人获上海青年药学人才项目，2 人入选红房子医院"拔萃·培优"核心人才计划……

"我们的发展始终围绕着这样一个理念：一是要有人，二是修炼好内功，三是凝心聚力，捕捉新形势下药学发展的新趋势，推动科室的高质量发展。"曾涛说。

如今的复旦大学附属妇产科医院药学部，不仅是一个妇产科临床药学专业特色明显的一流的药学服务平台，还通过医院和全国妇产科临床药师培训基地的平台，将其影响力不断地辐射至全国，成为中国妇产科药学的一块金字招牌。

人
文

微光成炬"无问西东"

富　洁　单颖文

医者如光，虽微致远。从 1956 年第一批红房子人弦歌西进开始，70 载历史长河，记录下红房子人以山为邻，白手建院，书写西部医学事业的"西迁精神"；见证了红房子人以精湛医术、高尚医德，成为异国他乡的"白衣外交官"；折射出红房子人满怀深情，全心投入，打造祖国西部"带不走的队伍"。

作为国家队的一员，一代又一代的红房子人始终向光而行。微光成炬，他们用使命与担当，诠释了医者情怀；他们用敬业与奉献，一次次在时代舞台上绽放光芒。

星火燎原，在麦田里建起医学院

1955 年 4 月 21 日，一封 50 余字的电报速递至上海第一医学院。在时任医院副院长司徒亮教授的精挑细选下，高秀惠、刘伯宁、卞度宏等成为重庆医学院附属一院（以下简称重医附一院）妇产科的首批创业者，也成为点亮祖国西部医疗卫生事业的星火。

20 世纪 50 年代，为改变沿海与内地经济发展不平衡、高校布局不

367

合理的局面，党中央、国务院作出了支持大西南的决定。1955年11月5日，中央向上海市委并四川省委、重庆市委发出《复关于上海第一医学院在重庆建院或迁院问题》的01731号加急电。

自此，开启了建设重庆医学院、推动祖国西部医疗卫生事业发展的征程。400余名来自上海第一医学院的拓荒先驱，从上海西迁至深处内陆的山城重庆。

作为西迁的主要带头人之一，时任医院副院长司徒亮教授很清楚医疗人才对于建设重庆医学院的重要性——当时的重庆，工业发达、贸易兴隆，加之人口稠密，医疗预防任务繁重，急需建立一所高质量、高水准的医学院。

初建时的重庆医学院规模并不大，除基础医学部外，仅儿科系和医学系两个专业。附属一院也只有一幢五层楼房，分东、西两个病区，四周没有围墙，以人工种植的夹竹桃和一条浅沟为界，界外便是农田。病房大楼后面有一排平房，是由民国时期的旧兵营改造成的简易医生宿舍。

医生们借助先来重庆的儿科医院院址，只用一个月时间，就开设了附属一院妇产科的门诊和产房。从仅有20张妇产科床位、2名主治医生、3个住院医生开始，陆续接待了一批又一批的妇产科病人。他们从无到有，完成多例疑难手术。"海派医术"的美誉在西南地区老百姓中不胫而走。

1958年，重医附一院在袁家岗正式建成后，司徒亮主任与毕婵琴副主任、凌萝达副主任相继来到重庆，充实妇产科力量。从此重医附一院妇产科被誉为中国西南地区最好的妇产科之一。

1962年，司徒亮成为重医附一院副院长后，与左景鉴院长一道，把上海第一医学院附属医院多年行之有效的医生岗位责任制度移植过来，在医院各个科室建立医生岗位责任等级制度。即在现有医生职务的基础上，增加一个总住院医生职务，形成科主任（副主任）、主治医生、总住院医生、住院医生、实习医生的五级岗位责任体系，分别赋予不同的权限，并承担相应的责任。比如，总住院医生除了必须住在医院，随时做好常规的医务责任、参与手术、病房管理和一般工作安排外，还要负

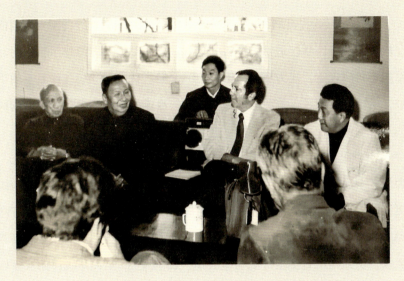

左景鉴院长和司徒亮副院长在重医附一院接待外宾

责住院医生与主治医生的工作衔接，处理急诊和突发情况，以及第一时间介入处理医患矛盾，等等。因为责任重大，总住院医生通常在年资高、有丰富临床经验的住院医生中提拔担任。然而，在确定妇产科总住院医生人选时，司徒亮副院长却主张起用年轻医生，他说："现在国家经济形势好转，人口出生率提高，新生婴儿大量增加。我们在人才培养上必须加快速度，以老带新，帮助年轻医生成长。有时也要打破常规，在重要岗位上让年轻医生挑更重的担子。"

制度创新之外，红房子人也为重医积极探索学科建设。20 世纪 60 年代初，凌萝达副主任深入基层农村进行防癌普查，走遍了四川和重庆的山区。同时，她的团队从各个基层医院收集大量的病例，开展了 5 万人次的防癌普查，查出宫颈癌近百例，并进行了手术治疗，使手术治疗宫颈癌在重庆得以开展，也带动了西南各省逐渐开展手术治疗早期宫颈癌的工作。她还在全国首次提出"头位难产"学说，这成为我国难产学术领域发展的重要标志，其推广应用挽救了无数在死亡边缘挣扎的产妇和围产儿，也奠定了重医妇产科在业界举足轻重的地位。

1978年，为提高妇产科的整体学术水平，司徒亮教授特别安排刘伯宁教授回上海医学院进修妇产科病理学。她回归后，即筹建了重医附一院妇产科病理室，成为当时全国唯一一个妇产科有独立病理诊断室的单位，由她主译的《人类胎盘病理学手册》也成为研究胎盘病理不可或缺的参考专著。

　　20世纪70年代，卞度宏教授开展利凡诺药物引产的实验药理研究，为促进全国广大城乡利用利凡诺引产起了推动作用。1979年，他作为四川省川东片区"子宫脱垂和尿瘘"两病的防治工作组长，在达县、万县和内江等川东片区指导治疗和培训手术人员，为消灭"两病"做出显著贡献，受到四川省卫生厅的嘉奖表扬。20世纪80年代开始，他从事妇科肿瘤特别是卵巢肿瘤的早期诊断和综合治疗研究，在西南地区最早开展CA125单克隆抗体测定诊断卵巢癌，以及应用ECT诊断盆腔包块等临床研究。他还开展卵巢癌对顺铂耐药性的研究和BRCA-1家族性卵巢癌的发病调查。进入21世纪，他积极开展和推广异位妊娠非手术保守治疗，还提出对外阴白色病变进行药物和聚焦超声治疗的新疗法。他原创的治疗功能失调性子宫出血简易诊疗方法，受到基层医师普遍欢迎。

　　面对祖国支援大西北建设的召唤，红房子人表现出来的是对事业、理想的热爱，以及胸怀大局的家国情怀。在重医附一院的建设历程中，还有黄良娟、吴味辛、倪济苍、戴钟英、刘玉亭、陈振麟、刘珍、濮存滋、李剑影、张春娟、郑惠芳、倪凤茜、曹荃苏、杜心谷、王大增、卓晶如等一大批红房子前辈，用生命和汗水在一片麦田里建起了一所医学院。他们从最早在西南地区开展宫颈癌、外阴癌根治术、经阴道子宫切除术、尿瘘修补术、外阴皮瓣代阴道成形术、经阴道输卵管结扎术、外阴白色病变、阴道腺病避孕药物和妇产科病理的临床及科研工作，到如今形成了以妇科肿瘤、普通妇科、妇科内分泌、宫腔内疾病、盆底疾病、宫颈下生殖道疾病等亚专业为中心的临床、科研、教学综合体系。他们，也成为"西迁精神"的践行者。2021年9月，"西迁精神"成为首批纳入中国共产党人精神谱系的伟大精神之一。

提灯前行，为 19 岁索马里产妇保住子宫

1967 年，朱关珍教授刚到达索马里，就遇到了信仰与生死之间的抉择——一名年仅 19 岁的产妇疑似先兆子宫破裂，是选择最简单的切除子宫，还是铤而走险用手术保住她的生育能力？

这是每位援非医疗队医者都曾面对的考验：考验医术，更考验人文精神与医德情操。1967 年起，红房子人陆续加入中国援非医疗队伍。57 年来， 22 位红房子人以国家利益为先，舍小家为大家，在这片遥远而贫瘠的土地上，把精湛的医疗技术和人性的服务带到了非洲老百姓的身边，救治了数十万的患者。他们以心为灯，提灯奋进，砥砺前行。

19 岁产妇疑似先兆子宫破裂，剖腹探查过程中又出现失血性休克，在紧急抢救后，如何处理产妇破裂的子宫成了朱关珍教授面临的难题。因为按惯例，最快速的办法便是直接切除子宫，但这也意味着女孩的人生将急转直下——在这个国度，妇女都要生育多胎子女，一旦女性丧失生育能力，便可能会遭受社会的歧视。但在当时的医疗水平下，当遇到严重的子宫破裂，或是难以控制的出血等危、急、重症时，妇女只能被切除子宫，甚至因此丧失生命。当时，这名年轻产妇情况严重，即使手术中保留了子宫，术后发生产后出血和感染的风险也很大。面对这样的生死抉择，当时的队友们都建议切除子宫，但朱关珍教授权衡利弊后还是决定承担风险，为病人缝合破裂的子宫。子宫破口大，手术进行得相当艰苦。朱关珍教授采用了国内非常少见的连续褥式包埋法缝合。这种方法止血效果好但难度高，她一共用去了十几根缝线，持续数个小时。当止好最后一个出血点、关闭腹腔时，周围所有医护人员都由衷地竖起大拇指，称赞她的高尚医德。而她保全产妇生育能力的事迹，更在当地传为佳话。

除了这次惊险的子宫缝合，他们还在当地及时处理了千余例疑难杂症，包括成功救治了 40 公斤重的巨大腹部囊肿、子宫破裂大出血休克、产后出血、羊水栓塞、忽略性横位及脐带脱垂等危重病例。无论是总统

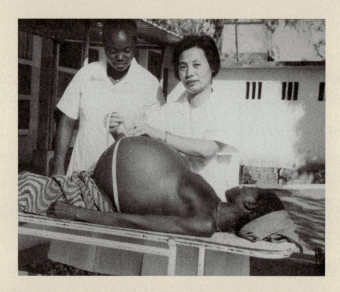

朱关珍教授在多哥为当地妇女诊疗

夫人，还是平民百姓，都经他们之手治好了多年的不孕症，迎接了数万个小生命来到这个世界上，为无数家庭点燃了生的希望。而在这背后，他们所面对的困难和承担的压力，他们所放弃的机会和离别的苦楚，则是常人难以想象的。春去秋来，红房子的援非医生们一批又一批，从未间断。高秀惠、张惜阴、於亢笛、曹斌融、徐爱娣、吴逸芳、潘明明、李桂英、钱来娣、庄桂霞、徐箴、朱芝玲、吴逸芳、顾彧、方芳、李雪莲、徐波、岑立微、杜雪寒、吴芳、王珏……从最早的索马里、阿尔及利亚，到已持续49年支援的摩洛哥；从只有一张办公桌、一张纸的诊室、几张床位的妇产科病房，到如今拥有51张床位的妇产科病房、10张待产床、6张产床；从全院仅有3名医生的医院，到成功组建妇产科工作组，再到培养出2名当地妇产科专科医生、2名全科医生、27名助产士。他们用几十年延续不断的坚持，实践了一位医者对职业和人类生命的神圣承诺，更用爱浇铸起了中非友谊的桥梁，向非洲乃至全世界展示了中华民族"爱和平，负责任"的大国形象。

中国有句俗语，"患难见真情"。2017年9月，为响应国家"一带一路"倡议，中国红十字会总会派出首支援外医疗队赴巴基斯坦瓜达尔港。在这个我国派出的第一支常驻非洲以外国家的援外医疗队中，就包括王珏、李瑞霞、王婷 3 位年轻的红房子女医生。在满目黄沙、战乱不断的国度中，她们与其他队员一起，援建期间共接诊 4280 人次，其中巴基斯坦籍 3087 人次，中国籍 1193 人次，还为法曲尔中学的小学生、瓜达尔港务局的员工、港口巴籍员工及驻瓜中资企业员工进行免费体检，并举行大型义诊活动及参与会议医疗保障服务十余次，赢得当地民众高度赞誉。

束光突进，边疆多项妇产科技术实现零的突破

云南金平曾是贫困县，红房子援建云南金平医疗队的到来，为当地搭建了妇产科医疗救治框架，为边疆妇幼健康树起新标杆。从医疗人才"组团式"援疆援藏，到"造血式"援滇，红房子医疗队就像一束光，聚焦当地危急重症，不断提升抢救能力，带领多项妇产科技术实现零的突破，更为当地留下了带不走的"技术、人才、成果"。

党的十八大以来，党中央提出了坚持以铸牢中华民族共同体意识为主线，把改善民生、凝聚人心作为工作的出发点和落脚点。医疗人才"组团式"援疆援藏工作更是党中央关心西藏新疆发展、关爱西藏新疆各族群众的重要举措。红房子人始终肩负国家队使命，前赴后继到祖国最需要的地方，用自己的热血和青春续写爱的篇章。

在新疆——

自 1998 年接受中组部首批援疆任务至今，王宏、朱晓勇、尧良清、邹世恩、张彭南、徐常恩、姜伟、陈行、陆佳琦、周晓敏、肖喜荣、陈守真等红房子人，分别奔赴新疆阿克苏地区阿瓦提县人民医院、阿克苏妇幼保健院、喀什地区第二人民医院、新疆医科大学第一附属医院等受援医疗机构。一开始，两把剪刀、两把血管钳、一个人流包和一张用四块砖支撑的接生床，就是妇产科的全部家当。红房子 12 位援疆男医生

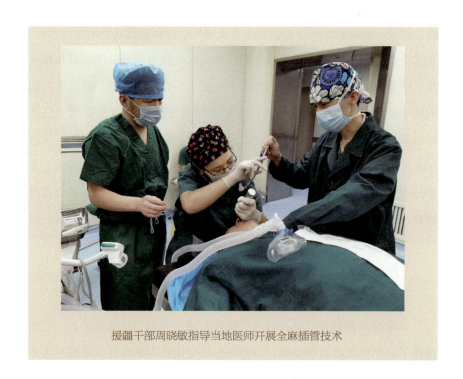

援疆干部周晓敏指导当地医师开展全麻插管技术

起草了数份万字建议书，为当地医院不断争取外部资金和医疗设备，最终在这建起了拥有正规手术包、手术器械齐全的正规大科室。借助坐诊、手术、下乡义诊、远程会诊等多种方式，他们救治了成千上万的疑难病患。他们的努力不仅让"男医生"变成了当地的"香饽饽"，更实现了当地妇产科亚专科从无到有、从有到强的转变，成功助力受援医疗机构发展迈上快车道，在医、教、研、管等各方面取得突破性发展。

在西藏——

2015 年以来，李儒芝、王超、陆子赟、朱澍、刘庆荣、韩志刚、张鹤等红房子人克服缺氧等环境挑战，相继在日喀则市人民医院开展医疗援藏工作。9 年间，从医疗技术的帮扶，到女性防癌检查试剂的引入，从满是灰尘的"毛坯房"到协助新科室的落成，从没有信息系统到院内智慧医疗的实现，7 位红房子援藏干部以人群健康为核心，为雪域高原带去了上海医疗系统先进的理念、先进的经验和先进的技术，在全面提升日喀则地区妇产科诊治水平和患者的就医体验的同时，也成功助力日

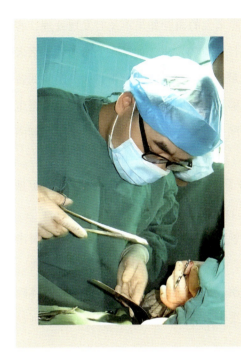

援藏干部李儒芝完成当地妇科疑
难手术

喀则市人民医院完成了从"创三甲"到"强三甲"的建设。

在云南——

2016年5月，根据国家卫生计生委《关于加强三级医院对口帮扶贫困县县级医院的工作方案》文件精神的要求，上海市卫计委组织全市28家三级医院，与当时云南省的28家贫困县县级医院建立稳定持续的"组团式"对口帮扶机制，助力保障农村贫困人口享有基本医疗卫生服务，努力防止因病返贫、因病致贫。作为妇产科领域的权威，红房子人承担了对金平县人民医院为期5年的定点帮扶。

5年间，10批次、51位"70后""80后"红房子人带着前辈们医疗帮扶的成功经验，在祖国的边疆，在红河州孕产妇死亡高发县，开启了降低孕产妇死亡的"生命保卫战"。

初到受援医疗机构时，医疗队就碰见一个难题——一位40岁三胎产妇家中分娩后出现9厘米大的阴道壁血肿。评估产妇情况后，首批医疗队队长赵宇清果断决定为其行阴式阴道后壁血肿切开缝合术。这是一项非常考验医生的手术操作，9厘米大的血肿如果不及时发现处理，容易导致产后出血，甚至造成失血性休克的发生。如果在上海遇到这么大的阴道壁血肿，各级医院具备充足的备血，而当时金平县人民医院的备血只有3个单位，备血量远远不够。可喜的是，短短几分钟，手术医生以高超的医术快速切开血肿，清除血肿腔内渗血，并以最快速度找到阴道后壁的出血点。经过分层缝扎，止血效果明显，手术十分顺利。

1800多天，从零起步，红房子援建金平医疗队不仅技术输出，更是手把手将规定、制度、流程教会当地医生：金平县人民医院产房待产室，有了一目了然的交班小黑板，分娩室添置了心电监护仪，孕产妇产后出血比例由6.55%降至2.87%，大于1000ml的比例从3.45%降至0.82%。金平县的第一个血站也在这期间落成。在分娩安全得到保证、分娩体验得以改善的同时，当地妇科微创手术大力发展，恶性肿瘤腹腔镜微创根

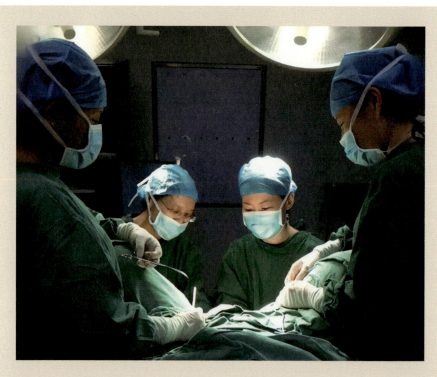

首批援金平医疗队队员在当地开展手术

治手术实现零的突破，宫腔镜手术也从无到有到年均 150 例，医疗队将当地妇科手术带入了"微创时代"，截至 2021 年底妇科手术微创率超 90%。

如今，金平县早已脱贫，医疗队也离开了，留下的"技术、人才、成果"继续发挥着作用。金平县人民医院建起了危重孕产妇救治中心及新生儿救治中心，2020 年 6 月顺利通过验收，2021 年 7 月通过复核验收。同时，金平县人民医院妇产科的工作量和技术难度指标等综合医疗能力，也在红河州同级医院位居前列，成为红河州南部的妇产科诊疗中心。医疗队用实际行动书写了一个了不起的边疆故事。

2021 年 12 月，顺利完成援建金平县人民医院任务的红房子人再次启程，第一批援建永平县人民医院医疗队踏上征程。复制金平县人民医院的援建模式，医疗队手把手"传帮带"，帮助当地妇产科成功开展开腹瘤体减灭术、腹腔镜下全子宫切除术、腹腔镜下多发性子宫肌瘤剥除术、疑难全子宫切除术、术前放置双侧输尿管支架术等新手术；完成水囊促宫颈成熟、子宫动脉上行支结扎、剖宫产时行改良 B-Lynch 缝合、宫颈探查术 + 软产道探查术、超声引导下的 TAP 阻滞技术、超声引导下的深静脉穿刺技术、超声引导下的动脉穿刺技术、脱落细胞学检测（TCT）等新技术，以及规范产科全身麻醉的实施、分娩镇痛技术的实施及分娩镇痛相关问题的管理。当地的危急重症抢救能力越来越强，多项妇产科技术实现突破，造福了当地众多女性，医疗队也把新技术留在了永平。

星火燎原，红房子人白手起家建院立科，更手把手育出人才、带出队伍；提灯前行，他们展现医术，更凸显医德医风医道；束光突进，他们事不畏难、行不避艰，更敢于挑战、勇于突破。

萤烛微光，成炬生辉。在过去的数十年间，130 余位红房子人用仁心诠释履职担当、用爱心书写忠诚奉献，以强烈的政治担当、深厚的民族感情、务实的合作精神，主动服务国家战略，拓宽支援服务半径，持续创新帮扶模式，为人民幸福健康保驾护航。

旧居留影，
镌刻在时光里闪闪发光的记忆

杨宇航

　　城市大大小小的建筑承载着特定时代的记忆，红房子医院的老房子同样如此。红房子历经 140 年的风雨，地处老城厢的黄浦院区见证着医院发展的原点，这里除了有老百姓熟悉的红屋顶，其实还有名不见经传，却走出许多大专家的宿舍小楼。走过大半个世纪，一些宿舍建筑随光阴流转已隐入尘烟，但有些还留存至今，走近这些宿舍老楼，犹如开启一段奇妙的时空对话。

"地下室里的大专家"

　　1843 年 11 月 17 日，上海开埠。从 1844 年第一所教会医院创办直至 1949 年新中国成立，数百家医院在上海诞生，许多现在沪上闻名的百年医院正发轫于那个时期，红房子医院也在其中。

　　1884 年，在黄浦江畔、西门外的小村舍里，红房子医院诞生。

　　到 1920 年，协和高级护士学校的创立，让这家医院作为教学医院初具规模，也是从那时起，红房子医院有了给职工盖宿舍的"执念"，

378

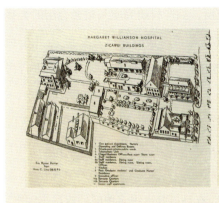

1948 年西门妇孺医院的《复院纪念册》中关于护士学校宿舍的记录，现藏于哈佛大学图书馆

希望以此减少职工住房上、通勤上的后顾之忧，集中精力投身医学工作。隶属于西门妇孺医院的护士学校的宿舍曾经是上海最好的宿舍之一。

1937 年 7 月 7 日，全民族抗日战争爆发。在 8 月 13 日的大轰炸中，弹片击穿了红色屋顶，医院不得不撤离被炸毁的建筑。

后来，在复院过程中，要不要保留职工宿舍，成了一个重要议题。"临床，就是要医生临在患者的床边，年轻医生、医学生也只有在床边才能观察到患者更细微的变化，学到更多的东西。"基于这个朴素的想法，王淑贞坚持保留职工宿舍，并进行重建。正是在她的坚持下，至今可见红房子医院周边有不少医生宿舍的"遗迹"，住在医院及其周边的设计，主要就是考虑到要尽最大可能让医生能及时关注病人的病情、变化。

医院与职工之间的理解和关

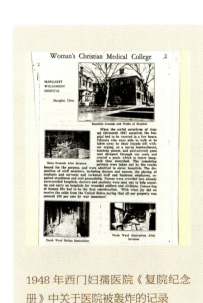

1948 年西门妇孺医院《复院纪念册》中关于医院被轰炸的记录

照是相互的。1979年为了建设研究所，妇产科研究室与宿舍合用的大楼将整栋用作研究所大楼，当时住在二楼、三楼的5户人家和20几个独居的医务人员顾全大局，在短时间内腾出了十多间住房，并帮助进行房屋修缮和环境打扫。

搬出来的医务人员去哪里落脚？在那个物质条件匮乏的年代，医院将黄浦院区周围散落的几处空间规划统筹出来建成宿舍给有需要的职工居住。

也因此，建成的宿舍各式各样，有每层辟出很多单间的双层小别墅，有一层四户、一共六层的居民楼，还有陷在路面下的半地下室。

从上海当时的住房环境看，尤其在黄浦老城厢，几代人挤在一个没有独立卫浴和厨房的逼仄房间是太平常的一件事，因而在那时，能有这十几平米属于自己的一隅，十分难得。

其中一处，就是红房子老人口中的"建国新路379号"。从黄浦院区的正门口向右沿着路走到路口，这里曾坐落着一座在当时已经算是条件很不错的小别墅。如今，这个门牌号随着城市道路的规划建设已不存在，但老职工还是常把它挂在嘴边，谈起便是"门口在垃圾桶边上"，似乎这是能把这座已不在的老宿舍位置表达得最清晰的方式。

别小瞧这个"门口在垃圾桶边上"的建筑，当时住在里面的主要是研究生和一些住院医，不少日后的名医从这里走出。

1984年，李大金来到医院工作就住在这里。李大金与妇产科的结缘是一个意外。作为1977年恢复高考后的第一届考生，高考前他是一名教书匠，恢复高考后原本第一志愿报考师范的他阴差阳错地去了苏州医学院。在苏州医学院临床医学专业毕业后，他本想考去协和医院的风湿科，做临床免疫学的研究，岂料命运弄人，他留在了苏州医学院附属第一医院的妇产科。"一个大男人弄去妇产科了"，李大金曾这样调侃。

投身妇产科，李大金没有放弃免疫这个领域，他在"妇产科里找免疫"。

深思熟虑后，李大金觉得考到上海来做研究更能干出成果，而那年

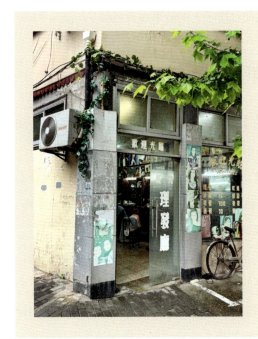

街角依旧开张的"红光理发店"

只有李超荆老师的生殖免疫方向研究生招生，就这样，李大金确定了生殖免疫作为自己的主攻方向。

李大金来到了上海，来到了红房子，也与"门口在垃圾桶边上"的建筑结了缘。成家后不久，李大金离开这栋小别墅，搬进了正门位于方斜路 506 号的另一处宿舍。此地毗邻肇周路 413 号的妇产科医院研究所，从宿舍的后门大吉路 290 号前往研究所，只需要转个弯进入肇周路，不出五分钟就能走到。

值得一提的是，以前这一片的宿舍分为两栋，一栋楼层较高，里面住着住院医、进修医生、护士等；还有一栋则是两三层高的小楼，还有着半地下室，现在出于安全考虑已经不再使用，但就是在这样的艰苦环境里却走出一位位"地下室里的大专家"，李大金、吴乾渝、周先荣、常才、段涛、孙红、邵雨、王丽、朱芝玲……很多后来在妇产科领域响当当的名字都曾在这里居住过。

时至今日，这一片的布局也还能看出当年的样子，连带一旁街角开了几十年的红光理发店，一代代红房子人的故事在此延续。

"努力把时间拉回来"的一代人

改革开放后，宿舍边上的个体户多了起来，各类生意做起来了。周先荣记得，裁缝铺、小吃店等小买卖都很红火，比医生赚得多。

"虽然当时心里也有不甘，但是我们这样做医生的人一般都责任心太强、道德底线太高，再做其他工作都做不太下去，而且学医的成本高，也很难走回头路了。"周先荣笑言。

在大吉路 209 号住着 6 户人家，入口处左手边就是吴乾渝的房间，她笑称自己家就像是半地下室的"门房"，外面有任何动静都是第一个知道。吴乾渝记得入口右侧朝里走一段路住着常才一家，沿着走廊拐进内部，一路走进去分别是李大金和周先荣的房间，走到最里面还住着王丽和孙红。

在 1999 年分到房子之前，李大金一直住在半地下室里，如果算上成家前在建国新路的宿舍度过的日子，从 1984 年到 1999 年，一住就是整整 15 年的时间。

对于李大金来说，搞基础研究从来都是头等大事。住在宿舍的时候，他从不把书籍、资料带回去，这些都放在办公室，基本上晚上 11 点才从研究所回到住处，有时候早上起来有了想法，就赶紧去研究所，一定要"把东西写成"，就算是后来分到了房子、从宿舍搬了出去，他也保持着这个习惯直到 62 岁。

尤其是到了写标书的季节，李大金经常三更半夜跑到研究所，写到早上困了再回宿舍休息。记得有一年的标书季，李大金早上 4 点回宿舍，从门外将把手带起来，发出"喀呲喀呲"的响声，不承想住在门口的吴乾渝一家早就听见脚步声起了疑心，手里拿着菜刀藏在背后防身，在李大金把门撬开进来的时候把他当作小偷抓个正着，弄得双方都被这个乌龙吓了一大跳。

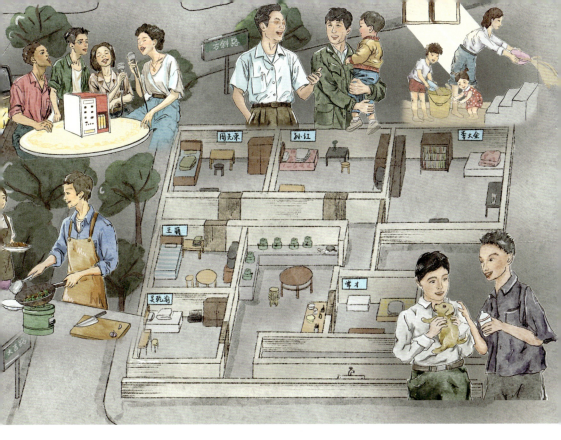

红房子宿舍生活掠影（手绘）

　　住在宿舍期间，李大金获得了自己的第一个国家自然科学基金。那是 1994 年，原本可以拿青年基金的李大金没有申请，而是选择直接申请面上项目，一举获得 6 万元的研究资金支持，"1994 年的 6 万可比现在的 60 万还要值钱！"

　　作为一名科学家，李大金总说是国家自然科学基金培养了他，后来他相继承担重点项目和国家重大基础研究专项，成为"973 计划"首席科学家。

　　一路走来，因出色的表现，李大金的职称多次获破格提升。他感慨地说："我们这一代 70 年代的大学生，不得已的情况下荒废了很多时间，我又努力把时间拉了回来。"

　　作为那个年代的大学生，朱铭伟也有相似的感受，1982 年大学毕业后的住院医三年时光，他都在建国新路 379 号度过。这三年格外忙碌，早上六七点就已经在病房，基本到晚上 10 点才回去，在宿舍的时间大

383

多都在休息，夜里随时都有可能要赶回医院。

用朱铭伟的话说，这里住了一群"不怎么会琢磨人"的住院医，过得纯粹，一门心思扑在学习提升"手艺"上。

"工作的时候太累，回去一般都是一摊烂泥了。"周先荣也记得在宿舍里很少一本正经地谈工作，倒是会当作茶余饭后的话题谈笑间聊上几句。

当时在医院原有的研究基础上，李大金从卵细胞透明带抗体着手，做了许多免疫避孕相关研究，并申请了重点项目。周先荣作为病理医生，了解医院内分泌病理的发展，知道曾有一名美国医生到医院研究了很久抗 HCG 疫苗的避孕手段，最终还是失败了，他就和李大金开玩笑，"就算你把透明带玩出花，大概率也只有两条路，一个是失败，一个就是试试颗粒细胞的抗体标记这条路径"。

周先荣和李大金交流了自己的看法：做其他任何东西都允许有一定范围内的失败，可是避孕是不允许失败的，要求太高了，尤其是在当时计划生育的背景下，免疫避孕失败会给妇女带来更多的伤害。这些同事间的真诚探讨，化作职业道路上的参考。李大金后来将重点项目研究方向放在了母胎免疫调节机制。

"背靠背的信任，值得托付的友情"

1987 年，常才来到红房子，开启了研究生生涯，第二年元旦过后便住进了 379 号，与他同住一间的还有段涛、谢康云和许胜水。因为 379 号有煤气，他们还会自己排班做饭和打扫宿舍，小楼还配有个院子，有空的时候就坐在那里乘凉聊天。

"也没什么别的话题，碰到罕见、典型一起聊，就是当时最好的娱乐活动。"常才形容各种探讨已经是宿舍生活的一部分，宿舍里住着产科、妇科、内分泌、实验室等等不同背景的人，坐在一起把典型的病例拿出来，或者是谁又看到有意思的文章，便会谈谈文章写得怎么样、对更好地诊断有所帮助等等。

"我们的聊天都是没有规矩、异想天开的"，往往聊着聊着思路就开阔起来，而且还能在交流中快速得知各自领域有什么最新的进展，有专门研究的人带着自己的分析去讲，比看书来得快很多，后续还能发现新的思路。

话题都是围绕临床、科研，这样长期以来形成的习惯，也从学习生活延续到现在的工作中，当年的小医生们如今都成了各自领域的专家，常才现在有机会和周先荣坐在一起，也会自然而然地讨论起各自工作中遇到的病例。"其实就和平时工作中一样，同一个病人，超声、病理看到的东西可能不一样，结论有分歧，我们就要去和病理讨论为什么会有出入，到底是什么情况。"

段涛也对这段珍贵的"宿舍 MDT"时光记忆犹新，在讨论课题、病例的时候，有时候大家也会产生一些小摩擦，但这正是对彼此毫无保留的体现。

"我们生活工作在一起，说话不用思考任何问题，大家从小一起长大，都是知根知底的"，段涛觉得现在大家各管各的、下班就回家，相

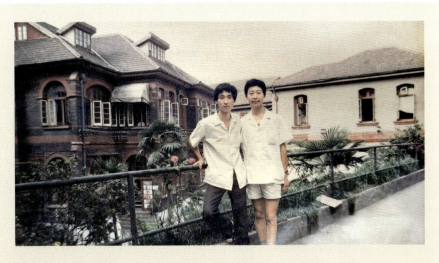

常才（左）和进修医生在黄浦院区曾经的天桥上合影

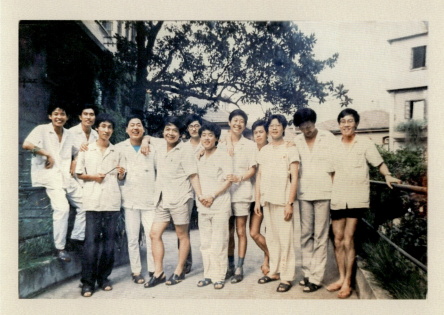

常才（左三）、段涛（左七）与同期住院医们在医院内合影

比之下就缺少很多东西，没有那么有趣的交流过程，也不能收获以前那样"背靠背的信任、值得托付的友情"。

379号一楼住的都是男生，有一天突然有只小奶狗出现在了门口，大家便收留了它，段涛是最常照顾它的人之一。小奶狗还没断奶，倒是很会挑地方，挑了一群妇产科男医生。

一开始大家想用多余的废弃母乳喂养，没想到小奶狗口味还很刁，因为有腥味不肯喝，所以后来只能到新生儿室配了些新生儿奶粉一点点把它喂大。小狗长大些就变得很活泼，在一楼各个房间窜来窜去，挑一个喜欢的地方入睡。

小狗还十分有看家护院的意识，每当住在二楼的女生下楼时，它在楼梯口看到女生下来，就和警报一样一定要叫上两声。段涛记得当时刘惜时住在二楼，被小狗吓坏了，到处问是谁养的狗，后来一楼的男生们还因为这只闹腾的小狗被老师教育了一番。

在休息日里，379号还会浩浩荡荡地去"团建"，一起去佘山爬山划船，去金山的海滩玩水，周霞平现在还留着当时在海里拍下的照片。虽然现在回看大家"赤膊"上身，觉得有些不雅，却记录下平时忙碌的医生们在浪花里所留下的难得肆意的珍贵瞬间。

吴乾渝也觉得住在 209 号的几年，让她收获了深厚的友谊，这是一种任何层面都可以相互帮助的情分。当时是舍友，现在即使很久才见一面也是最亲密的朋友，互相聊聊近况，关心彼此的孩子的成长。

在工作上，一群人之间有任何事情都可以相互请教。吴乾渝会邀请他们参与到研究生的答辩中，再比如之前做妇科肿瘤相关的研究，而周先荣有病理实验室，很多事就像这样能够无缝衔接上。

这种密切的关系还为下一代的培养搭建了良好的平台。如果研究有需要，彼此的学生都可以拥有那么多上海顶级的专家作为导师，进行联合培养，这背后所需的是极深的信任。"因为我了解他的专业，知道他做的水平很好，那我们就可以联合开展项目研究"，吴乾渝就有学生去周先荣那里做病理相关的研究。

热火朝天的宿舍日常

对刚进医院的年轻住院医们来说，医院的住宿生活就像是大学宿舍的延伸。徐先明当时就住在半地下室的楼上，同住的人中有一个已经工作了几年才来到医院，相对经验更丰富些。徐先明记得每天一回到宿舍，就要分享遇到的新鲜事，"产科很多东西比较抽象，要自己慢慢摸索，每学会一项技能就觉得又深入一些"。

大家也会在宿舍里交流轮转在不同科室的想法，讨论哪个老师又教了自己什么新东西。比如徐先明还记得那时候计划生育的主任是杜明昆，在计划生育轮转时，回到宿舍他就和舍友描述老师怎么手把手地教学基本技能，后来还因为做得好经常半夜被叫起来做清宫手术。

那时候他的工资是 60 块钱一个月，而每做一台就有 5 块钱，当时靠着自己的努力有这份额外的收入，别人羡慕他时他就回应道"那没办法你们做不来嘛"，轻松地把话题带过。

邵雨一开始到医院的时候，住在建国新路 379 号，在他的印象里，当时要学习，除了看书就是看书，"没有电脑，很多专家的论文都是在宿舍里一个字一个字手写出来的"，当时要查资料只能去图书馆，还要使用繁琐的纸质索引，能查到 10% 想找到的资料已经不错了。即使后来可以复印了，但远还没到普及的程度，4 分钱一张的价格往往让那时一个月工资只有几十块钱的医生们选择手抄，图片就要靠脑子记住。

打印的昂贵也直接影响了那时毕业答辩的准备工作，每到毕业季，宿舍里的头等大事就是互相帮着抄写答辩论文。"老师给修改意见都是手写的，每改一次都要重新抄"，厚厚一沓的毕业论文，要反复修改抄写，一个人手写根本来不及。每个人都会轮到毕业有这样的"求人处"，大家都是相互理解和帮衬。在常才的印象里，每年的三四月份开始就到了忙论文的时候，一路改到六月份，大概要抄个三四遍，遇到很认真的老师甚至还会更多。

段涛记得当时黄元华的导师袁耀萼就是这样，要求十分严格，还因此有个"袁老虎"的外号流传在外。黄元华前前后后至少改了五六遍，是宿舍里最"可怜"的一个，每次修改完的稿子拿回来还是到处是叉，需要继续修改。但也正是这位严师，后来得知黄元华成家生子，去海南后最初日子过得很艰难，便自掏腰包帮助学生渡过难关。"老一辈的教授们看着严肃，人都是很好的"，段涛回忆道。

90 年代的时候可以油印了，要用金属头刻写，在钢板上把字刻在蜡纸上，装上转轮，抹上油墨来印刷。一张纸可以印 500 字左右，虽然不用一遍遍抄写但是前期近百张的刻写工作一个人也是做不完的，需要没毕业的人帮着完成，例如 31 到 50 页交给一个人。就这样，靠着集体的力量，宿舍见证了一年年热火朝天的毕业季。

作为一所教学医院，医院对职工的成长非常关心，不只是住在地下室里的大专家有着艰苦求学的经历，医院对住院医的学习抓得尤其紧，郑怀美教授有空还会到宿舍来看看大家学习的情况。

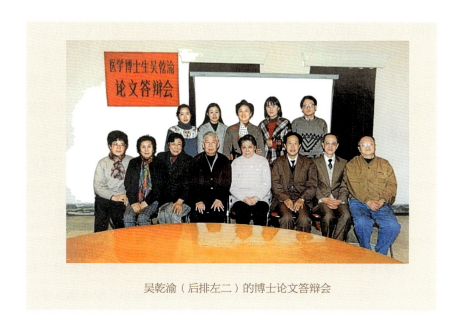

吴乾渝（后排左二）的博士论文答辩会

俞瑾记得自己住在宿舍的时候，王淑贞联系后勤部门安排了王阿姨和老许两位工人负责宿舍的清洁、安全等工作，房间、厕所、走廊、楼梯总是干干净净的。医生们值中班、夜班后一觉醒来已不是用餐时间，他们都会备好点心或饭菜，对每个人的喜爱都是一清二楚。每次感谢他们的时候，他们却说："要让你们吃好、休息好才有力气学习和工作，这是王院长关照我们的，要谢就谢你们的院长吧。"

"大家连躺着休息也会介绍一个自己最近遇到的特殊病例或看到的最新文章，相互交流，共同提高。"院领导的关心让当时年轻的大家养成了良好的学风，相互交流、共同提高，关系也很融洽。

当时的妇产科学博士点不多，1992 年到 1995 年，吴乾渝在上海医科大学妇产科学专业攻读研究生，也因此来到医院工作。

在她的印象里，医院会安排两节晚自习，让专家们来上课，"无论你是多大的专家，也都是雷打不动来上课"，她认为医院能坚持这个模式那么多年，体现的正是在教学上一以贯之的严谨。

朱铭伟也记得，那时候黄浦院区门诊大厅的一楼有个类似大教室的房间，每周二和周四，给住院医们开的两节晚自习就在那里举行。

其中，就有郑怀美教授的英文文献阅读课程。她自编教材，油印出来，人手一本，教授了许多文献检索和阅读方法。每周的晚自习，还有轮流上台交流所读文献的环节，用现在的话说就是"做 pre"，在交流学习中更好地吸纳知识。

"我们那时候规培就是把你当成熟的医生用"，朱铭伟做住院医的时候，是好几个人在一个大诊室里一起看诊，有所谓的"上级医生"和"下级医生"，"上级医生"自己看诊的同时会留意下面的看诊情况，不足的地方会进行提醒，使住院医们在实践中不断进步。

朱铭伟形容这样的关系就像是师兄弟，后来他也成了别人的"师兄"，一直到今天在医院碰面，有时也会遇到有"师弟"脱口而出亲切地喊他"上级医生"而不是叫名字的情况。

医院曾经的党委书记杨国芬还是小医生时住在方斜路 506 号，从506 号的门口进来，来到中间的露天区域里，沿着木质楼梯上二楼，就能到女住院医们住的地方。

杨国芬记得住在里面时，医院对学习抓得特别紧，晚上还会有人来监督大家是不是都在宿舍里学习。每当木楼梯发出"嘎吱嘎吱"的声音，大家就知道是检查的人来了，马上打起十二分的精神，"怕你晚上不在房间里待着读书，出去谈恋爱咧"。

艰苦却团结的集体生活

住在半地下室里的一般都是医院一路培养起来的博士们，一群人背景相似，话题就很多，很聊得来，几家人常常在一起吃饭，尤其是逢年过节，平时奔波忙碌的大伙儿凑在一起，地下室就热闹起来了。

半地下室一进来的公共区域，是公用的做饭的地方。不比现在的脱排油烟机和燃气灶，以前只有蜂窝煤、煤油炉，每户人家的灶子都靠在墙边依次放好。做了什么好菜大家会一起吃。吴乾渝因为是贵州人，炒菜的时候都会放辣椒，香归香，但因为地下室的排风不良，做菜的时候大家往往都被呛得躲了出去，等到她做完了，所有人又都跑回来要夹一筷子尝尝。

有趣的是，几乎每家人家的男人都经常做饭，李大金就是带头买菜、做饭的那个人。"大金院长的老婆当时是6病房的护士，就是有他们一家领头，下面才那么热闹！"住在旁边方斜路506号的耿立红，虽然只在那儿待了短短三年，也对热闹的地下室影响深刻。

那时，白大褂都要自己洗，不像现在有专人清洗，506号的职工们洗完衣服就会放到四楼的晒台上晒干。有一次，下了很大的雨，晒台的下水口被树叶堵住了，雨水涨满了整个晒台。当时的这些房子排水、防水措施不如现在完善，晒台上的水很快通过房间的墙壁渗了出来，房子里瞬间全都遭殃了。这种情况下，住在附近的所有人都一起来帮忙，大家接力一点点徒手把水铲出去。

大吉路290号的地下室因为地势低洼，淹水也是家常便饭。有次下雷雨，地下室里涨水，吴乾渝家里的拖鞋都随着水位上涨漂了起来。丰有吉是当时的院长，晚上还到地下室来帮着一起舀水出去。医院也对地下室的特殊地势比较关心，每年防台防汛的时候都会来提醒不能把电器摆放在地上，以免进水发生意外。

周先荣记得，半夜大家都在睡觉，下雨了都不知道，技工间的师傅就过来在门外大声喊"落雨啦！落雨啦！马上要淹了"，大家就半夜起来，结果一起来发现不仅是入口处水在往里灌，下水道也喷涌而出。"这种时候最开心的就是那帮小孩，在那里舀水。"结果有次舀着舀着，竟然发现有条蛇趁机钻了进来，几个小孩害怕得睡不着，只能又忙活了大半夜，最后从王丽的家里把蛇揪了出来。

忆起从前宿舍的集体生活，耿立红最感慨的是团结，"以前条件不好，但是人都很单纯，就是简单的关心和互相帮助"。

1988年，上海暴发甲型肝炎，医院就把当时的礼堂辟为职工病房。

那一年，朱铭伟正好转到礼堂楼下的传染病房，碰上甲肝暴发，他一待就是大半年。"整个礼堂都躺满了"，人手紧缺，来看病的人却不会少，"病房还是要运行的，门诊还是要看的，妇科那么多刀还是要开的"，健康的职工依旧忙碌在自己的岗位上。

朱铭伟记得那么多职工只有一位医生负责专门照顾，由于甲肝的传染性，不能和其他病人共用仪器，医院便调来一台旧的 B 超机，专门给职工检查。机器解决了，谁负责做又成了问题，人手实在不足，最后只能边学边做，"我们就靠着一些资料图片，自己给他们做、看报告，所幸要求不是很高"，朱铭伟回忆道，当时大家就这样一起撑了过来。

晚上有空时，大家还会去礼堂看望住在那里的生病职工。放在平时也是一样，宿舍楼里有人生病了，就用电炉炖了鱼汤送去。吴乾渝记得，有一次生病了，因为同住在地下室的李大金的夫人是护士长，会在家里帮她打补液。

因为都是医护人员，不仅互相照顾起来方便，而且生活在一起还能及时发现问题。耿立红记得有一回，在宿舍里比谁腰更细，摸着摸着，摸到有人身上有硬块，最后去查是卵巢癌，还好在这样的机缘巧合下发现得早，及时得到了治疗。

青葱岁月的另一个切面

那时不把护士、医生分得很清，认识久了都会互相串门，男男女女也都在一起玩，正是谈朋友的年纪。大家住在一起自然少不了八卦和起哄的时候。

有人要请客吃饭，结果大家到了现场却发现他被医院里年轻的女孩子们围住脱不开身，已婚的就要调侃一句"都拎得清，你看没人来找我"；有人假装舍友的口吻写信寄给舍友的夫人，收件人却故意写了其他女孩子假装是寄错了，等着看好戏，没想到被舍友的夫人一眼看穿；还有明明大家都心里门清他俩是一对，两人在公共场合还要装作不熟，走在一条路上还要靠两边走，有人就用上了激将法，故意走到女生边上把手搭在肩上说笑，听说要吵架更是看热闹不嫌事大……现在回想起来，都是那个年纪才会有的相互逗趣，总是乐此不疲，带着求学的青葱岁月特有的傻气。

宿舍里大家不乏娱乐活动，耿立红记得有个女生打牌、弹乐器、唱歌、跳舞，样样都会，大约是 1986 年过年或是国庆节时，她凭借一首《冬天里的一把火》在医院"一炮而红"，在宿舍里大家有空也会听她弹弹吉他，一起唱歌。

耿立红的房间里还有一个"之前的人"留下的电视，只不过年代久远了，拉出去的天线经常收不到信号，很多时候打开是雪花屏，更像是一个摆设，倒是让人看着开心。

徐先明也热爱唱歌，每年过年时的联欢晚会，都能看到他的身影，"我可能也是有点小走调的，但他们说我唱得好，我就年年都去独唱表演"，他喜欢唱民族歌曲和军旅歌曲，《小白杨》就是他的拿手曲目之一。

半地下室宿舍里的卡拉 OK 机却是个"真家伙"，就在吴乾渝一家

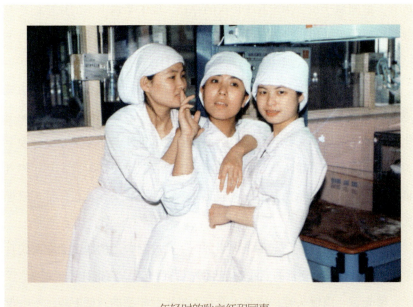

年轻时的耿立红和同事

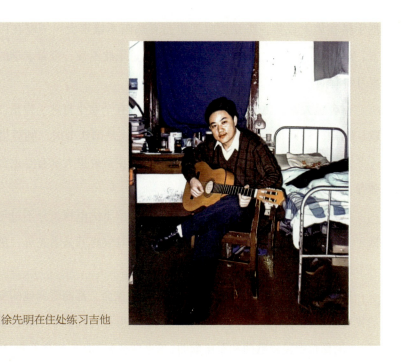

徐先明在住处练习吉他

的房间里，6 平米的房间略显拥挤，卡拉 OK 机就挤在床头边的窗台上放着。这间屋子也因为卡拉 OK 机的存在，成了半地下室的住户们平时放松娱乐的根据地，房间里总是很热闹，除了唱歌，还会一起吃饭，下"四角大战"，也就是军棋，两两配合模拟打仗的游戏。

男职工们更多的是打牌、打麻将这类娱乐活动，很多人都会跑去观战。当时的工资一共也没多少，输了是不来钱的，就用夹子夹在耳朵上当作惩罚。虽然不来钱，赢了的激情和钻研的劲头是不减的。有回晚上声音太大，引来了联防队，来的人凶得不得了，结果那时大家都年轻气盛，被大呼小叫地教育着，还不忘反呛一句，"都说下半夜了，你们吼那么大声好吗？"

除了一家人住在一起的，大多数时候住在宿舍里的职工会在医院食堂解决一日三餐。食堂的点心物美价廉，品种也多，有馄饨、袜底酥、饺子、蟹壳黄、肉馒头等，还有《繁花》里排骨年糕的"低配版"——没有排骨的年糕配酱。

徐先明是安徽人，安徽菜口味偏咸偏辣，这让刚来上海的他对糖醋排骨这类甜口的菜很不适应。但他直到现在也记得食堂的大灶做出来的红烧大排和肉丸却很对他的胃口，是他的心头好。

最早的时候，食堂收费比较"笨拙"，都是去吃的时候签个字，第二天按照名单到病房来收费，有一段时间还用过类似饭票的东西。耿立红有次买了食堂的夜点心给住院待产的同学解馋，以至老同学至今对红房子医院的点心流连忘返。

宿舍本身没有做饭的条件，却阻止不了偷偷"创造条件"。职工们会用电炉在寝室偷偷煮东西吃，而当时，电炉也不是随便能买到的，只晓得宿舍的电炉是之前住的人留下的，新搬来的人就"继承"下来，搬走了也不带走，就这样循环往复。住在宿舍里的人在变，电炉却像传家宝一样代代相传。

以前宿舍周边还有许多路边小吃，分布在大吉路、肇周路，职工们都是这些"黑暗料理"的常客。其中，有一家柴爿馄饨很有名，店主是一位精明能干的农村妇女，胖嘟嘟的，留着很长的头发编成麻花垂在身后，职工们也因此称之为"大辫子馄饨"。每到晚上九十点，这家三轮车小摊就会准时开到大吉路方斜路路口，"养活"了一代代上夜班的红房子人，用当时医务人员的话说，上夜班时不来一碗"大辫子"馄饨总是说不过去的。

除了医院职工之外，急诊的病人和家属、夜晚忙碌的出租车司机都是这里的常客。夜晚的路边，几张小桌，数把凳子，一碗飘香的馄饨，一群夜晚忙碌的人，身心在这里短暂被抚慰。

一幕幕宿舍的生活，林林总总、细细碎碎，却拼出百年红房子的另一个切面，宿舍里的研究生、医生、护士、大专家，有别于医院里清一色的"白大褂"，在这里他们是生活的，更是生动的，这里上演着如今看来许多个忍俊不禁的画面。

时光带不走的记忆

如今，时光流转，很多老房子已经不在了，或者已转为他用，时光带走了老房子，却带不走记忆，一段段炙热的年代里，一代代红房子人在这里成长起来。

这些宿舍楼不仅记录着个人职业的成长、医院的发展，也承载了这么多生活中酸甜苦辣的回忆。那么多拯救患者、做出重要科研突破的人，他们也是普通人，也会有轻松幽默的一面，也一样会面对生活的苦恼。每一位普通却又独一无二的红房子人，共同构筑了医院 140 年一路走来不平凡的历史，这段历史从来都是"与我有关"。

一代代红房子人中，既有土生土长的本地人，也有带着理想来到红房子的全国各地的优秀人才。时至今日，每年仍有众多来自全国各地的优秀毕业生选择上海、选择红房子，借助这一平台服务更广大的女性群体。无论来自哪里，上海都以海纳百川的城市精神，回应一颗颗渴望悬壶济世、守护妇幼健康的赤子之心；提供更广阔的平台，让他们得以施展拳脚、实现抱负，在追寻个人价值的过程中与城市发展的脚步同频共振，反哺这座带来机遇与挑战的城市。曾在此工作、生活的每位红房子人的记忆，都是这座城市的时代记忆中不可替代的独一份。

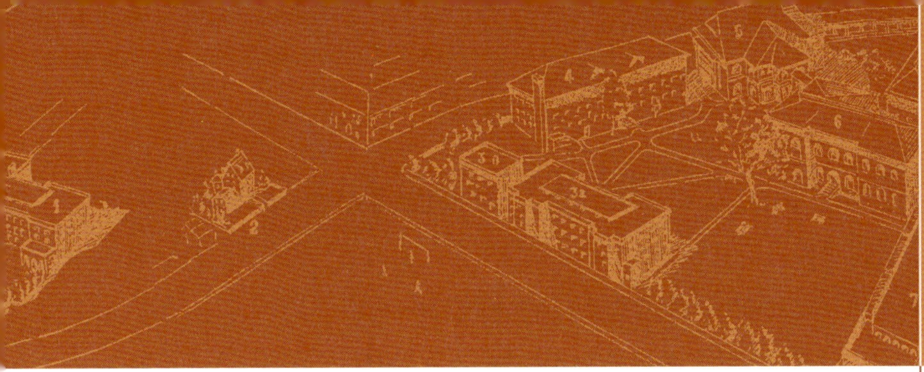

聚力、引智、孵化，
打造妇产科领域的"人才库"

崔思桐　单颖文

人才是第一资源。百年育才路，悠悠仁者心，是红房子医院140年来人才培养与管理实践的生动诠释，也是对医学精神与人文情怀的崇高致敬。

新中国成立之初，百废待兴。王淑贞老院长引领老一辈红房子人在"育"上深耕，通过"每周二集体学习"、院长负责制、总住院制度等建章立制，打造人才辈出的"孵化器"，奠定了红房子重视人才培育的传统。

厚积薄发，扬蹄奋鞭。改革开放以来，以袁耀萼、李超荆、陆湘云为代表的红房子人在"用"上发力，通过抓住人才培养转型关键期，从无到有筹建妇产科研究所，开辟知人善任的"用武地"，培育了大批科研型人才。

点燃星火，成就丰碑。红房子被誉为"人才摇篮"，黄元华、王玉东、姚吉龙、徐先明……从这里走向全国。红房子在"供"上担当，为国育才，铸就释放效能的人才"枢纽站"，承担起多地妇产科建设重任。

征途漫漫，上下求索。步入新世纪的红房子秉持"博爱、崇德、传承、创新"的传统，在"引"上借力，积极引进领军式人才等国内外人才，并以王淑贞基金等为青年人才提供更多"走出去"的机会，打造求贤若渴的"磁力场"，让更多青年医生拓宽国际视野。

以中国式现代化全面推进中华民族伟大复兴的新征程上，人才作为战略性资源发挥着根本性、决定性、全局性作用。厚植沃土，守正创新，当前，红房子人在"留"上用心，通过启动"拔萃人才计划"，在国际舞台打响品牌，筑牢人才济济的"蓄水池"，让老一辈红房子人的光荣传统在新时代熠熠生辉。

以人才带队伍，以科教促发展，以医道筑未来，红房子始终以高质量人才队伍建设推动医院高质量发展。时至今日，医院已有1名973首席科学家、2名万人计划领军人才、1名国家杰出青年基金获得者、2名国家级四青人才、1名新世纪百千万人才、1名教育部新世纪优秀人才、6名上海市领军人才、5名上海市优秀学科带头人等一批学术骨干人才。妇产科学科已成为教育部重点学科、上海市重点学科；妇科和产科双双入选国家临床重点专科建设；中西医结合妇科也被国家中医药管理局列入"十二五"重点专科。医院还承担妇产科学国家精品课程、上海市精品课程的建设任务，并相继成为首批上海市住院医师规培及专培基地之一。

建章立制，"育"上深耕打造"孵化器"

红房子医院，是中国首家妇产专科医院，由美国人玛格丽特·威廉逊在1884年捐资创办的西门妇孺医院发展而来。当时的中国时局动荡，缺少为妇女服务的现代妇产科，妇科疾病无法得到有效治疗，导致国内孕产妇死亡率较高。同时，由于当时女性普遍思想仍受到禁锢，有强烈的病耻感，对妇科疾病总是遮遮掩掩，宁可经历漫长的苦难与折磨。

"赴美留学的最终目的是将先进的现代医学知识和新技术带回中国，建立中国妇产科医学体系，改变女性对妇科疾病羞于启齿的固有思想，更好地为中国妇女服务。"带着这样的想法，1926年，中国女医生王淑贞从美国约翰·霍普金斯大学医学院毕业后，毅然踏上归国之路，成为西门妇孺医院第一任华人科主任，创建了我国医学史上第一个妇科。

作为我国第一位获"庚子赔款"赴美留学的女医师，王淑贞天资聪慧，勤奋好学，仅用3年时间就完成了4年的大学课程，获理学学士学位，黄皮肤黑眼睛的她为祖国争得了荣誉。回国这年，她27岁，自此开启

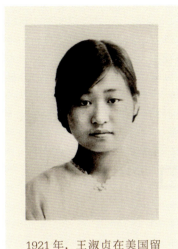

1921年，王淑贞在美国留学时的照片

了与红房子长达60年的情缘。1933年，兼任私立上海女子医学院教授的王淑贞，成为该学院首任中国籍院长。1952年，西门妇孺医院与红十字会第一医院（今华山医院）妇产科、中山医院妇产科合并成立上海第一医学院妇产科学院，王淑贞出任首任院长。

在王淑贞看来，年轻医生是医院的未来，是推动临床学科发展的不竭动力。因此，在建院初期，她着力建章立制，在"育"上发力，打造人才"孵化器"，建立了完善严格的人才培养及管理制度。

一方面，重视外语的学习与应用。作为一名早年留美的医学博士，王淑贞在查房时，以身作则用英文查房，要求所有医生也必须用英文记录、回答。此外，她要求学生的论文也要用英文书写，并由她亲自审校。在那段艰苦的岁月，她带领医生们每周二晚上进行英语学习，希望更多的青年人能掌握英语这个国际通用语言，有能力去研读更多的国外文献，能与国外同行进行学术交流，博采众长。她总是说："要提高专业技能，就要不断掌握国际最前沿的技术，就必须学会英语，这是一种工具，也是沟通的桥梁。"严敬明教授回忆："王院长的高标准严要求让我们不敢懈怠、不敢偷懒，想到下一节课要一一过堂，学习就会自觉起

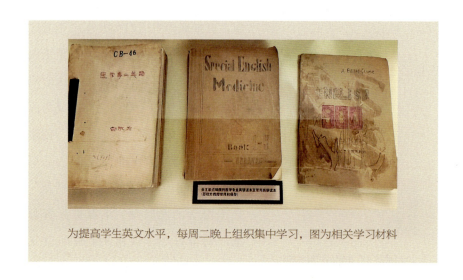

为提高学生英文水平，每周二晚上组织集中学习，图为相关学习材料

来。"每一节课，她都亲自备课选题。课前，学生们会将翻译成中文的书稿交给她批改。她会在每次上课前一一指出大家的问题，并在课堂上讲解和评论，从不间断，即使到北京开人代会也会来信布置下一堂课的作业。在王淑贞院长的言传身教下，红房子人学习英语的热情高涨，英文水平整体提高，促进了红房子医院在妇产科领域与国际学术界的交流，也为红房子医院成为国内外学术交流中心奠定了基础。每周二集中学习的传统，一直延续至今。

另一方面，创设院长负责制，加强对医院临床诊疗、学生教学的全面管理和统一领导。红房子在创立初期规模不大，王淑贞采用院长负责制，全方位地参与医院管理工作，对于青年医生的带教和培养王院长也是亲力亲为，让青年医生从思维方式到临床经验都实现质的提升。俞瑾教授回忆："在病例讨论时，王院长总是让低年资住院医生发表意见，其他医生逐级补充和讨论。王院长会让一位医生来总结，她自己最后总结发言，并要求在下一次总查房时一定要汇报上次病例的处理情况。在医疗质量总查房时，王院长也会严格地指出不足和错误，并在追问中说明道理，让你心服口服。"在王院长的带领下，医院形成浓厚的"传、帮、带"氛围，从著文、讲课、编写教材，到门诊、病房，全方位做好对青

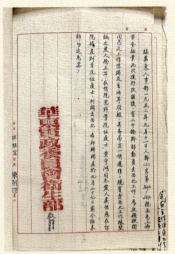

1952年，为响应支援西北的号召，我院徐正华、虞信慈随家属调动至西北工作。图为人事调动函

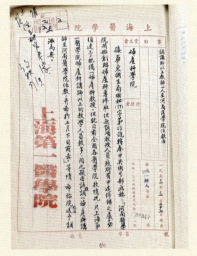

1953年，河南医学院创办妇产科研修班，因缺少教职人员，请求上海第一医学院支援教师一名。图为人事调动函

年医生面对面地指导，"学无止境，诲人不倦"这是红房子人传承至今的医学态度。

同时，创立了总住院制度，在岗位上全面锻炼青年医生的综合素质。当时的总住院医生负责全院的医生排班，并要求总住院医生对医院的文化、全院上下百十号医生的能力和优缺点都有全面了解，培养协调能力。总住院医生还要有很强的身体素质。当时全院两个总住院一起搭伙干一年，隔一天就要值夜班，第二天出夜班还要查房、写病史、做手术。经过一年总住院医生的磨炼，青年医生得到快速锻炼和成长，基本可以独当一面。据上海市第一妇婴保健院原院长段涛回忆，他在红房子做总住院医生时，手头有本"阎王账"，记录了红房子几十年以来的医生排班表——那是一位位总住院医生传下来的，是一代代青年医生的成长印记，也是老牌医院沉淀下来的文化传承。

在王淑贞老院长的影响下，医院人才辈出，走出了一代代妇产科学精英，如郑怀美、袁耀萼、李涌弦、李超荆、张惜阴、朱关珍等，他们继承并发扬了王淑贞院长的精神，扎根红房子，为医院奠定了扎实的人才基础。在新中国成立后，红房子人积极响应国家建设的号召，一批青年医护人员，如邹鹏、徐正华、虞信慈、黄佩贤、孙慧伦、徐桂珍等，从红房子走向医疗水平较为薄弱的西北、东北、华北、中南等地区，将先进的妇产科学理论和技术带到祖国的大江南北，为千千万万的中国妇女带去新希望。

培养转型，"用"上发力开辟"用武地"

当改革开放的春风吹向全国各地，红房子人也争分夺秒地开展科学研究。红房子创设的"上海第一医学院妇产科研究所"，是国内最早一批医学基础研究机构，也是上海卫生系统成立的第一家医院附设研究所。

时间回溯至 1978 年，时任妇产科医院副院长的袁耀萼教授，参加了卫生部组织的人类生殖和计划生育考察团，先后前往英、美、法等国参观学习。走出国门的她，看到了欧美国家在生殖免疫学领域取得的优异成绩，深刻意识到基础研究的重要性——作为一名临床医生，不仅要为患者治好病，更重要的是要搞清楚疾病的发病原因及机制，从源头上控制疾病的发生，"治已病"更要"防未病"。回国后，她参考国外理念，结合医院的发展状况以及妇产科研究室的建设经验，向王淑贞院长提出必须加快妇产科研究所建设的建议，并提出调整人才培养模式，向科研型人才培养倾斜。这时的红房子，要在"用"上发力，为更多人才开辟"用武地"。由此，红房子逐步添置实验室设备，建立工作制度，完善操作流程。1978 年 9 月 25 日，国家卫生部批准成立"上海第一医学院妇产科研究所"。1979 年 5 月，妇产科研究所正式成立，王淑贞任研究所所长，袁耀萼、李超荆、陆湘云任副所长。至此，妇产科医院研究所初具雏形。

当时，生殖免疫学科在国际上刚刚起步，在国内尚未开展这项工作，

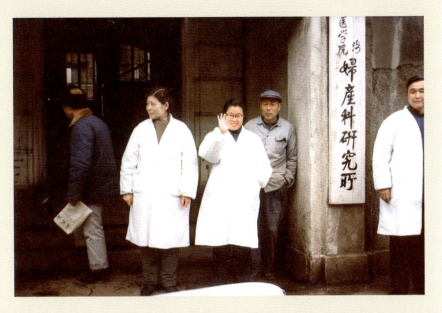

袁耀萼（左三）、李超荆（左二）与邴圣民（右一）在研究所门前合影

研究所的老一辈教授们担负起妇产科前沿学科基础实验室的建设任务，从零开始搭建中国生殖免疫学科体系，还承担着加紧培养新生力量的重任。提到研究所建设初期的这段往事，袁耀萼教授回忆："那几年的日子，大家都是在紧张忙碌中度过的，虽然做了些工作，但总感到时间不够用。我虽然年纪大了些，精力不如过去充沛，但身体状况还好，所以趁现在把自己的经验传授给年轻人，培养好研究所接班人。"在担任医院和研究所领导期间，袁耀萼教授曾先后选送四位同志出国学习、进修，回国后她们都在研究所各自的岗位上发挥着顶梁柱的作用。正是这种对人才的重视、培养和遴选以及自身严谨的学风，为红房子培养了一批信念坚定、治学严谨、勇于探索的科研型人才，使得研究所从技术员到负责人，自上而下都透着一股纯正的学术科研作风。在老一辈教授的带领和努力下，研究所得到了蓬勃发展，科研型人才辈出，使红房子的生殖免疫学术水平始终处于全国领先地位。

20世纪80年代，从苏州医学院毕业的李大金，对"风湿病免疫"

403

心向往之，却阴差阳错被分配成妇产科大夫来到了红房子。信念坚定的李大金从未放弃对免疫学研究的探索，他积极调整方向，选择了与妇产科关系密切的新兴学科——生殖免疫学作为主攻目标。他先后考取了上海医学院妇产科生殖免疫学硕士、博士，成为擅长生殖免疫和中西医结合的李超荆教授的第一个博士生。在恩师的言传身教下，李大金凭借着执着的追求和坚韧不拔的毅力，坚持基础与临床研究相结合、中医与西医相结合，在生殖内分泌—免疫调节、母胎免疫调节、生育免疫调节等多项研究中取得突破性进展，带领自己的团队跻身国际生殖免疫学前列，走出了中国生殖免疫之路。

1999年，李大金任妇产科研究所所长。他上任后同样十分重视人才培养，进行了一系列改革。为了充分调动科研人员的积极性，鼓励创新，李大金探索研究所科研业绩量化评价体系，将研究所人员的论文发表情况、科研经费情况、科研成果情况逐一赋分，三年滚动累计，并与评优

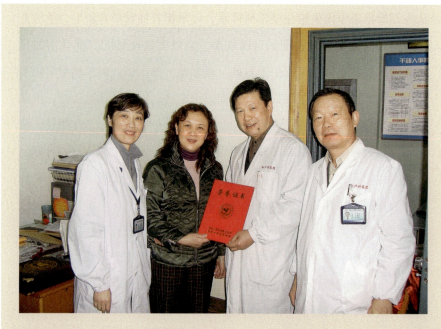

李大金（左三）与丰有吉（右一）等在一起合影

评先及绩效分配相挂钩。公开、透明的考评机制，极大地调动了人员的工作积极性，该评价体系也成为红房子沿用至今的科研绩效奖励机制的雏形。评价机制的有效运行，显著提高了研究所科研产出，建立了合理的中青年人才梯队，形成了人尽其才、资源配置合理、科研业绩评价客观的管理机制。

作为研究生课程"临床免疫学"教学组组长，李大金在教学工作中倾注了大量心血。他编制并不断更新教学计划，主编并出版了《临床免疫学》《生殖免疫学》等教科书，为培养生殖免疫学专业人才不遗余力。在他的建议下，一系列教学改革措施应运而生。考核机制方面，他提出博士研究生的考核不该沿用传统的笔试形式，而是要充分考查学生的科研素质，让学生查阅文献，结合自身研究方向撰写一篇与免疫相关的综述，并采用汇报的方式进行，通过专家提问、综合点评来进行考核。该建议的提出，从一定程度上改变了传统的应试制度，更有针对性地考查学生的科研潜力。作为导师，李大金在学生的心中是严谨认真、求真务实的"严师慈父"形象，他的学生回忆："记得有一次李老师去杭州出差，因为当天晚上会开组会，他连晚饭都没吃就往回赶，通知大家一小时后照常组会。当他饥肠辘辘出现在会议室，就是为了指导学生的课题设计的时候，我们无一不被老师的敬业精神所打动。老师都这么重视学生，我们哪里还有理由偷懒？"

经过40多年发展，如今的研究所已实现了从无到有、从有到优的跨越。通过基础研究与临床研究紧密结合，红房子抓住了人才培养转型的关键期，为我国妇产科领域培养了一批业务能力扎实、科研思维活跃、敢想敢干的研究型人才。

春风化雨，"供"上担当铸就"枢纽站"

古今相继，内外兼修，红房子孕育了一批批医术精湛、医德高尚的妇产科学领域杰出人才，被誉为"人才摇篮"。作为"国家队"，红房子对人才的培养从来不是局限的、为己所用的，而是承担起为国培育妇产科人才的重任，成为人才"枢纽站"，以开放包容的态度源源不断地向全国各地输送专业人才，让前沿的临床诊疗技术在大江南北生根发芽，遍地开花。一代代红房子人以此为起点走向更广阔的舞台，为千万妇女带去新的希望，点燃星星之火，筑起一座座丰碑。黄元华教授现任海南医学院副校长、享有国务院特殊津贴专家等多项荣誉。黄教授师从袁耀萼教授，1990 年毕业于上海医科大学，获得硕士学位。当时的海南医学发展相对落后，生殖医学领域还是一片荒漠，毕业后的黄元华毅然选择来到海南。年轻而充满干劲的黄教授勇敢地叩响了生殖医学之门，在我国生殖医学的荒漠中开辟出一片绿洲。黄元华教授谈到在红房子医院的求学经历中令他感触最深的就是红房子的"求实"精神。他强调："红房子医院在培养学生的过程中，注重实际的临床操作和科研训练，而不是空谈理论。"在红房子医院接受的严格培训和严谨作风，使他在科研和临床工作中受益匪浅，也为他在海南开创生殖医学事业奠定了坚实的基础。

中国福利会国际和平妇幼保健院院长王玉东教授，博士期间师从李超荆教授和李大金教授。在红房子医院读博期间，他感悟到"红房子不仅鼓励了每位学生追求专业上的卓越，还赋予创新的自由和支持。这种关注和培养，使得红房子医院不仅在技术上领先，同时也形成了低调、严谨、踏实的工作作风"。"医乃仁术，医要精诚"，王教授在红房子医院最大的收获是对科学技术探索和人文精神的深刻体悟。他始终坚信，一位医生的优秀不仅体现在其精湛的医术，更要学会与患者沟通，好的医疗是技术与情感的充分融合。他也将此理念应用于日常工作中，用心用情地为万千妇女解除病痛。深圳市妇幼保健院原院长姚吉龙教授是郑怀美教授的关门弟子。回忆起在红房子求学的点点滴滴时感慨万千，他说："无论我走到哪里，都非常感谢母校对我的培养，为我打下了坚实的临床及科研基础，也使我有底气不断接受新的挑战。"谈到在红房子求学的收获，姚教授说，红房子对青年人的培养是全方位的，立德、立能、立心三位一体，让学生综合素质得到提升；同时重视学术传承，也

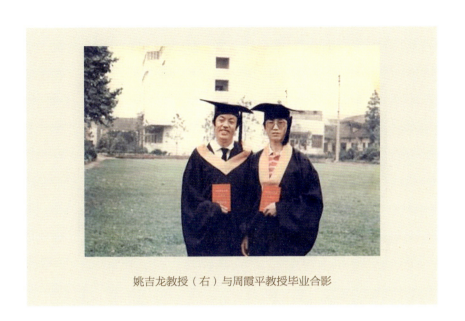

姚吉龙教授（右）与周霞平教授毕业合影

会定期对青年医师进行严格考核。郑怀美教授以及其他老师重视言传身教，他们严谨、谦逊、务实的作风也深深地影响着青年。如何做一名"好医生"，他们就是身边最好的榜样。姚吉龙教授先后培养了30余名硕士、博士，深深地将红房子精神践行在学生培养的点滴之中；正是得益于红房子的教导，也使他成了学生心中的"好导师"，患者心中的"好医生"。

　　徐先明教授现任上海市第一人民医院产科主任、上海市危重孕产妇抢救中心主任、中华围产医学会常委。徐先明教授师从妇产科学界泰斗庄依亮教授，谈起来到红房子求学的经历，徐教授笑称是因为研究生考试专业调剂时的一场"意外"，从此开启了与妇产科长达30多年的不解之缘。回忆起在红房子学习的经历，他说道："红房子给年轻人自由发展的空间，我的导师庄依亮教授就是这样，刚入学时并不会给学生规划研究方向，而是让我们先去看看领域顶级期刊和英文杂志，自己去发现兴趣点。"也正因如此，使刚入学的徐先明教授对妇产科形成了系统的认知，打下了坚实的研究基础。谈到培养模式，徐教授感慨道，红房子会对发生的严重医疗事故、严重并发症组织全院层面的大讨论，对问题进

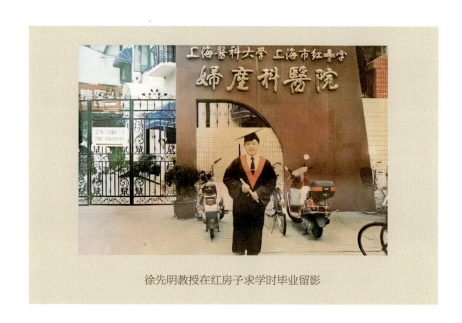

徐先明教授在红房子求学时毕业留影

行深度剖析，找出存在的关键问题；另外每个月都要进行科室小结，对不良妊娠结局、临床指征进行点评，提高对产科安全的关注度。严谨、务实是每一个红房子人永不褪色的标签，当徐教授在外院走上管理岗位，也将红房子模式复制延续到产科管理中，为学科的蓬勃发展提供不竭力量。

桃李不言，下自成蹊。多年来，红房子培养了一批技术优良、甘于奉献的妇产科优秀人才，如张俊慧（美国耶鲁大学教授）、段涛（上海市第一妇婴保健院原院长）、程蔚蔚（中国福利会国际和平妇幼保健院原院长）、张玉泉（南通大学附属医院妇产科学科带头人）等，他们秉承红房子人严谨、务实、低调的精神，以红房子为起点走向全国各地，在不同岗位上为除妇女之病痛的共同目标而上下求索，不懈追求。

突破瓶颈，"引"上借力打造"磁力场"

随着科学技术飞速发展，在机遇与挑战交织的世界舞台上，各领域人才竞争日趋激烈。医院的发展，归根到底取决于人才的发展。面对人才竞争的新形势，红房子也遇到了发展瓶颈与新挑战。譬如，医院部分学科的人才队伍出现"中间大""两头小"的现象，有潜力且有望冲击国家高层次人才的骨干力量数量有限，动力不足。为此，红房子在"引"上借力，积极打造求贤若渴的"磁力场"。

原院长徐丛剑曾多次强调，要不惜一切努力，引进三个层次的人才：一是引进领军式人才，目前医院没有自己培养的杰青、长江学者，没有大项目，这是在与兄弟医院进行学科比较时明显感觉到差距的地方，对于领军式人才哪怕引进后证明是失败的，也要大胆去尝试；二是引进副高以上、40 岁左右的临床或科研型骨干；三是引进 35 岁左右的妇产科专业人才，对于非妇产科专业，尤其是麻醉、病理、超声、新生儿等几个紧缺科室，要在编制等政策上进行倾斜。

在学校的大力支持以及医院领导班子的共同努力下，近年来，红房子引进院士团队 1 个、杰青等国家级人才 3 名、青年人才 18 名。医院积极帮助引进团队与本土团队充分融合，为引进人才提供更强的经济保障、

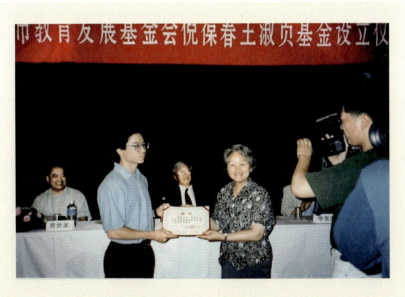

1999 年，倪葆春王淑贞基金设立，更多青年人获得出国深造机会

更优的资源配置、更大的平台支撑，努力通过科学引才为医院学科发展提供新活力。

除了"引进来"，红房子一直以来坚持开放包容、注重国际交流的传统，积极搭建交流学习平台，更为青年人才提供更多"走出去"的机会。王淑贞教授过世后，其全部房产、家产捐献给医院，于 1999 年设立王淑贞基金，用于奖励和扶持青年人才，为医院人才培养继续贡献力量。原宫颈与阴道早期疾病诊治中心、宫腔及输卵管疾病诊治中心主任隋龙教授，是较早一批接受过王淑贞基金资助出国进修的专家。他说："王淑贞基金的创立背景对于当时的年轻医生是很有历史传承的震撼力的，也深深被前辈无私关爱青年人的情怀所触动。我从 2003 年来到医院后，了解到有这个基金，是非常希望可以有机会申请到的，因为在这之前除了参加短期会议，能够真正进入国外顶尖妇产科医院学习的机会是很少的，从个人角度是非常期待的。"谈到外出进修的收获，隋龙教授说："这次进修收获还是非常大的。当时我去哈佛医学院的 Beth Israel

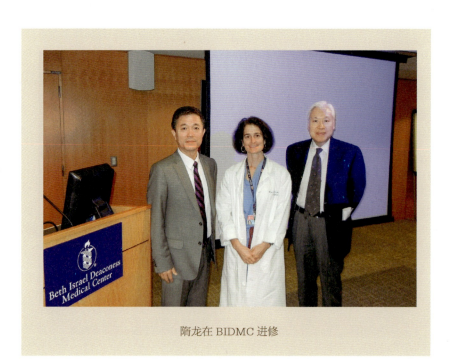

隋龙在 BIDMC 进修

Deaconess Medical Center（BIDMC）进修，直观认识到当时我们医院在门诊就医流程、手术人文关怀、科学研究以及信息化程度方面还是有着较大差距。通过导师的介绍，我有机会到全美排名前十的妇产科医院以及顶尖的实验室进行参观学习，了解一些我感兴趣的宫颈癌及 HPV 相关的最新进展。在 2011 年回国后，最早应用高分辨率肛门镜技术开展肛周病变的诊疗，经过多年来临床研究的开展，我们现在也牵头制定了肛门上皮内瘤变诊治专家共识，这个技术就是当时在美国学到的，对科室未来的发展产生了重大影响。"自 2000 年以来，王淑贞基金共资助 26 人，帮助青年医生提升临床专业技能，拓宽国际视野。此外，多年前，医院与新西兰奥克兰大学签订了协议，每年通过打擂台选拔一批年轻医生进行 3 至 6 个月的培训。

通过"引进来"和"走出去"双向发力，红房子进一步揽才聚智，让更多海内外人才"为我所用"，成为科研创新的中坚力量。

打响品牌，"留"上用心筑牢"蓄水池"

在做好人才引进工作的基础上，下一步需要思考的关键问题，是如何结合学科特点，激发本土人才的发展活力，构建层次分明、科学有序的人才梯队。聚焦妇产科重大疑难疾病防治，红房子在"留"上用心，筑牢人才济济的"蓄水池"，打造妇产科基础和临床研究高峰、成果转化高地、人才培养基地，承担起国家队的使命。2016 年，原党委书记华克勤带领党委班子牵头筹备"拔萃人才计划"。她谈道："随着党管人才内涵的不断加深，对于党委也提出了新的要求，要确保人才工作把准大局、方向、战略、定位。我觉得在人才管理方面，党委还是要有切实的行动和作为，医院的人才培养要有体系、有层次、有梯队。对标国家级的人才项目（如优青、杰青）选拔的年龄要求，提早进行重点人才的培育。"在制定培养计划的过程中，医院党委广泛听取学科专家及青年人才的想法和意见，同时对医院的人才储备情况进行全面摸排，对每位人才的科研成果进行量化评分，科学选拔出一批具备培养潜力的后备力量。

经过多轮评议和修订，自2018年起，医院启动了第一期"拔萃人才计划"，2020年起"拔萃人才计划"受益面拓宽至3个类别：青年培优型、卓越科研型和创新团队型。抗击新冠肺炎疫情的三年间，尽管医院经济运行压力极度紧张，仍先后划拨1500万元专项经费支持"拔萃人才计划"，迄今共计19名"培优青年"、61名"拔萃卓越"骨干专家和12个临床创新性团队受益，先后获国家科技进步二等奖1项、科技部创新团队1个、国家重点研发计划项目5项、国家自然科学基金创新研究群体1个、国家自然科学基金重点项目及重大研究计划等12个、国家万人计划3人、长江学者1人、国家杰青1人等；产生上海市领军人才、上海市优秀学科带头人等不同年龄层次的学术骨干人才62人次，有力推动医院高素质人才队伍建设。

2023年，姜桦接过红房子管理的接力棒，担任复旦大学妇产科医院

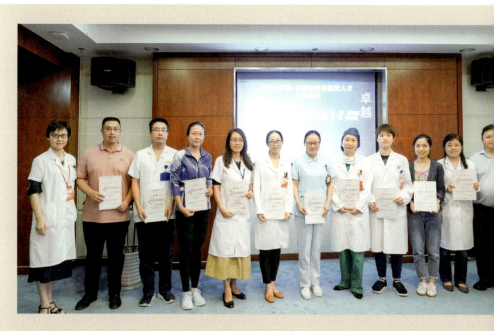

徐丛剑（右一）、华克勤（左一）为2020年"拔萃·卓越"科研创新型人才颁发证书

院长。自 2009 年起，姜桦从临床岗位走上医院的管理岗位，先后担任过后勤副院长、临床副院长，具有丰富的医院管理经验，熟悉各个条线的管理工作。面对人才危机，姜桦很早就意识到了问题的严重性："长期以来，医院有个很大的误区，就是谁的业务不强，医生做不好，就调去行政吧。这样长此以往，行政会垮掉，直接结果就是医院也会垮掉。"姜桦认为，医院的核心竞争力是医生，但医院的生存之本在于行政，行政的任务是为临床提供好服务，协助临床开展相关业务，如果行政管理不善，工作效能低下，医院是跑不快的。

在姜桦院长的建议下，医院决定扩大"拔萃"人才的覆盖范围，计划增加管理型人才类别，用"学术管理"的方法来培养行政条线年轻人才，充分调动青年人积极性，注重提升管理型人才解决医院实际问题的能力，为医院建设好管理型人才梯队。另外，30 至 40 岁是人才成长的关键时期，应对这类青年人才予以更多的关注，姜桦院长提出：对于人才培养，应将刚性的基本培养和柔性的个性化培养相结合，采用雁阵式梯队培养模式，对青年人才进行全周期培养。

在国际交流越发密切的今天，如何进一步扩大红房子的国际影响力，在国际舞台更多地发声，是新一辈红房子人的使命。妇科部部长鹿欣，作为一名拥有深厚海外留学背景的人才，自打来到红房子，就开始不遗余力地加快国际交流平台的建设。她积极利用自己长期留学海外所拥有的资源条件，为红房子走向世界牵线搭桥。鹿欣多次在国际性交流大会上进行发言，在全世界面前展示红房子的发展和成就。不少外国专家来到红房子之后，被眼前所见震惊：原来中国竟然有这么一所如此大规模的专科医院！这在其他任何一国都是不可想象的。红房子一个月的手术量相当于国外医院一年的妇科手术量，这让外国专家们深感震撼。鹿欣通过自己的实际行动，让世界更了解红房子医院，为红房子医院塑造了国际形象，打出了自己的品牌。

护理部原主任丁焱，为推动医院护理团队扩大国际影响，也做出了积极的努力。她积极与国外知名大学联系，先后派出 10 余名助产士赴瑞典隆德大学医院交流学习。2010年接收瑞典隆德大学护理学院两名本科生来医院临床实习，在她的指导下，顺利完成毕业论文。红房子医院和隆德大学成功的护理交流项目得到瑞典斯康纳省报纸的报道，斯康纳省副省长和瑞典卫生部部长因此访问红房子医院，共同商讨下一步合作事宜，红房子的国际知名度进一步提升。

加强医学人才培养，是提高医疗卫生服务水平的基础工程，是支撑健康中国战略的关键。历经140载春秋的红房子医院，以独具红房子特色的人才培养与管理模式，为医院的持续发展注入源源动力，为公立医院的高质量发展贡献坚实力量。站在新起点上，红房子医院秉持重视言传身教、严格规范管理、加强队伍建设、积极对外交流的传统，正昂首阔步迈向未来。这里，将涌现出更多璀璨的医学明珠，为我国乃至国际医学发展史书写更辉煌的篇章！

大事记

1883 年

9 月，毕业于宾夕法尼亚州医学院的利物浦人伊丽莎白·罗夫施耐德（Elizabeth Reifsnyder）作为第一位女医学传教士来到上海，建立医务室。

1884 年

6 月，玛格丽特·威廉逊（Margaret Williamson）捐款 5000 美元，由罗夫施耐德在上海西门外方斜路租房两间，创办门诊部。

10 月 25 日，罗夫施耐德完成中国北方第一例卵巢肿瘤切除术，肿瘤重达 33 磅。

同年，毕业于宾夕法尼亚州医学院护理专业的伊丽莎白·麦基奇尼（Elizabeth McKechnie）来到医院。

1885 年

美国基督教女公会捐款建造医院新舍，为纪念玛格丽特·威廉逊，将医院命名为玛格丽特·威廉逊医院（Margaret Williamson Hospital），中文名为上海西门妇孺医院。罗夫施耐德兼任院长之职，全心全意为医院服务了 31 年。

1915 年

美国人易诺（Eno）接任西门妇孺医院院长。

1920 年

为进一步充实医院管理体制，美国基督教女公会创办协和高级护士学校。学校注册在中国护理协会名下，学制三年半，美国人安女士任校长。

1922 年

美国浸礼会传教协会出资 2.5 万美元，在肇周路 413 号建造护士学校宿舍。该宿舍为一幢三层楼房，面积合计 1771 平方米。

1924 年

出资 10 万美元，购买医院附近土地 21 亩，在今方斜路 506 号建 BENNETT 纪念实验室、门诊部、第二批工作人员宿舍。

美国基督教女公会、浸礼会共同组织联合董事会创办上海女子医学院，也称上海基督教女子医学院（Shanghai Woman's Christian Medical College）。原有美国监理会女子部所立的苏州女子医学院迁沪师资为核心人员，西门妇孺医院提供校舍设施，美国人劳合理任院长。这是当时唯一的女子医学院，是一所小型的高级医科大学。

1926 年

医院花费 4 万美元建 30 个房间的医学生宿舍哈威尔堂（Howell Hall）。

1927 年

在内、外、妇产科、癌科、儿科基础上，新增公共卫生科。

1929 年

床位达 100 张。在医院内建成医生宿舍。

1931 年

建造产科大楼，床位增至 200 张，该楼被称为"来婴（Laing）纪念产院"。

1933 年

国民政府准许上海女子医学院在教育部登记立案，王淑贞任院长。

1934 年

修建内、儿科病房，购置 X 光机、膀胱镜、电疗机等新医疗设备，开展学生体检工作。

1935 年

9 月，张祖华任协和高级护士学校校长。

1936 年

在浦东三林塘开设内科门诊，为郊区妇孺免费诊治。此时，年门诊量 25000—35000 人次，住院 3500—4100 人次（其中产科 1200—1600 人次，妇科 3000 人次）。

1937 年

八一三事变后，医院组成抗日医疗救护队。经中国医学会和上海红十字会准许，在地丰路觉民小学内办起难民医院，床位 30 张，救治从战区逃出来的孕妇、新生儿、受伤妇女。

10 月，医院租得徐家汇路 850 号原骨科医院宿舍为临时医院，最初床位 100 张，后增至 150 张。分配工人至难民所，开始建立慈善机构。因战争原因，只有一半左右的医学生返回上海，医院组织了一个小班为返回学生开课。护校也随之迁至徐家汇路 850 号继续办学。

1938 年

在成都路 334 号增设门诊分所。

1939 年

在原爱多亚路 892 号（今大世界附近）设产科分院，床位 25 张。至此，拥有床位 260 张，医生、护士、传教士等 35 名。医院大部分经费由美国基督女公会捐助。

1941 年

年底，太平洋战争爆发，美籍医护人员被日军关押，次年初全部离沪返回美国。

1942 年

上海女子医学院停办，一、二、三年级学生转至圣约翰大学，四、五年级在医院实习。前后共有毕业生 72 人。

2月，医院开始由中国人主持，邝翠娥任院长，王淑贞负责财务。开设家庭接生服务，每月接生新生儿 30—40 人次。

1944 年

上海流行脑膜炎，医院腾出全部内科病房，改为脑膜炎临时医院达 2 个月。1941—1945 年，年门诊量 14600—17800 人次，住院病人 1400—1800 人次。

1946 年

春，恢复方斜路 419 号门诊部。

冬，美籍医护人员先后返沪，受教会委托制定修房及复院计划。

1948 年

5 月，医院大部分设备搬回方斜路 419 号，恢复原来各科。徐家汇路 850 号作为分院，专收妇、产科病人。护校也随之迁回方斜路 419 号总院。医院举行盛大复院庆典。

年底，美国医护人员先后回国，医院院务全由中国人主持，邝翠娥任院长，王淑贞任副院长。

1949 年

12 月，成立工会，设组织部、文教部、生产部。

1951 年

4 月 25 日，医院在上海市卫生局完成教会医院登记手续。此时，医院床位 268 张（总院 180 张，分院 88 张），职工 245 人。

7 月 13 日，华东军政委员会卫生部根据《处理接受美国津贴的医疗机构实施办法草案》和医院全体同仁要求，派刘球等 4 人接管上海西门妇孺医院。建立临时党支部。

12 月，医院划归上海医学院领导。

1952 年

协和高级护士学校并入上海医学院护士学校。协和护校自创办以来前后共毕业学生 330 余人。年初，医院正式建立直属党支部，成立团支部。

1月，以上海西门妇孺医院为主体，合并红十字会第一医院（今华山医院）的妇产科及中山医院的妇产科，组建上海医学院妇产科学院，院址设在方斜路 419 号。原西门妇孺医院徐家汇路 850 号分院归并上海医学院儿科学院。

3月21日，启用上海医学院妇产科学院条形印章，正式任命王淑贞为院长。

11月，更名为上海第一医学院妇产科学院。重建三层妇科病房楼一幢，建筑面积 2500 平方米，增加病床 100 张，使病床总数回升到 286 张，婴儿床 150 张，职工近 400 人。成立妇产科教研组，负责教学工作，王淑贞任主任。建立血库和中心供应室。产科开始试行家庭接生的地段负责制。

1953 年

创建妇科内分泌门诊。设立月经失调门诊和内分泌实验室，率先在国内开展生殖激素测定，开设了妇科内分泌临床，为医院生殖内分泌临床科研的发展奠定基础。成立妇女儿童保健所，进一步推行地段负责制。

10月，取消秘书室，设副院长室，文秘工作设在副院长室内。实行门诊负责制，增设妇科、产科各专科门诊。

1954 年

8月，儿童保健工作划归儿科医院，本院仅设妇女保健所。

9月，建立院务委员会。医院妇科、产科分科。

12月，成立医务办公室。推行无痛分娩法、巴甫洛夫保护性医疗制度。

1955 年

创建国内首个妇产科专科病理科室。

5月，更名为上海第一医学院附属妇产科医院。改为科室负责制，科办公室领导业务部门，医务办公室领导辅助部门。

1956 年

设医院办公室,领导全院业务。聘请唐吉父,设立中医门诊。成立上海第一医学院医疗系妇产科教研组。建立劳保厂女工保健制度。妇保所划归上海市卫生局管辖,家庭接生工作停止。

9 月,门诊病房工作改为三大组制,每组内有产科、妇科。

10 月,遵照苏联专家罗基奥诺夫建议调整床位,增开隔离室及浴室,减少 12 张床位,产妇的平均住院天数延长至 5—7 天。

12 月,王淑贞被评为国家一级教授、学部委员。

1958 年

成立中西医结合科,是国内最早设立中西医结合妇产科的医院之一。取得了中国南方女性骨盆外测量径线的正常值,国人自此有了自己的骨盆测量数据参考值。该标准一直沿用至今。

6 月,成立门诊部。

12 月,建立中医病房,设床位 20 张。

1959 年

12 月,举办第一期内分泌进修班。

1960 年

王淑贞主编的《妇产科学》出版,这是国内第一部高等医学院校妇产科教科书。

4 月,成立护理部。

1963 年

王淑贞担任第一届全国计划生育委员会主任。

1964 年

1 月,医院办公室改成医教科。医院党支部改为党总支。

1966 年

11 月,医院先后成立各种造反队组织。

1967 年

"一月风暴"后，四个造反派组织，宣布联合夺权，收缴全院公章，成立联合指挥部，掌管医院。

1968 年

3 月，成立医院革命委员会。

10 月，工宣队、军宣队进驻医院，领导"斗、批、改"，医院体制进一步打乱，全院一度分为 3—4 个连队建制，实行"医护工一条龙"。

1960—1969 年

期间，首创氧气气腹造影，并首次将气腹造影创新发展为碘油、气腹双重造影。

1970 年

9 月，医院党总支恢复，建立五人总支委员会，成立若干党支部。

1971 年

为解决医院医护人员严重不足，抽调护士脱产学习后承担医疗工作。招收知青及初中生培训后承担护理、技术工作。

1972 年

3 月 28 日，召开团总支成立大会。

5 月 8 日，全国计划生育工作会议在医院召开。

1973 年

工宣队展开夺权斗争，合并妇科、产科两支部。妇科楼加层，四楼为手术室，原三楼手术室改为病房。开设肝炎病房。医院床位增至 301 张，职工 539 人。

4 月 13 日，医院召开党总支选举大会。

10 月 15 日，举办全国宫颈癌学习班。

12 月，成立临床科领导小组。

1974 年

在国内率先应用激光治疗宫颈鳞状上皮间变和宫颈炎。

2 月，成立医技领导小组。

12 月 10 日，斯里兰卡公共卫生考察组一行 6 人来院参观。

1975 年

开设生殖内分泌专科病房，建立了完整的专科基础和临床科研基地。

1 月 18 日，瑞典医学代表团一行 3 人来院参观。全年接待外宾 5 批。

9 月，组织赴云南、江西宜春等地办学习班。在江西分宜创办分宜妇产科大学，学制三年，招收 54 名学员（其中 30 名为全国统一招生）。

1976 年

6 月，撤销临床科领导小组、医技领导小组。工宣队、军宣队先后全部撤离医院。

9 月，建立院务委员会，下设四科一室一组，即政工科、医政科、总务科、财务科、院长办公室、教研组。

11 月，医院 28 人恢复技术职称。

12 月，恢复科主任制。

1977 年

医疗护理工作恢复正常，门诊手术达 1281 人次。

1978 年

王淑贞赴北京参加第五届全国政协会议。

4 月，王淑贞、袁耀萼、陆湘云等参加编写《妇产科学》（第二版），全国妇产专家林巧稚、俞霭峰、司徒亮等来沪讨论编写。

4 月，江西分宜妇大停办。

12 月，医院调整机构，设立四科二室二部，即人保科、医教科、财务科、总务科、院长办公室、党总支办公室、护理部、门诊部。

1979 年

王淑贞接待世界卫生组织人类生殖处访华团。郑怀美等共同举办国内第一期女性生殖内分泌学习班。

2 月，经卫生部批准成立妇产科研究所，下设生理室、生化室、放射免疫室、病理室、遗传室、药理室六个研究室。成立妇保组，隶属医教科。

9 月，《妊娠中毒症与妊娠合并症》出版，这是国内第一部系统论述妊娠期高血压疾病的权威之作，成为当时国内妇产科医师的必读经典。

1970—1979 年

期间，在国内率先开展甾体激素放射免疫测定质量控制血清试剂，提纯人绒毛膜促性腺激素，填补国内空白。率先在国内研制出早期国产阴道镜。

1980 年

医院实行诊室一贯制，各诊室配备主治医生或高年资住院医生把关，提高门诊医疗质量。举办全国内分泌防癌涂片学习班、遗传学习班、阴道镜涂片学习班。全年发表科研论文 110 篇，国外医学译文 17 篇，护理论文 24 篇。接待来自美国、日本等外宾 18 批 95 人。外宾来院作学术报告 5 次。美国腹腔镜专家菲利普斯来院示范讲学。世界卫生组织流行病学访华组来院指导。

2 月，医院召开第一届职工代表大会。

1981 年

为应对生育高峰，扩建六病房阳台为产科病房，增加产科床位 9 张，医院床位增至 330 张，职工 631 人。

全年完成科研项目 30 项，其中鉴定 3 项，得奖 4 项。接待外宾 18 批 118 人。医院进行护理工作改革，实行护理责任制。成立计划生育科和防保科，计划生育科被评为上海市模范先进集体。

4 月，成立医院学术委员会。

1982 年

由上海市卫生局拨款，医院自筹部分资金，建造 2600 平方米五层新产科楼（即现黄浦院区 3 号楼）。

全年接收进修医师 16 名，举办妇产科内分泌学习班、产前诊断遗传学习班、围产医学学习班及国内第一届内窥镜学习班。上报上医科研成果 3 项。接待来自英国、美国、荷兰、瑞典、西德、印度等国的外宾 12 批，合计 67 人。门诊手术 18750 次无事故，获上海市模范集体称号。

7 月，与世界卫生组织协作开展甲孕酮避孕药第一期临床试验。

1983 年

举办全国性学习班 6 期。完成上报课题和进行成果鉴定 5 项，编写学术论文 69 篇，翻译外国文摘 20 篇，编写专业书籍 13 部。

6 月，医院实行公费劳保、自费两种收费标准。

12 月，门诊手术室被卫生部授予全国卫生系统先进集体称号。

1984 年

编写学术论文 102 篇，翻译专业外语 20 篇，专著 4 篇。接待外宾 15 批 81 人，举办 3 期外宾学习班。计划生育科被评为上海市先进集体。

1 月 13 日，郑怀美获国务院批准为妇产科学博士学位授予指导教师。

5 月，医院成立妇委会。

7 月，全院人员定编完成，实行岗位责任制。

11 月，合并院长办公室、医教科为院长办公室。

1985 年

在方斜路 506 号建造职工宿舍，面积为 600 平方米。完成上海市课题 3 项，教育部重点课题 2 项，卫生部重点课题 2 项，申请高等院校博士科学基金 5 项。撰写论文 87 篇，接待外宾 8 批 30 人，举办学术报告会 3 次，外宾学习班 2 期。

8 月，上海第一医学院改名为上海医科大学，医院随之改名为上海医科大学附属妇产科医院。

8 月，建立中心实验室。

12 月，新产科楼建成使用，卫生部批复增加床位 40 张，至此床位达到 370 张。

1986 年

举办全国性进修班 6 期，包括国内第一期妇科肿瘤进修班、国内第一期妇产科激光技术进修学习班等，学员 111 人。申报中科院 8 项、国家计生委与市计生委 5 项、卫生局基金 1 项、"七五"攻关项目中标 2 项，获奖 3 项。接待来自世界卫生组织、美国、加拿大等外宾，以及中国香港地区同胞计 14 批 50 人，举行两次外宾学术报告会，出国开会、进修 6 人。在国内率先采用经阴道超声检查诊断妇科疾病及监测卵泡。成为上海医科大学第一批博士点单位。

3 月，成立退管会。

10 月，人保科分开，分别设立人事科、保卫科。

12 月，四层职工宿舍建成使用。

1987 年

5 月，举办国内第一届胎儿心电图学习班。

6 月，举办国内第一届妇女围绝经期讲习班。

12 月，婴儿沐浴对外开放。

1988 年

举办全国性专题学习班 7 期。承担科研项目 27 项，通过鉴定 1 项，获科技成果奖 2 项，编写书籍 4 部，拍摄教学录像 4 部。接待外宾 19 批 49 人次。获上海市计划生育先进集体、上海市卫生文明单位。

1 月，成立医院党委。创建"职工之家"，健全职代会制度。

2 月，与上海县妇幼所合办莘庄联合病房。

1989 年

在国内首创超声监视下妇科介入性诊断及治疗，包括经阴道超声引导下穿刺卵泡囊肿、妇科肿块、异位妊娠胚囊等。

3 月，成立院内感染控制委员会。

1980—1989 年

期间，率先使用 He-Cd 激光激发荧光诊断宫颈癌。

1990 年

在方斜路陆家浜路口新建四层门诊大楼，面积 2200 平方米。

5 月，成立医院应急突发事件救护队。

10 月，成立医院药事管理委员会、医护质量管理委员会、病案管理委员会和医院上等级管理委员会。

1991 年

3 月，医院团总支改为团委。

4 月，购进方斜路 534 号原上海球厂房屋合计 2400 平方米，价值 250 万元。医院成立科技开发领导小组。

6 月，成立政策与管理研究室。

9 月，建立成人教育领导小组。

11 月，王淑贞在华东医院逝世，享年 92 岁。

12 月，成立科技开发服务公司。

1992 年

医院获批成为"上海市红十字妇产科医院"，成为卫生部、世界卫生组织、联合国儿童基金会命名的首批"爱婴医院"之一，母乳喂养在全院推广。宫泰冲剂成为上海中药三厂自 1985 年国家《新药审批办法》颁布以来开发的第一个被批准的新药。

6 月 29 日，启用方斜路 588 号新建四层门诊大楼。

9 月，撤销肝炎病房（十病房），建立高危婴儿病房，床位数仍为 370 张。

9 月 21 日，设立科教科。

11 月 6 日，开设"温馨阁"家庭化产科病房。

1993 年

为筹集医院迁建浦东项目资金，出售方斜路 534 号房产，成立浦东方案工作小组。申请科研课题 5 项，通过科研成果鉴定 2 项，获奖 2 项。发表论文 54 篇。

5 月，实行院长负责制。

10 月，黄浦院区 ICU 开张。

1994 年

医院管理体制重大改革，推行综合目标管理责任制为核心的劳动人事分配制度。举办全国性专题学习班 4 期，培训学员 74 名。完成 28 名进修医师培养及 30 名在读博士、硕士研究生的培养任务。中标课题 10 项，获奖课题 3 项，鉴定课题 1 项，发表论文 68 篇，55 人次参加全国性学术会议。电视腹腔镜手术达到经免气腹腹腔镜全子宫切除水平。成立上海市中西医结合月经病诊疗中心。

3 月，开始实行科室承包制，与各科室签订协议，下岗人员由院部统一安排。

9 月，通过卫生部爱婴医院复评。

10 月 15 日，举办庆祝建院 110 周年活动，同时举行王淑贞塑像落成典礼。

12 月 14 日，通过上海市卫生局三级甲等医院评审。

1995 年

中标课题 13 项，申请科研基金 29 万元，鉴定课题 4 项，其中 1 项达国际水平，3 项达国内领先水平。发表论文 84 篇，46 人次参加全国性学术会议。上海市卫生局正式批准医院为三级甲等专科医院。

8 月，诞生华东地区第一例试管婴儿，该女婴体重为 3810 克。

9 月 21 日，举行上海医科大学附属妇产科医院与金桥出口加工区开发公司建设项目合作和土地预约协议签字仪式。

12 月，试管婴儿技术获上海市临床医疗成果奖二等奖。

1996 年

设计出首个可用于疏通输卵管的导管。与 WHO 合作开展药物避孕临床研究，与美国康奈尔大学合作成立试管婴儿研究中心，与法国巴黎血液研究中心合作成立血液重建实验室并投入运行。加强国际交流，选派各类人员 20 人分别赴美国、英国、意大利、日本、新加坡、澳大利亚、奥地利、中国澳门、中国香港等国家和地区考察进修；接待外宾 7 批。购房 30 套，解决 37 户职工住房问题。

3 月，启动迁建浦东工作。

5 月，开设乳房疾病门诊。

1997 年

接收进修医生 51 名，进修护理人员 6 名，举办国家级继续教育项目 6 期，省市级 2 期，参加人员 234 名。中标课题 22 项，获得科研基金 54.62 万元，鉴定课题 3 项，获奖课题 2 项。发表论文 75 篇，综述 13 篇，37 人次参加全国性学术会议，19 人次参加国际会议，17 人次赴境外参观学习。医院加强各类制度。新药天葵、更年春取得国家中医药管理局、市卫生局资助，进入临床应用阶段。

1 月，买下毗邻门诊部的浦西中学，并改建为门诊用房，门诊用房面积增加 800 平方米。

7 月，获上海市卫生局妇幼处批复，筹建上海市女性生殖内分泌疾病诊疗中心。

10 月，与美国遗传与实验生物研究所合作建立"中美合作上海集爱遗传与不育诊疗中心"，这是国内首家中外合作生殖中心。

12 月，上海市中西医结合月经病医疗协作中心通过验收达标。

12 月，一名孕 27 周分娩、体重 915 克的重度窒息儿抢救成功。

1998 年

获奖科研成果 2 项，科研基金资助 15 项，学术交流 69 人次，发表论文 89 篇。医院医、教、研联网电脑化管理体系启动，完成门诊工作电脑化。完成热网工程。研发了选择性输卵管造影（SSG）及输卵管再通术的新技术（FTR），实现输卵管疏通手术零的突破。

3月，上海市女性内分泌疾病诊疗中心正式挂牌成立。

3月，启用改建后的方斜路588号门诊楼，增加门诊业务。

9月，中美合作上海集爱遗传与不育诊疗中心正式运营。之前已成功试管婴儿12例，其中2例无精症患者经睾丸穿刺吸取精子后完成受孕，为国内首创。

1999 年

推行减员增效政策，通过后勤工作社会化及工作安排适当调整，缩减临时工至64人。举办各类学习班9期，学员295人次。申请科研课题22项，总经费55万元。制定学分登记和学分授予制度，编写《继续医学教育文件汇编》。国内首例无创伤睾丸穿刺及单精子穿刺试管婴儿顺利诞生，这也是率先在华东地区运用第二代试管婴儿技术助孕的案例。中美合作上海集爱遗传与不育诊疗中心的助孕技术不断增加，使361位不育妇女受孕，成功率稳定在35%以上，达到国际先进水平。首次获评上海市文明单位（1997—1998年度）。成为首批获国家药品临床研究基地资格的单位。

6月，设立上海教育基金会倪葆春王淑贞基金。

2000 年

举办国家继续教育学习班6期，学员195人次。科研中标12项，经费77.9万元。在国内率先提出研究所所有设备及实验空间向院内所有课题组开放的理念，推动研究所设备及空间实现"全共享"。产科实行产前检查到分娩一贯制。开展无痛人流、术后镇痛，并建立麻醉复苏室。将黄浦院区8号楼改建成特需综合楼，行政人员搬至7号楼办公。

4月，上海医科大学与复旦大学合并，医院更名为"复旦大学医学院附属妇产科医院"。之后，又更名为"复旦大学附属妇产科医院"。

12月，与金桥公司签署关于土地使用权转让合同（编号为JQ96X112H—040）的终止协议。

2001 年

启用复旦大学附属妇产科医院更名印章。接待来自美国、英国、日本、荷兰、德国、越南等外宾7批81人次到访和学术交流活动。举办国家继续教育学习班 7 期，学员 386 人。一例孕 35 周三胞胎产妇心衰病危抢救成功。

4 月，开设特需病房。

8 月，工会成立第一届妇委会。

2002 年

成立院务公开领导小组、工作小组、监督小组。制定《院务公开实施意见》。改革院级基金招标，设立院级专题招标，征集专题招标项目建议书。成立妇产科系考试专家库。成立妇产科系督导小组、管理小组。

2003 年

成立防治 SARS 工作领导小组，并进入常态长效管理。成立社会发展部。获评上海市文明单位（2001—2002 年度）。率先正式提出生命网络调控学说，并首创中西医结合治疗多囊卵巢综合征（PCOS）先河。

1 月，《产前超声诊断学》出版，这是国内第一本关于产前超声诊断的专著。

4 月，正式批准"上海市红房子妇产科医院"为医院第二冠名。本院申请注册"红房子"商标（REDHOUSE）。

9 月，启动后勤社会化工作。

2004 年

出台《复旦大学附属妇产科医院科研奖励办法》。实行教学改革，结合临床典型病例进行PBL教学模式。国家自然科学基金项目"孕早期干预协同刺激信号诱导母胎免疫耐受的分子机制"通过上海市卫生局鉴定，成果达到国际先进水平。完成国内首例全腹腔镜下乙状结肠代阴道术。成立上海市中西医结合月经病特色专科。医院联合华联制药研发的新一代雌激素——E3 醚，被评为上海市名牌产品100强之一，也是国内首个拥有具有自主知识产权的雌激素制品。

2 月，在国内率先成立产前诊断与胎儿医学科，开展出生缺陷精准阻断、早筛早诊早治和示范推广工作。率先开展规范化胎儿畸形超声筛查。

5月，改建黄浦院区4号楼8病房、5病房及3号楼手术室，手术室由7间增至10间。

10月，杨浦区规划管理局同意在杨浦区南部91街坊小木桥南基地建造医院，新院占地50亩，450张床位。

2005 年

《妇产科学》入选上海市医学重点学科建设项目。"母—胎免疫调节机制的研究""提高卵巢恶性肿瘤自杀基因的治疗疗效的研究"2项科研课题通过鉴定。在国内外杂志发表论文91篇，课题中标18项，科研经费人民币519万元、美元35万元。获评上海市卫生系统文明单位（2003—2004年度）。完成上海市首例全腹腔镜下腹膜代阴道成形术。与北京协和医院建立长期学术交流合作关系。在妇产科医院中率先拥有1.5T磁共振（MRI）。在国内外首次正式提出将PCOS病人分类为雄激素过高型和高雄激素高胰岛素型。成立上海市第一家专科微创诊疗中心。

1月，医院设立突出贡献奖，李大金、李笑天、华克勤、张绍芬获此殊荣。

4月，成立上海第一家癌前病变诊疗中心。

5月，成功施行上海市首例"宫内胎儿输血"。

7月，《绝经——内分泌与临床》出版，这是国内第一部关于绝经的专著。

9月6日，与华东设计院签署杨浦新院设计合同。

2006 年

与新西兰奥克兰大学（University of Auckland）建立长期学术交流合作关系。率先开展胎儿医学多学科联合诊治平台（MDT），为国内MDT诊治模式的先驱。获卫生部授予成为首批全国妇科内窥镜和阴道镜技术培训基地（系当时唯一全国阴道镜技术培训基地）之一。获卫生部授予成为国内首批四级宫腔镜诊疗技术培训基地。

3月18日，租借闲置厂房改建为大林路产科大楼，正式投入使用，该楼总建筑面积达8700平方米，有效缓解几十年来困扰孕产妇的拥挤状况，改善就医环境。

4月18日，子宫内膜射频热消融术获上海市卫生局批准。

6月，上海市首例冷冻卵子宝宝顺利诞生。

6月4—6日，举办2006上海国际子宫内膜异位症基础与临床高级研讨会。

9月8日，经上海市卫生局批准，成立老中医曹玲仙工作室。

12月12日，"提高卵巢恶性肿瘤自杀基因治疗疗效的研究"通过成果鉴定，获第四届上海医学科技奖三等奖、教育部科技进步二等奖、中华医学奖三等奖。"母—胎免疫调节机理的研究"获第四届上海医学科技奖二等奖、教育部科技进步二等奖、中华医学奖三等奖、上海市科技进步二等奖。"环孢霉素A在制备保胎药物中的用途"获国家专利。

2007 年

"妊娠期调节性T细胞来源及在母—胎免疫耐受中的作用"实现国家自然科学基金重点项目及国际项目零的突破，总经费达近千万人民币（不包含上海市重点学科建设项目经费）。建立健全多达300余例的典型病史库，获2007年度复旦大学教学成果奖三等奖。以我院为主体的复旦大学妇产科学科被列入国家重点学科及上海市重点学科建设。率先在上海开展宫颈癌保留盆腔神经丛手术。

1月，"东""方""明""珠"四胞胎顺利诞生，获得媒体广泛关注。

2月，第一期《红房子医院报》出版。

11月9日，《妇产科学》被评为2007年度上海市精品课程。

12月，在上海市静安区开展国内首个基于社区人群的孕检试点工作，并在国内率先试点免费孕前检查。

12月12日，医院产科、产前诊断超声、新生儿科、麻醉科专家联合儿科医院的小儿外科、小儿麻醉科、新生儿科、五官科专家，首次为一先天性颈部囊肿胎儿施行分娩时子宫外产时处理（EXIT），实现手术开始于胎儿尚未离开胎盘循环状态时的技术突破。

12月15日，通过卫生部验收成为国内首批卫生部妇科内镜诊疗技术培训基地之一。

2008 年

承担卫生部妇产医院标准制定。"中西医结合诊治自然流产"获批上海市中医临床优势专科建设项目。

1 月，经上海市卫生局批准，上海市妇科质量控制中心挂靠我院。

1 月 25 日，"卵巢癌血管生成及其调控的临床前研究"获 2007 年度教育部自然科学奖二等奖。

3 月，被授予 2008 年度卫生部百年 PCC 项目"优秀示范单位称号"。

5 月，医院参与第一批抗震救灾医疗队的成员在四川都江堰市成功接生第一个汶川地震宝宝。

7 月，与瑞典隆德大学（Lund University）签订合作协议。

11 月，举办 2008 上海生殖医学国际学术交流论坛暨上海集爱十周年庆学术交流会。

2009 年

举办国内第一届多囊卵巢综合征诊疗进展学习班。

2 月，举办 2009 上海宫颈癌国际研讨会。

5 月，上海市计生委依托我院建立上海市出生缺陷一级预防指导中心。

5 月，成立上海市妇癌患者康复沙龙——"红房子康复之家"。

6 月，召开第一届国际妇产科高峰论坛，来自日本京都大学、意大利米兰比可卡大学、美国 M.D. 安德森癌症中心、瑞典隆德大学、新加坡竹脚妇幼医院等 200 多名专家参加。

6 月 6 日，举行复旦大学附属妇产科医院建院 125 周年院庆暨新院落成典礼。时任卫生部部长陈竺、上海市市长韩正分别发来贺信。

10 月 28 日，杨浦院区对外试运行。杨浦新院位于杨浦区沈阳路 128 号，占地面积 50 亩，建筑面积 6 万余平方米，拥有核定床位 450 张。

2010 年

医院妇科、产科入选国家临床重点专科，获得专项经费 1000 万元。医院入选第一届"中国医院专科声誉排行榜（妇产科）"，排名第二。

1 月，职代会审议通过《妇产科医院职工住房补贴实施方案》和《妇产科医院科研奖励办法》。

4月7日，获上海市首批 CNAS 医学实验室认可证书。

5月20日，8 位科技人才获得 2010 年度市科委面上项目和科技专项资助。

6月，以我院为依托的上海市女性生殖内分泌相关疾病重点实验室筹建项目获上海市科委批准，为医院第一个省部级重点实验室。

7月，举行纪念王淑贞教授诞辰 111 周年暨复旦大学附属妇产科医院—北京协和医院妇产科学术交流会。

10月，全国中西医结合围绝经期综合征学术会议在我院召开。

10月16日，中国计划生育协会在杨浦院区举行《产后妈妈养心宝典》首发式。

10月16—17日，与亚洲子宫内膜异位症大会组委会联合主办第一届亚洲子宫内膜异位症大会（The First Asian Conference on Endometriosis, ACE Ⅰ）。

11月30日，举行第二届国际生殖免疫学大会，会议文献以《美国生殖免疫》增刊形式发表。

2011 年

获新增专业"中医妇产专业"临床研究资格。将高分辨阴道镜运用于诊治肛门癌及癌前病变，成为国内率先开展高分辨率肛门镜（HRA）技术的临床中心。

5月6日，举行"姐妹情——妇科肿瘤慈善救助项目"定点医院签约仪式，成立"红房子义工队"。

8月，召开复旦大学 985 工程三期医学学科建设项目——"生殖与发育健康研究"项目建设启动会。

9月，"胚胎植入前遗传学诊断（PGD）"技术项目获上海市卫生局批准，成为上海市首家开展该项目的单位。

9月20日，成立复旦·杨浦优生促进中心。

9月26日，成为国内首批两家 PAC 优质服务示范医院之一。

9月30日，上海首例第三代试管婴儿顺利诞生。

10月1日，医院官方网站（http://fckyy.fudan.edu.cn）完成改版

上线。

12 月 3 日，成立上海市女性生殖内分泌相关疾病重点实验室。

12 月 10 日，被确定为上海市第三批综合医院达标中医科建设单位。

2012 年

"妇产与生殖调节"专业获药物临床试验专业资格。顺利通过三甲医院复评审。

4 月 13 日，经上海市卫生局批准，俞瑾上海市名老中医学术经验研究工作室挂牌成立。

7 月，杨浦院区 ICU 正式运行。

9 月 29 日，与儿科医院、上海市计划生育科学研究所签订三方科研全面合作协议。

10 月 10 日，在喀什二院成立喀什妇科肿瘤中心、微创中心，并举办国家级继续医学教育项目妇科疑难疾病的综合诊治进展学习班。

11 月 10 日，黄浦院区开设周日专家门诊。

12 月 22 日，杨浦院区开设周六专家门诊。

2013 年

在上海率先建立创新性产科急救管理制度。

1 月 14 日，成功实施选择性减胎射频消融术，患者于 3 月 28 日产下一名健康女婴。

6 月 1 日，成立妇科肿瘤病房暨化疗病房。

6 月 7 日，举办红房子论坛暨第二届复旦大学附属妇产科医院国际妇产科高峰论坛，来自美国、新西兰、日本等国际著名妇产科专家出席。

6 月 9 日，获授产科麻醉培训基地。

6 月 27 日，医院官方微博开始运行。

7 月 7 日，多科携手成功施行世界首例中孕期行腹腔镜保留子宫宫颈广泛切除术，患者在密切监测下顺利分娩一女婴，体重 1950 克。

7 月 8 日，启用黄浦院区大林路 358 号新门诊楼。

8 月，接受国家卫生计生委三级妇产科医院年度评价。成为上海市首批妇产科专科医师规范化培训基地，承担妇产科专科医师的规范化培训工作。

8月24日，举行首届中美生殖医学高层论坛暨上海集爱15周年庆学术交流会，来自美国、英国、瑞士、中国等200余名著名学者参加。

10月，杨浦院区日间病房开始运行。

10月25日，成为上海市护理学会产科护士实训基地。

2014 年

成为全国综合医院、妇幼保健机构中医药工作示范单位。"妇产与生殖调节""中医妇产"两个专业均通过国家食品药品监督管理总局的现场复核审查，并于2015年3月获得药物临床试验资格认定证书。成功申办第十四届世界子宫内膜异位症大会（World Congress on Endometriosis, WCE）。培养了国内首批国际泌乳顾问（IBCLC）。在国际上首次证实环孢素A在防治反复自然流产中的应用价值。首次公开发布宫腔镜手术的"红房子模式"。

3月1日，与复旦大学附属儿科医院、上海市计划生育科学研究所合作成立复旦大学生殖与发育研究院。

4月25—26日，举办第一届高危产科研讨大会暨国家级高危产科研讨班。

6月5日，院史陈列馆开馆。

6月6日，举行建院130周年庆典大会。

8月9—10日，举办2014上海市研究生学术论坛。

8月27日，举行"2014志愿者表彰大会暨第一届红房子下午茶志愿者音悦会"。

2015 年

率先在上海开展产科自体血回输工作。

2月6日，上海首例胚胎植入前经全基因组筛查（PGS技术）的"升级版"第三代试管婴儿顺利诞生。

2月9日，国内首家引进达芬奇手术机器人SI系统首秀，成功为一名复杂生殖道畸形患者圆梦"女儿身"。

3月6日，与中国社会工作协会防治乳腺癌专项基金会举行签约仪式。

4月17日，在福寿园举行王淑贞教授纪念碑揭幕仪式。

4月18日，举行国家自然科学基金重大研究计划——母—胎免疫调节专题研讨会。

5月10日，与美国爱诺华集团签署合作协议。

10月28日，与复旦大学医管处共同牵头，联合复旦下属其他11家提供妇产科诊疗服务的医院共同组建成立上海首家"妇产科医疗联合体"。

11月5日，与芬兰北萨渥应用科学大学库奥皮奥健康学院签署助产相关合作协议。

12月31日，启动妇科、产科"门诊—住院一体化优秀诊疗团队"建设项目。

2016 年

1月29日，国内首例应用核型定位（Karyomap）基因芯片技术进行植入前单基因病诊断（PGD）的试管婴儿顺利诞生。

4月27日，首获上海市五一劳动奖状。

6月14日，获评为2015年度上海市优秀医疗质量质控中心。

6月20日，举行"无痛分娩中国行"活动，与中美多学科专家共同探讨母婴安全。

6月27日，在零下196℃液氮中保存的胚胎，也是低温保存最久（18年）的胚胎，经复苏成功出生，被称为国内最"抗冻"的宝宝。

7月27日，启动首届复旦大学妇产科学系青年医师讲课比赛，23名青年医师踊跃参赛。

12月，获评第一届中国医院互联网影响力排行榜妇产科学榜首。

2017 年

2月，全球首批共9名成功应用"胚胎植入前单体型连锁分析"（PGH）的试管婴儿顺利诞生。

3月，首次开展医疗安全月活动。

5月，在国际上首次开展经阴道单孔腹腔镜下阴道骶骨固定术，从传统的腹腔镜下阴道骶骨固定术，转为利用阴道这一自然腔内的更微创、恢复更快的 vNOTES 阴道骶骨固定术。

6月3日，联合浙江大学附属妇产科医院、四川大学附属华西第二医院以及北京妇产医院共同发起的国内首个"省会城市三级妇幼保健院／妇产专科医院联盟"宣告成立。

6月19日，获上海市卫计委批准建设上海市女性生殖疾病临床医学中心。

7月5日，国内首例成功阻断 X—连锁重症联合免疫缺陷病（XSCID）的第三代试管婴儿顺利诞生，新生儿体重 3700 克。

11月，首获全国文明单位称号。

11月，成功实施上海首例经脐单孔 3D 腹腔镜下广泛全子宫切除术。

12月，成功实施上海首例单孔 3D 腹腔镜下腹主动脉旁淋巴结清扫术。

12月25日，首获中华护理科技一等奖。

2018 年

成为上海市中医住院医师／专科医师规范化培训协同基地。在两院区分别设立独立临床试验药房，并配有专人管理。作为唯一的妇产科专科医院进入中国医院科技力量值护理学科百强。

1月2日，获批筹建全国首家以基因组筛查来指导优生优育的人类精子库——复旦大学人类精子库。

2月25日，成立中国 PGH 诊断技术研究联盟。

3月30日，与青浦区卫生和计划生育委员会举行合作共建青浦分院签约仪式。

4月，关于复旦大学附属妇产科医院科教综合楼工程项目建议书获批。获批产科临床实训基地建设项目。

6月6日，复旦大学人类精子库投入试运行。

7月4日，"手拉手"坠楼消防英雄母亲试管再孕顺利产女。

9月，获中华医学会放射学分会介入专委会妇儿介入学组授予子宫输卵管造影国家级规范化培训基地。

11 月，黄浦院区率先在上海施行门诊全预约。

11 月，获批筹建上海市人类生育力保存中心。

12 月，国内首批、沪上首个乳腺癌筛查与防治培训基地挂牌成立。

2019 年

获评首次全国三级公立医院绩效考核同类医院第二。创办上海市妇幼保健协会阴道镜和宫颈病理专业委员会（SHSCCP）。成功研发国际首个检测 CA125 表面 Tn 抗原的卵巢癌诊断试剂盒。完成国际首例腹腔镜下单角和残角子宫融合手术。

1 月，自主研发的"胚胎植入前单体型连锁分析（PGH）技术"获国家发明专利。

3 月，荣获中华全国妇女联合会巾帼文明岗。

3 月，与中华医学会、上海市计划生育科学研究所共同主办的《生殖与发育医学（英文）》（*Reproductive and Developmental Medicine*）被新兴资源引文索引（Emerging Sources Citation Index，ESCI）、爱思唯尔旗下 Scopus 数据库收录。

4 月 3 日，召开中共复旦大学附属妇产科医院第一次代表大会，选举产生中共复旦大学附属妇产科医院第六届委员会、中共复旦大学附属妇产科医院第三届纪律检查委员会。

4 月 12 日，顺利通过住院和急诊（HIMSS EMRAM）六级现场评审。

6 月，获批的国内首家以基因组筛查和心理精神健康来指导优生优育的特色人类精子库——复旦大学人类精子库正式揭牌运行。

8 月 30 日，青浦分院建设项目正式开工。

9 月 9 日，上海市人类生育力保存中心挂牌成立。

11 月 15 日，成立红房子医院医声医学英语联盟。

11 月 28 日，荣获 2019 年度上海市网络安全工作先进单位。

2016—2019 年

期间，成功建立世界首个深部内异症的小鼠模型和首个有流行病学证据支持的腺肌症小鼠模型等。

2020 年

在国家药品监督管理局指定"药物临床试验机构备案管理信息系统"成功备案 7 个专业（妇科专业、产科专业、计划生育专业、中西医结合科专业、X 线诊断专业、磁共振成像诊断专业、介入放射学专业）。

1 月，荣获上海市首个国家孕产期保健特色专科建设单位。

2 月起，全院职工迎难逆行，坚守疫情防控一线。

5 月，受国家卫健委医政医管局医疗条件处委托组织编写《国家妇产科医学中心与国家妇产科区域医疗中心设置标准》。

5 月 30 日，获国家卫生健康委关于杨浦院区科教综合楼工程可行性研究报告批复。

6 月 30 日，成立首个以妇产科专科医院 / 妇幼保健院协作单位为依托的长三角妇产科党建共同体。

8 月，成立华东地区首家中国妇产超声培训基地。

8 月 22 日，牵头长三角区域三省一市（沪、江、浙、皖）四地的妇产、病理、公共卫生领域的专家们联合成立长三角宫颈癌及下生殖道感染防治联盟（YOGIN）。

11 月，成功通过上海市药品监督管理局新增专业（X 线诊断专业、磁共振成像诊断专业、介入放射学专业）首次检查。

12 月 11 日，与新加坡竹脚妇幼医院签署合作备忘录。

12 月 23 日，国内首例同时阻断染色体平衡易位和单基因疾病的第三代试管婴儿顺利诞生。

2021 年

率先在国际上提出针对阴道镜暴露不满意的阴道上皮内病变患者的检查和治疗。首次将中国肛门病变及高分辨率肛门镜（HRA）诊治数据在国际展示。成功实施华东地区首例国产机器人辅助下手术。创建国内首个基于遗传咨询—突变基因鉴定—胚胎植入前遗传学诊断（PGT）—胎儿遗传学诊断—新生儿筛查的规模化临床诊治平台，并在技术创新、临床转化和应用推广方面形成系列突出优势。

3 月 6 日，成功举办第十四届世界子宫内膜异位症大会（WCE），开创了该会议首次在发展中国家召开的先例。

3月26日，启动"子宫内膜异位症诊疗一体化"暨"子宫内膜异位性疾病全程管理示范平台建设"项目。

4月9日，成立红房子出生缺陷联盟。联盟致力于构建涵盖孕前、孕期、新生儿和儿童各阶段的出生缺陷三级防治体系，50余家具有出生缺陷诊治相关专科的医疗机构、高等院校、科研院所加入了此联盟。

4月24日，杨浦院区科教综合楼正式开工奠基。

5月8日，举行"世界卵巢癌日"大咖话科普活动暨"红橙行动"启动仪式。

6月15日，启动围产期抑郁的发病现状及相关危险因素的多中心队列研究项目。

7月7日，启用国内首个线上集问诊、检查、基因大数据分析、遗传解读等功能于一体的一站式出生缺陷防控平台。

7月11日，与国家卫生健康委、联合国人口基金、上海市人民政府联合举行2021年世界人口日宣传活动。

10月26日，举行首届患者联合会成立仪式。

11月，药物临床试验机构新增"Ⅰ期临床试验研究室—Ⅰ期药物临床试验"专业备案。

12月，历时2年摄制的24位老专家系列纪录片《红色气质》拍摄完成。

12月19日，对口帮扶云南省大理州永平县人民医院，首批派驻医疗队员正式踏上征程。

2022年

率先在国际上提出配子源性成人疾病学说，研究成果《孕前糖尿病诱发子代葡萄糖不耐受的表观遗传机制》登上 *Nature*。

3月26日，国际首例性腺基因嵌合行PGT助孕双胞胎婴儿顺利诞生，新生儿为同卵双胎，同时也是世界首例因男性性腺基因镶嵌行PGT助孕得到健康子代的案例。

4月27日，方斜路588号产儿部门诊楼落成启用。

5月31日，申报中西医协同"旗舰"医院建设试点项目。

6月，发布国内首个高分辨率肛门镜检查中国专家共识。

6月9日，全球首例 Au-Kline 谱系疾病 PGT 家庭健康婴儿顺利诞生。

7月，获批上海市妇科疾病临床医学研究中心。

8月2日，国内首次实施胚胎植入前遗传学检测—多基因病，全球首例基于家系遗传信息的 PGT-P 优选低风险糖尿病试管婴儿顺利诞生。

9月，获批建立上海市泌尿生殖系统疾病研究中心。

9月30日，荣获 2022 年上海市五一劳动奖状。

10月18日，获批建设国家妇产区域医疗中心（复旦大学附属妇产科医院河南医院）。

11月11日，与云南省妇幼保健院、大理州妇幼保健院和永平县人民医院在大理举行上海—云南妇产科疾病临床协作中心项目启动暨揭牌仪式。

11月13日，与红河州卫生健康委员会、红河州妇幼保健院（妇女儿童医院）在蒙自合作共建云南省滇南妇产区域医疗中心。

2023 年

2月23日，举行"女性生育力保护直通车"首场公益健康活动。

3月，牵头发表国内首部肛门上皮内瘤变诊治中国专家共识。妇科部荣获中华全国妇女联合会授予的"全国巾帼文明岗"荣誉称号。

3月10日，完成全球首例采用正式注册用输卵管封堵专用器械进行的输卵管积水介入封堵术。

3月27日，启动子宫内膜异位症临床诊治规范基层巡讲行动。

4月14日，全球首例应用胚胎植入前单基因遗传学检测（PGT-M）技术剔除表观遗传印记基因 IGF2 致病突变的健康胎儿顺利诞生。

5月8日，举行首个"红十字博爱周"主题宣传活动。

5月23日，与河南省人民政府在郑州举行合作共建国家妇产区域医疗中心签约仪式。同日，荣获首批国家妇幼健康文化特色单位十佳案例。

7月，成立华东地区唯一一家产科超声智能化远程会诊与质控多中心研究——胎儿心脏专项检查研究中心（华东中心）。

7月25日，成功实施华东首例国产机器人辅助下的 5G+AI 超远程妇科腹腔镜手术。

8月21日，俞瑾全国名中医传承工作室挂牌成立。

9月，药物临床试验机构新增"乳腺外科"专业备案。牵头撰写的《中国妊娠期与哺乳期乳腺癌临床实践指南（2022版）》荣获普通外科学专科年度最佳。

9月28日，举行复旦大学属妇产科医院长三角一体化示范区青浦分院正式启用仪式。

11月24日，获批筹建上海市生殖与发育重点实验室。

12月，荣获助产士专科临床教学基地、盆底康复专项培训临床教学基地。

附录二

历史沿革表

院　名	时　间
上海西门妇孺医院	1885 年 6 月—1952 年 11 月
上海第一医学院妇产科学院	1952 年 11 月—1955 年 5 月
上海第一医学院附属妇产科医院	1955 年 5 月—1985 年 8 月
上海医科大学附属妇产科医院	1985 年 8 月—2000 年 4 月
复旦大学医学院附属妇产科医院	2000 年 4 月—2001 年 7 月
复旦大学附属妇产科医院	2001 年 7 月至今

历任院长

职　务	姓　名	任职时间	职　务	姓　名	任职时间
院　长	伊丽莎白·罗夫施耐德	1885—1916			
院　长	易　诺	1915—1941.12			
院　长	邝翠娥	1942.2—1951.12	副院长	王淑贞	1948—1951.12
			副院长	黄德芳	1949.7—1951.12
院　长	王淑贞	1952.1—1966	副院长	陈　洁	1953.10—1956.8
			副院长	司徒亮	1952.5—1958.8
			副院长（代理）	李治国	1956.9—1959.7
			副院长	李治国	1959.7—1965.12
			副院长	袁耀萼	1961.1—1973.7
			副院长	刘富华	1963.4—1973.7
"革委会"主任	张培胜	1973.7—1976.8	"革委会"副主任	许守铭	1970.8—1973.7
			"革委会"副主任	刘富华	1973.7—1978.8
			"革委会"副主任	袁耀萼	1973.7—1978.8
			"革委会"副主任	王淑贞	1973.7—1978.8

（续表）

职 务	姓 名	任职时间	职 务	姓 名	任职时间
			"革委会"副主任	严敬明	1973.7—1978.8
院 长	王淑贞*	1978.8—1984.10	副院长	袁耀萼	1978.8—1984.10
			副院长	王光正	1978.8—1984.7
			副院长	郑怀美	1979.8—1984.10
			副院长	葛公俊	1980.3—1982.12
			副院长	汤辅善	1982.12—1991.3
院 长	朱关珍	1984.10—1991.3	副院长	梁红妹	1984.10—1987.12
			副院长	王者宛	1988.5—1990.5
			副院长	杜明昆	1988.10—1991.3
			副院长	周剑萍	1988.10—1991.3
院 长	周剑萍	1991.3—1992.7	副院长	丁以武	1991.3—1993.5
			副院长	仇荣星	1991.3—1993.11
院 长	庄依亮	1992.7—1993.11	副院长	蔡文玮	1992.7—1994.4
			副院长	张荣芳	1993.5—1994.4
			副院长	黄敏丽	1993.5—1998.1
院 长	刘豫阳	1993.11—2001.4	副院长	叶永祥	1994.4—1997.1
			副院长	丰有吉	1994.4—2001.4

（续表）

职 务	姓 名	任职时间	职 务	姓 名	任职时间
			副院长	殷静娅	1998.1—2009.3
院 长	丰有吉	2001.4—2008.12	副院长	华克勤	2000.4—2010.6
			副院长	徐丛剑	2002.7—2012.7
—	—	—	副院长（主持工作）	邬惊雷	2008.12—2009.12
院 长	邬惊雷	2009.12—2012.7	副院长	姜 桦	2009.3—2023.5
			副院长	李 斌	2010.6—
			副院长	李笑天	2010.6—2023.4
院 长	徐丛剑	2012.7—2023.5	副院长	李大金	2013.3—2019.1
			副院长	朱晓勇	2019.1—
院 长	姜 桦	2023.5—	副院长	顾蔚蓉	2023.9—
			副院长	金莉萍	2023.9—

＊王淑贞离任后为名誉院长。

附录四

历任党委书记

职 务	姓 名	任职时间	职 务	姓 名	任职时间
直属党支部书记	顾 秋	1952.1—1953.12			
直属党支部书记	陈 洁	1953.12—1960.8			
代理支部书记	李治国	1956.8—1960.8			
直属党支部书记	李治国	1960.8—1963.12	直属党支部副书记	王光正	1960.10—1962.12
党总支书记	李治国	1964.1—1965.12	直属党支部副书记	苏克强	1960.10—1965.3
			直属党支部副书记	黄 锐	1960.11—1962.12
			直属党支部副书记	袁耀莩	1963.1—1963.12
			党总支副书记	刘富华	1963.4—1966.8
代理党总支书记	刘富华	1964.9—1965.3	党总支副书记	杨云峰	1964.10—1970.4
代理党总支书记	刘富华	1966.8—1970.9			
党总支书记	沈锡春	1970.9—1973.5	党总支副书记	赵留忠	1970.4—1973.4
党总支书记	张培胜	1973.7—1976.8	党总支副书记	严敬明	1973.4—1977.7
			党总支副书记	吴树琴	1973.4—1975.10
代理党总支书记	严敬明	1976.2—1976.7	党总支副书记	陆如娟	1976.2—1976.7

（续表）

职务	姓名	任职时间	职务	姓名	任职时间
党总支书记	陆如娟	1976.8—1977.5			
党总支书记	袁美英	1977.5—1979.10	党总支副书记	林世英	1978.8—1984.10
代理党总支书记	王光正	1979.10—1979.12			
党总支书记	王光正	1980.1—1984.7			
党总支书记	郑天心	1984.10—1987.12	党总支副书记	叶榴娟	1984.10—1987.12
党委书记	郑天心	1988.1—1988.10	党委副书记	叶榴娟	1988.1—1996.4
党委书记	王者宛	1988.10—1990.5			
党委书记（主持）	叶榴娟	1990.6—1991.3			
党委书记	花俊生	1991.3—1996.4			
党委书记	杨国芬	1996.6—2000.4	党委副书记	张荣芳	1996.4—2000.5
党委书记	杨国芬	2000.4—2008.12	党委副书记	李斌	2002.12—2010.6
党委书记	邬惊雷	2008.12—2010.6	党委副书记	陈晓军	2010.6—2024.2
党委书记	华克勤	2010.6—2023.5	党委副书记	王珏	2019.4—
党委书记	靳建平	2023.5—2024.4	党委副书记（兼）	姜桦	2023.5—
			党委副书记	赵阳	2024.3—

致 谢

在成书的过程中，我们得到了来自各方的大力支持，在此，一并致以诚挚谢意！

白海涛	包芸蕾	蔡慧媛	蔡美玉	曹琦	曹斌融	曾涛	常才
陈默	陈天	陈颖	陈静雯	陈俊珺	陈丽梅	陈松长	陈义松
陈志萍	程琰	丛青	戴玥	邓世雄	丁鼎	丁岩	丁焱
丁爱华	丁景新	杜美蓉	杜明昆	杜文琪	段涛	高晶	高玲
高晞	高玲芸	耿立红	巩持平	谷根妹	谷守欣	顾春怡	顾旦薇
郭若怡	郭孙伟	韩金兰	韩志刚	何媛	胡昌东	黄季华	黄绍强
黄紫蓉	季芸芸	金丽	靳建平	康玉	康林英	郎景和	雷册渊
李晶	李昕	李大金	李明清	李沁园	李儒芝	李斯嘉	李笑天
李燕云	林金芳	刘双萍	刘惜时	刘晓艳	刘欣梅	龙琦琦	卢晓璐
陆美	陆柳	陆佳琦	闵辉	彭献东	朴海兰	钱泓羽	钱慧君
钱金凤	乔丰云	秦怡	邱君君	裘新	任芸芸	邵雨	邵公权
沈劲松	沈晓雯	师文	宋琼芳	宋子琳	苏毓	苏椿淋	隋龙
孙红	孙丽清	孙玲珠	孙平伟	孙晓溪	唐闻佳	陶花	陶祥
田晓梅	汪吉梅	汪雪梅	王凌	王靖	王莉	王霞	王煜
王韵	王丛文	王东泽	王冬燕	王添平	王文君	王先利	王晓娇
吴越	吴克瑾	吴乾渝	吴琛婷	夏志军	肖喜荣	谢康云	辛卫娟
熊钰	徐薇	徐丛剑	徐先明	许平	许钧	严英榴	杨晨
杨国芬	杨来春	姚吉龙	姚晓英	易晓芳	殷玲玲	殷梦昊	应春妹
俞瑾	虞乐萍	张晨	张宁	张琦	张浩	张鹤	张乐
张祺	张硕	张英	张瑜	张铮	张菲菲	张国福	张国美
张俊慧	张明迪	张一然	张月萍	郑韵熹	周燕	周菲菲	周抗美
周琼洁	周霞平	朱勇	朱铭伟	朱芝玲	邹世恩		

（按姓氏音序排列）

《红房子记忆》编委会
2024 年 9 月

后 记

历史无声，岁月有痕。上海方斜路，一条寂寂无闻的小路，因一家迎接了无数个小生命的医院而在人们心中有着近乎符号般的存在。她便是横跨了三个世纪的上海市红房子医院，至今已被传诵了 140 年，写就了中国妇产科学从萌芽、起步、发展到壮大走过的每个时代。

从小诊所到业内顶尖，时光掠影，映照古今，我们始终渴望追寻属于全体红房子人共同的宝贵记忆，并从中汲取一往无前的精神力量。2023 年，班子在讨论院庆 140 年规划之时，时任党委书记靳建平、院长姜桦提议编撰一本以学科发展脉络为主线，展示学科传承与团队风采的书作为建院 140 年的礼物。这便是《红房子记忆》一书的由来。

深厚的历史有待挖掘，有趣的故事亟待发现，动人的情感理应得到记录与倾听。十年前我们以一本《红房子 130 年》叩响了医院史料挖掘的序曲，经验告诉我们，此行绝非易事。作品动工前的思路梳理，是一场艰苦卓绝、令人头痛的跋涉，但同时也是一场全新的阅读、挖掘、理解和思考。过程中，幸得良师益友引领，不至畏难枯燥。

曾有学者称，写作要有"企图心"，我们"企图"借这本书，重现那些值得被挖掘、被看到、被珍视的人和事；通过数以万计的庞大细节，尽可能勾勒出红房子精神的经络骨骼；将百年文化土壤培育而成的累累硕果一一呈现；让越来越多的后来人了解、热爱、融入红房子。

经历了精心的选题抉择、资料收集与素材整合，各位撰稿者利用业余时间，精心准备，认真采访，将历史里的学科故事细细打捞，尽可能将真实情况展现在读者面前。

在此，首先要特别感谢两个人。

一是病理科原主任周先荣教授，他是妇产科业界驰名的大专家。这位看上去不苟言笑的学者，讲起红房子往事，常常令我动容。他在红房子的沃土中一脉生长，对医院的历史发展、政策制定、文化风气、医疗进展、改革变化，莫不了解，讲起故事来风趣幽默，如数家珍，是"行走的红房子医疗及历史文化'宝库'"。听周主任讲专家们的故事以及红房子的过去，或令人捧腹不止，或令人啧啧称赞，或遗憾中重燃希望。本书成书过程中不仅得到周主任诸多帮助，更让我逐步明白，红房子真正吸引我们的究竟是什么。

二是复旦大学历史学系高晞教授。自2021年4月有幸得到高教授的当面辅导后，好好挖掘医院历史便成为我的一个心愿。编撰此书前，我们一行20多人去历史学系拜访高教授，她放下手中工作，用了一上午时间为我们开展讲座，让我们受益匪浅。在成书过程中，在我需要帮助时，无论白天深夜，高教授都第一时间给予帮助和回应，为我更好挖掘和收集医院历史奠定基础。"红房子医院和王淑贞教授对于中国妇产科学学术引领的贡献，需要好好被挖掘。这是一笔财富！"高教授的这席话一直激励着我继续坚持。而在此过程中，我对红房子的那些人和事产生了感情，也更加明白了坚持下去的意义。

除此，还有很多千言万语也道不尽的感谢。

感谢哈佛大学、耶鲁大学、约翰·霍普金斯大学、伦敦大学亚非学院图书馆，洛克菲勒档案馆的帮助。我本历史学外行，得高教授指点，方窥得史学思维及信息检索的窍门一二，又有幸在互联网的加持下，自海外获得1884年至1948年，红房子医院的若干珍贵资料。感激之情，无以言表。

感谢上海各大报社的朋友们，帮助我们搜集了自 1950 年至 2010 年所有报刊上，有关红房子的各类宣传报道，提供了无数精彩的新闻素材和动人故事。

感谢为医院发展殚精竭虑、呕心沥血的老领导们，感谢将青春献给红房子、献给患者的老专家、老教授们，感谢在红房子求学并在各国各地妇产科医教研岗位上发光发热的学子们……书中故事若无他们的口述，便失了真，丢了魂，没了筋骨，站不住脚。他们的参与，为本书提供了无数宝贵素材，更跳跃着红房子精神代代相传的精神脉搏。

感谢这本书的撰写者们。团队成员大多来自各个行政科室里的新鲜血液，从翻找档案开始，逐步学习，相互扶持，深挖被岁月掩埋的珍贵记忆，采访了上百位正在医院工作或已退休的专家教授，在近一年反反复复的打磨修改中，从未懈怠。期待每一位认真努力的记录者，经此一役，在今后能够成为亚专科学科建设的宣讲人，走进科室，让更多人知道并了解红房子的故事和精神。

感谢各位科主任。在成稿过程中，帮助我们梳理学科发展历史，并选派专员倾囊相助，不断为本书内容确认纠偏，保驾护航。

感谢复旦大学及上海医学院党委宣传部、新闻学院及记者老师们。承蒙你们对文章的结构、语言、思路、风格等多方面的大力指导及勘误，在此谨致谢忱。

感谢著名书法家丁申阳老师，为本书题名。

本书还收录了红房子在人文方面的故事，有爱也有趣。希望借此展现更加丰满、立体的人物形象及红房子人浓浓的家国情怀。

没有一朵花从一开始就是花。我时常思考，究竟是什么无法言说的魔力，让红房子屹立140年而不朽。高山之巅，见大河奔涌，群峰之上，觉长风浩荡。她走过的每一步，始终镌刻着坚定信念和不懈追求，那是"一种明亮而不刺眼的光辉，一种圆润而不腻耳的声响，一种无须声张的厚实，一种并不陡峭的高度"。光而不耀，静水流深。

在成书过程中，我忐忑不已，红房子140年历史文化广博精深，哪堪区区几篇文章就能讲清道明，深恐挂一漏万，执管窥天。但转念一想，本书或许能为红房子及每位参与编写的同道留下一份独特记忆，内心便稍觉安泰。因此，书中疏漏及不足之处，还望广大读者不吝斧正。

再次感谢所有宽容对待我们的人，感谢您们的善意与包容。本次写作对我们而言颇有意义，不仅仅是积累，更是一次深刻体验与成长。

结束之时，仍感到还有很多东西萌动在心，关于红房子，还有许多故事和感慨。历史，正从无声处照亮未来，然红房子精神永不过时，红房子故事历久弥新，就让我们一起拭目以待！

复旦大学附属妇产科医院党委副书记

2024 年 9 月

图书在版编目（CIP）数据

　　红房子记忆 / 姜桦主编 ． -- 上海：学林出版社，
2024 ． -- ISBN 978-7-5486-2035-8

　　Ⅰ．R199.2

　　中国国家版本馆CIP数据核字第2024R85A96号

责任编辑　胡雅君
书名题签　丁申阳
整体设计　赵释然　谢定莹

红房子记忆

姜　桦　主编

出　　版　学林出版社
　　　　　（201101　上海市闵行区号景路159弄C座）
发　　行　上海人民出版社发行中心
　　　　　（201101　上海市闵行区号景路159弄C座）
印　　刷　上海雅昌艺术印刷有限公司
开　　本　710 × 1000　1/16
印　　张　30
插　　页　1
字　　数　42万
版　　次　2024年10月第1版
印　　次　2024年10月第1次印刷
ISBN　978-7-5486-2035-8/K·248
定　　价　198.00元

（如发生印刷、装订质量问题，读者可向工厂调换）